SPD模式下医用耗材经济学研究

郭 滨 主 编

 吉林大学出版社

·长春·

图书在版编目（CIP）数据

SPD模式下医用耗材经济学研究 / 郭滨主编. -- 长春 : 吉林大学出版社, 2020.8
ISBN 978-7-5692-6969-7

Ⅰ. ①S… Ⅱ. ①郭… Ⅲ. ①医药卫生材料—管理—经济学—研究 Ⅳ. ①R197.39②F763

中国版本图书馆CIP数据核字(2020)第164428号

书　　名：SPD模式下医用耗材经济学研究
　　　　　SPD MOSHI XIA YIYONG HAOCAI JINGJIXUE YANJIU

作　　者：郭　滨　主编
策划编辑：李承章
责任编辑：安　斌
责任校对：曲　楠
装帧设计：刘　丹
出版发行：吉林大学出版社
社　　址：长春市人民大街4059号
邮政编码：130021
发行电话：0431-89580028/29/21
网　　址：http://www.jlup.com.cn
电子邮箱：jdcbs@jlu.edu.cn
印　　刷：北京虎彩文化传播有限公司
开　　本：787mm×1092mm　1/16
印　　张：19
字　　数：390千字
版　　次：2020年8月　第1版
印　　次：2020年8月　第1次
书　　号：ISBN 978-7-5692-6969-7
定　　价：99.00元

作者简介

主　编

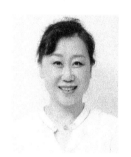

　　郭滨：高级会计师，曾任山东省立医院东院区财务处处长、医院招标及卫生产业办公室主任，现任山东省立医院医学工程管理办公室主任，负责医院资产运营、全院设备的配置管理、预算编制及经济效益分析。

　　社会职务："国家卫生健康委医院管理研究所医学工程研究室"首席专家；国家卫健委委属委管医院综合绩效考核专家库成员；中国医师协会临床工程师分会全国委员；中国研究型医院学会临床工程专业委员会常务委员；山东省卫生经济协会医学装备与评价分会副主任委员；山东省卫生经济协会第四届理事会理事；山东省医院协会医用设备管理专业委员会副主任委员。

　　主要从事医院预算管理、财务管理、绩效考核及医院医用耗材SPD运营等研究。

副主编

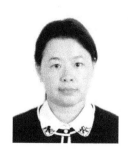

　　马颖颖：高级工程师，硕士，现任职山东省立医院医学工程管理办公室。研究方向为医用耗材数据分析、医用耗材成本管控。山东省医学会医学工程学分会委员，山东省卫生经济协会专业委员会医学装备与评价专业委员会常务委员，山东省医学会医用耗材管理学组委员。

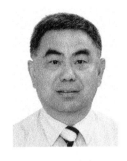

张振建：医学博士，主任医师，二级教授，硕士研究生导师，全国先进工作者(全国劳动模范)，中国优秀医院院长，第11届中国医师奖获得者，湖北省"荆楚楷模"，享受国务院津贴。现任随州市中心医院党委书记。

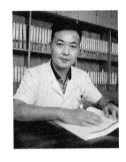

徐 骏：高级政工师，研究生，南京医学会第八届临床医学工程专科分会副主任委员，南京地区医用耗材管理质量控制中心副主任委员，现任南京市第一医院采购物流中心主任。研究方向为SPD项目的医用耗材精细智慧管理研究。

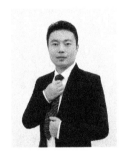

沈国平：中国医疗机构SPD行业资深专家，上海万序健康科技有限公司董事、SPD事业部总经理。在国内知名医疗期刊发表多篇精益物流相关论文，主持国内多个超大型三甲医院的药品、耗材、试剂SPD项目，实战经验丰富。

编　委

刘　斌：山东省立医院 医学工程管理办公室
王新欣：山东省立医院 医学工程管理办公室
李远洋：山东省立医院 医学工程管理办公室
王宜威：上海万序健康科技有限公司

序

随着我国医疗体系的不断完善，医用耗材的广泛使用和技术发展，既为患者、医院提供了更多的治疗方法及手段，同时也对医疗资源及医疗费用产生了重要影响。本书应用经济学的理论、概念和方法来对医疗服务过程中的问题进行阐述，并通过对医用耗材的智慧化、精细化管理的SPD模式研究，寻找解决这些经济学问题的方法。在SPD管理及卫生经济学相关理念的指导之下，医用耗材等医疗资源的筹集、开发和分配效果都将得到一定程度的提升，进而达到同时提高社会效益和卫生经济效益的目标。

现阶段，我国医疗机构医用耗材等物资的管理过程中存在的主要问题就是科学性不够强，进而导致资源的浪费和人效难以提高等问题，在引入SPD智慧化、精细化管理的模式之下，相关医疗工作人员能参考卫生经济学理论来完成管理工作，进而达到更好的管理效果。

SPD精细化管理模式与经济学原理结合的应用能很好地控制医用耗材等资源使用费用过高的现象。对于我国医疗体系的发展来说，医疗资源紧张、医患关系紧张一直是这一体系中的主要问题，而对于医疗器械或耗材的应用来说，这样的状况很有可能导致使用费用无节制地增长。本书通过SPD模式结合经济学原理的应用，使医院内部的费用支付体系能得到更好地完善，进而遏制这种情况出现。

最后，随着我国经济体制的转变，政府对于医疗行业的帮扶程度也在不断降低，医院内部必须能够针对自身状况对原有的管理模式进行调整，进而保证医院自身在整个行业中的核心竞争力。对于这一点来说，本书详细阐述了SPD模式在医用物资管理方面的应用及可带来的经济学效益，希望给予医院的工作人员以指导和借鉴意义，切合医用耗材管理者的实际需求，在满足医院发展需求的前提下保证医院的经济效益。

目　　录

第一章　医用耗材经济学研究概述

第一节　我国医疗事业的发展现状

医学在我们的日常生活中，就像我们的衣食住行一样，与我们每个人的生活工作息息相关。在我国以经济建设为中心的今天，医学事业的发展也要遵守一定的经济规律，只有在重视医疗经济学研究的基础上，才能在日常的医疗经营中制定出合理正确的政策，进而保证医疗事业健康快速发展。

自深化医改以来，我国的医疗事业也进行了全面的改革，在以经济建设为中心的大背景下，我国的医疗事业也逐渐走向了商业化。以前的医疗机构全部以国家投资形式存在，即以公有制的形式开办；改革开放以后，医疗机构出现了以公有制、私有制等多种制度并存的局面，医疗机构之间引入合理化竞争。这种竞争，一是体现在医疗技术、医疗条件方面的竞争，一些大型的医院比较占优势，它们拥有一些国际先进的医疗设备，聚集了大量国内外的权威专家，医疗水平相对较高，医学设施也比较完善；二是医疗价格方面的竞争，一些小的医院比较占优势，这些小医院虽然没有先进的医疗设备，也没有权威的医疗专家，但是医疗价格相对于大型医院要便宜得多，在现实生活中，一般一些小病经常到小医院进行治疗。

随着我国综合国力的提升，我国的医疗条件已经取得了非常大的突破，这些都是大家有目共睹的，需要特别指出的是，我国医疗保险制度的不断完善，大大改善了我国的医疗条件，减小了人们的就医压力，一些花钱比较多的大病正在被一一纳入医疗保险的范畴，那些由于没有钱而看不起病的现象正在逐渐地减少。相信随着我国经济实力的不断发展，我国的医疗事业会发展得更好，为我国的国民创造更加完美的就医条件，为我国国民的身体健康提供有力的保障。

第二节　医疗耗材在医学事业发展中的作用

先进的医疗水平与医疗人员的医学水平有关，同时也离不开先进的医疗设备，尤其是在科学技术迅猛发展的今天，医院对患者进行检查和治疗等都离不开先进的医疗设备。此外，医疗设备的重要性不仅仅体现在先进的医疗设备上，在普通的医疗设备上也是如此，例如，注射器、输液器等常见的医疗耗材。前面提到，随着我国医疗改革的不断推进，我国的医疗事业已经向商业化方向发展，医疗机构的日常运行伴随着经济管理，这种经济管理不仅体现在对医疗人员的管理上，医疗耗材也占有绝对的地位。随着先进的科学技术在医疗耗材制造中的不断应用，医疗耗材的价格在不断地上涨，由于医疗耗材中加入大量的先进技术，而且大多数医疗耗材在制造的时候，要求比较高，再加上医疗事业本来的高标准，一般医疗耗材的价格非常昂贵。经过多年的发展，医疗耗材的利润已经成为各大医院主要收入之一，在医疗事业的经济管理中，甚至流传着"谁能占据医疗器械的广大市场，谁就能赢得未来"的话语，由于医疗耗材的巨大利润，有的医院几乎全部依靠医疗耗材的使用实现营利。我国作为一个拥有全世界四分之一人口的大国，医疗耗材的使用量将更大，因此，我国必须做好对医疗耗材的经济管理，在保障我国公民可以顺利就医的基础上，提高我国医疗事业的经济效益，进而促进我国经济的发展。

第三节　医用耗材快速增长的表现

药品的不理性增长曾受到广泛诟病，医院也因此长期背上"以药养医"的不良名声，这给医院管理带来很大压力。如今药品管理的阴影还未淡去，医用耗材又步其后尘，喧嚣而来。医用耗材发展速度惊人，以某医院为例，该医院最近三年，医用耗材无论门诊还是住院都呈惊人增长之势。因此，公立医院的医用耗材过快增长引起了医疗界各方的关注。2012年颁布的新医院财务会计制度，首次将卫生材料从收入和成本项目中抽离出来，设为新的会计核算科目，目的是适应新形势下医疗业务的发展，加强对医用耗材的监督管理。然而短短几年来，医用耗材无论使用规模还是使用领域都呈快速增长和漫延之势。医用耗材的猛增势头，无疑对现有管理机制提出了新的考验。如何在新医改下加强耗材管理，抑制其增速过快势头，值得探究。

从收入增长看，医疗收入、药品收入和卫生材料收入三个指标最近三年的平均增速分别为22.29%、20.46%和30.56%。这三个指标中，药品增速最低，回归正常，而卫生材料增速最高，超过30%，高于药品10个百分点，高于总收入8个百分点，成为医院收入指标中增速最快的项目。从单个年份看，卫生材料收入的增速比其他主要项目都高，达到33.29%，增速惊人，见表1-1。

表1-1　医院收入增长分项一览

项目名称	2014年增速（%）	2013年增速（%）	增减变化（%）
总医疗收入	23.64	20.94	2.70
检查收入	25.89	30.46	−4.57
化验收入	24.72	22.31	2.41
治疗收入	20.31	13.51	6.80
手术收入	19.31	15.71	3.60
卫生材料收入	33.29	27.88	5.41
药品收入	22.13	18.80	3.33

从药品收入的增长情况来看，门诊的药品收入增幅小于总门诊收入增幅，住院的药品收入增幅基本与总住院收入增幅持平。而卫生材料收入增幅，无论是门诊还是住院，其增幅都远高于总收入增幅，2014年门诊高出17个百分点，住院高出8个百分点，其势头是其他项目所没有的，见表1-2和表1-3。

表1-2是门诊项目收入增速情况，整体的速度在调减，调减之后的卫生材料收入仍遥遥领先，增幅接近40%。

表1-3是住院项目收入增速情况，整体的速度仍在加速增长，而卫生材料收入的增幅保持领先，非常抢眼，增速超过32%，明显过快。

医用耗材的快速增长，使得卫生材料收入的体量也在膨胀。2012年占比为13.90%，2014年占比上升到15.84%，上升了近2个百分点，两年增长了近7000万元。

表1-2　门诊主要收入项目增速比较表

项目名称	2014年增速（%）	2013年增速（%）	增减变化（%）
检查收入	24.6	37.96	−13.36
化验收入	27.82	30.73	−2.91
治疗收入	17.19	24.94	−7.75
手术收入	22.35	54.58	−32.23
卫生材料收入	39.75	52.16	−12.41
药品收入	18.36	20.99	−2.63
门诊总医疗收入	21.94	28.52	−6.58

表1-3　住院主要收入项目增速比较表

项目名称	2014年增速（%）	2013年增速（%）	增减变化（%）
检查收入	27.5	22.25	5.25
化验收入	22.61	17.2	5.41
治疗收入	22.4	6.99	15.41
手术收入	18.51	8.53	9.98
卫生材料收入	32.56	25.59	6.97
药品收入	24.29	17.59	6.70
住院总医疗收入	24.53	17.35	7.18

第四节　医用耗材增长的因素分析

一、高值耗材大量使用

试将医用耗材按价格高低分为三个档次，第一档价格在1000元以下，第二档价格在1000～5000元之间，第三档价格在5000元以上。经调查发现，2014年7—10月与2013年同期比，第一档耗材所占比重为54.11%，所占比重最大，但同比仅增长了2.23%，变化不大；第二档耗材所占比重为22.53%，同比下降了14.27%，该档耗材使用锐减，向更高档次靠拢；第三档耗材所占比重为23.36%，同比增长了12.23%。从占比看，比较三个档次的耗材增长情况，第三档耗材，即高值耗材增长最快。因此，从数据分析看，医用耗材的快速增长主要是高值耗材快速增长带来的。

二、手术类科室对卫生耗材倚重很大

从科室成本的数据比较看，如果将临床科室分为手术类科室和非手术类科室，则手术类科室所耗用的卫生材料是非手术类科室的两倍多。因此，医用耗材的增长，主要是由手术类科室大量消耗卫生材料所致。

从手术类科室的成本构成看，2014年，卫生耗材成本占手术类科室总成本的29.78%，比全院该指标占比高出11.32个百分点。因此，在医疗过程中，手术类科室消耗医用耗材的占比大，增长快，松散的管理给耗材过快增长行了方便。调查发现，从耗材请购到采购、验收、仓储、领用，到最后付款，整个流程缺乏严密的牵制、监督和控制管理。

三、松弛的仓储管理

医用耗材的仓储管理与药品相比有很大差别，主要差别为：一是缺乏专业人员管理，管理人员缺乏耗材专业知识，不像药品由药剂专业人员管理；二是储存地点分散，大量医用耗材存放在使用科室，由科室保管；三是高值耗材普遍实行零库存管理，由供应商按需求送货；四是科室先使用，后办理入库和出库的现象普遍，科室从自身利益出发，视耗材成本总量多寡来决定出入库，绩效控制被架空。因此，从整体看，医用耗材的仓储管理无论是制度执行还是管理方式都比较松散。

四、预算约束乏力

由于耗材的品种、规格很多，仓储缺乏专业人员管理，临床科室在耗材的请购和使用过程中拥有很大的裁量权；同时，由于没有按严格的预算管理制度执行，耗材使用随意性大，导致耗材的不理性增长非常迅速。每年医院也会同主管部门不懈地编制部门预算，然而所编预算也仅仅停留在财务资金预算层面，对于临床科室层面的业务预算却少有涉及。医院有关的预算只是一个收入框架预算，因而预算对耗材的控制和约束力度很弱。

五、物流信息平台的管理相对滞后

物流系统作为耗材管理的系统功能单薄，只能反映耗材入库、出库和存货情况，无法满足对耗材，特别是高值耗材的实时管理要求，即使开展二级库管理和零库存管理，也只是头痛医头，没有系统地将高值耗材整合到一个管理平台，请购、审批、采购和使用过程的各环节信息零星，而不是系统地得到合理反映，很难产生整体管理效应。因而，要全面掌握耗材流通的全过程，仅凭现有的物流信息平台很难满足管理要求。滞后的信息基础建设，严重制约了耗材管理的效率和水平。

第五节 医用耗材过快增长带来的隐忧

现有的耗材管理机制很难适应医用耗材快速发展的步伐，因此，也给医院带来一系列的管理问题。

一、隐患增多

由于信息基础滞后，也由于仓储管理缺乏专业管理人才，使得各流通环节中存在或多或少的风险隐患。在验收环节，可能出现把关不严，让价高值低的材料进入流通渠道等现象，使医疗质量受到影响，增大医院经营成本；在仓储环节，大量耗材分散储存，监管难以到位，可能使耗材流失；在采购环节，临床科室对耗材主张权力过大，可能使供应商与科室之间存在不当行为，使医院利益蒙受损失。在缺少管理环节监督的情况下，耗材耗用得越多，这些隐患就越多，给医院带来的危害也就越大。

二、医疗风险增大

当耗材入库环节监管不到位时，由于临床科室权力大，允许科室先使用，后办理入库和出库手续，将产生大量的应付款项游离于财务表外，使得负债信息失真，可能造成管理决策失误，如此会加大医院的经营风险。高价采购高值耗材会导致医院高运营成本的风险加大，一旦发生医疗纠纷，医疗风险的成本则大大提高。这样的教训常有发生，并非耸人听闻。

三、医患矛盾加剧

高额医疗费一向是医患矛盾的焦点，如今高值耗材的普遍使用，无疑推高了患者的医疗费用，加大了患者的经济负担，无形中加剧了医患对立，不利于医患矛盾的解决和医患和谐关系的构建。

第六节 提高医疗耗材经济性的措施

一、在医疗耗材采购中引入竞争

众所周知，医院自身不能生产医疗耗材，完全依靠对外采购，在医疗机构不断商业化的今天，医院也要做好财务管理，医疗耗材的购买作为医院经济管理的一项重要内容，必须十分重视。因为医疗耗材的采购不仅会影响医院自身的经济效益，从一定程度上讲，会加重患者的看病负担。医疗耗材的使用，作为医院收入的主要来源之一，医院必须做好对医疗耗材的采购工作，在采购中引入竞争机制。采购人员在对医疗耗材进行采购的时候，首先要严格考查耗材的质量是否符合相关的国家标准，在符合标准的基础上，进行价格对比，选择价格最低的一家作为自己的耗材供应商；而且由于医疗行业的特殊性，采购人员对医疗耗材的检验必须严格把关，避免劣质耗材流入医院，危害患者的生命安全。

二、加强医疗耗材的维护，延长设备使用寿命

前面提到，由于医疗耗材加入了许多先进的技术，加上医疗行业本身的严格属性，

决定了医疗耗材的价格大多数都非常昂贵，特别是一些先进的医疗设备。这就要求医院的设备操作人员在对非一次性的医疗设备进行操作时，必须严格遵守操作规程，定期对设备进行维护和检测，一是保证医疗器材的准确性，二是延长医疗设备的使用寿命，进而降低医疗耗材的采购成本，提高医院经济效益的同时减轻患者的看病负担。医疗设备作为一种机械器材，维护和检测对医疗设备的使用寿命有非常大的影响，实践证明，良好的器材维护可以有效地提高医疗耗材的使用寿命，而且设备的精确度会更加高；不注重对先进医疗设备的维护，不仅不会延长设备的使用寿命，而且设备测出来的医疗参数不准确，不利于医生准确地为患者医治。值得一提的是，医疗设备的保养和维护不仅仅是设备的使用者在日常的使用过程中注意保养，而且医院要定期聘请专家对设备进行检测和维修，及时发现设备存在的问题或者安全隐患，并采取合理的方法解决问题。

三、加强对医疗耗材采购人员的管理

目前，医院的医疗耗材采购工作存在着许多徇私舞弊现象，采购人员利用职务之便进行吃回扣的现象到处都是，有的采购人员在进行耗材采购的时候，对医疗耗材的检验睁一只眼闭一只眼，不严格把关，虽然他们采购的一些医疗设备能够满足要求，但是在使用寿命方面却达不到要求，这无疑会增加医院医疗设备的采购成本，进而增加患者的看病负担。鉴于这种现象，医院必须加强对医疗耗材采购人员的管理，适时地进行培训和检查，对于违反采购原则的人员必须进行严格处理，保证医院采购合格的医疗耗材，而且性价比高。加强医疗耗材的采购管理，不仅会减轻患者的看病负担，从长远来看，会提高医院的知名度，进而提高医院的经济效益。

四、选择合适的医疗耗材采购方式

目前，我国很多医院医疗耗材的采购方式不合理，医疗耗材的采购往往由领导直接决定，这种采购方式不仅不会让医院购得质量最好的耗材，而且采购的价格相对比较高，不利于提升医院的经济效益。鉴于这种情况，医院必须对采购方式进行改革，如采购哪种设备，向哪家供应商采购，都必须通过会议讨论决定，在会议讨论之前，对相关的耗材以及耗材供应商的诚信、价格等进行深入的市场调查，在会议上拿出采购方案，最终由与会的所有人员进行讨论，选择最合适的供应商进行耗材的采购。这样做不仅可以让医院购得高质量的医疗耗材，而且可以降低采购成本，提高医院的经济效益，降低患者的看病负担。

在我国，以经济建设为中心的背景下，我国的医疗事业出现了一定程度的商业化，医院在做好医疗工作的同时还要注重提升医院的经济效益，医疗耗材的使用作为医疗单位取得经济利润的重要来源，医疗单位必须加强对医疗耗材使用的管理，尽可能地减轻

患者的看病负担。

第七节　医用耗材管理经济学研究的方法

医院所处的经营环境越来越复杂，面对复杂形势，原有管理制度、管理理念、管理方法和手段等都应做出相应的革新和转变，以适应新的管理要求。从当下的财务管理任务看，引入管理会计，让管理会计的理念和制度"落地"应是一个很好的选择。

在医院，管理会计虽然还没有专设部门，也没有对其功能给予清晰界定，但其角色（体现的功效）却一直在发挥其潜在的独特作用。在优化资源配置上，医院可逐步发挥管理会计效能。

改造会计团队，逐步由记账型会计向管理型会计转变，一方面让财务人员的职能逐渐转型，将管理触角延伸到医院的各个部门和各个业务环节中，针对发现的问题，提出财务的见解和方案，站到主动的一面，而不是等着任务的分配和落实；另一方面，有计划、有目的地培训和加强财务人员的核算、分析与管理职能，提升个人在管理会计上的胜任能力，在医院管理中提升财务的议事和管理能力。职能转型与培训学习，有助于会计人员在医院资源配置中发挥管理会计效能，具体表现在以下几个方面。

（一）加强医用卫生耗材的增值管理

基于价值的管理制订医院的战略规划，将采购视作一个增值体系，使增值在内部实现。增强议价能力是卫生耗材采购的一个重要环节。财务有效开展资金管理，合理安排卫生耗材款项的支付，缩短应付款项周期，为供应商提供优质服务，将有效提高医院的议价能力，使卫生耗材采购成本降低，从而降低医疗费用，提高医院的社会效益，使医院价值增值。

（二）加强医用卫生耗材的风险管理

筹划好卫生耗材在院内营运环节的管理，加强潜在风险的识别。一是加强应付账款表外数据的风险识别。由于卫生耗材品种多，规格多，不同临床科室会有不同的需求，不像药品，由药剂人才专业管理，卫生耗材缺乏专业人才，只能由专业科室请购，有些材料不适合存储在物资库，就由科室管理，采用先使用后付款的方式，供应商为了扩大销量也乐于采用这种销售方式。当验收入库不及时的时候，就出现不少应付款项在账外存在，使医院负债失真，存在误导管理层决策的风险。二是加强临床科室耗材的周转管理。以平均周转率作标杆，比较检查期的耗材周转率，引导快速发现问题，减少耗材损失风险。卫生材料已是会计科目，有相应的收入和支出数据，将科室的卫生耗材周转数据引入成本管理或者科室绩效考核中，有利于控制耗材损失的风险。

（三）加强对医用耗材信息数据的有效使用

立足现有的信息基础，加强对医用耗材信息数据的有效分析。从整体看，卫生材料增长过快的原因主要表现为：①设备的更新换代，引起所使用材料的更新；②高值耗材新品种的不断涌现，新技术、新疗法、新项目的开展和逐步推广；③耗材的规范管理，通过消毒可重复使用的一次性耗材退出临床；④卫生材料单价上涨，材料流失增多等。这些分析都是定性分析，要在定性分析的基础上，依靠现有的物流系统、HIS系统等信息平台，对卫生耗材进行定向统计分析，通过对会计资料、统计资料等数据进行加工，进而确定卫生耗材哪些增长是合理的、哪些是非理性的、哪些是待观察处理的、哪些是要严加控制的，将这些信息提供给管理层，有助于管理层的决策。为管理决策层提供财务和非财务信息支持管理决策，就耗材而言，财务人员是可以有所为的，也是有能力做好的。

定向分析是管理会计的长处，除一般耗材外，各临床科室都有专项耗材，开展科室耗材专项分析很容易发现问题。针对科室耗材管理问题，分层级进行反馈，以引起管理者的高度重视。管理者手头有可靠的信息源和动态的观测数据，对解决耗材的过快增长问题以及增强医院的整体管理能力和协作力度将产生很大的作用。

（四）正确使用好绩效导向和医保政策两大杠杆

医院的发展离不开正确的绩效导向。长期以来，医院在绩效管理上都偏向以收入导向为主，科室绩效、个人绩效都与临床创收挂钩，管理模式还处于重短期利益、轻长期规划的粗放管理层面。随着信息化的普及和医疗技术的日新月异，医院管理应从粗放层次逐步转向精细化管理模式，大力开展成本管理，加强成本控制，力促医疗创新。绩效管理应由收入导向向效益导向（医院长期效益、社会效益）转变。

随着新医改的不断推进，分级诊疗就医体制、零差率改革在逐步推行，医院收入的要素构成正发生根本性转变，而医保政策的变化对医院影响也很大。医院的经营过程应保持与医保政策的方向相一致，对于过度医疗、过多使用耗材而又没有医保政策支持的医疗行为，院方应严加管理。

第二章 经济学理论在我国公立医院中的应用

第一节 医院经济学与成本核算

医院经济学属卫生经济学中微观经济学的范畴，它研究的是医院整个经济活动、过程及其规律。其中包括医疗卫生的供给与需求、投入与产出、分配及经济效率、医疗价格、医疗质量等，是一门独特的社会科学学科。它与通常概念上的经济学有着许多本质上的差别。商品经济学讲究效用、营利、利润或利润最大化及资源配置的优化，即价格、就业与失业、通货膨胀、资本、金融和经济增长能力等的优选。而卫生经济学则侧重非营利的医疗成本最佳或最小化与医疗服务质量、数量的最佳或最大化；保本及绩效、市场经济与卫生经济的相互作用与关系，等等。系列的评价与卫生统计和财务会计密切联系。本书通过对综合性医院的经济管理与成本核算进行探讨，希望通过医院经济学理论的运用与分析，引导与优化医院的资源配置与利用，达到有效管理经营的优良目标。

一、综合性医院经济管理现状问题

即便当前计划经济逐步向市场经济转型，但公立综合性医院的持续发展还是依靠财政补助收入、业务收入和药品、耗材收入三大部分支持。成本核算工作，仅仅是担任经营过程中会计记账角色基础上实行简单的分析，也就是对医院经济活动的过程进行记录、核算、报账及其事后简单分析，反映的是过去，管理体制明显滞后于社会发展的需求。其原因有以下三个方面：①受财务管理主体的局限。财务管理人员或受自身业务水平，或受其他因素的影响，造成财务信息不明晰，使医院财务信息质量受到影响。②受财务管理对象的局限。财务管理大多强调了短期或眼前的效益，或受到财务管理中政策、需求、物价等众多因素影响。③受财务管理内容的局限。以有形资产经济管理为主，很少考虑到无形资产在知识经济时代的重要地位，缺乏对财务风险和经营风险的足够认识等。滞后的财务管理模式和老套的财务核算理念，给现代综合医院经营管理带来决策上的约束与管理的不到位。

目前有开展成本核算工作的医院，大多数只做到院科两级核算：一级为医院的总成本核算；二级是科室成本核算。三级的项目成本核算，有些医院刚触及或未开始尝试。

二、经济管理与有效成本控制的需求

（一）政府层面宏观调控的需求

医院推行有效经济管理和成本控制，可以减轻政府财政负担，为政府解决相应的问题和困难。因此，政府鼓励医院推行经济管理和成本控制，并在政策上要求医院加强经济管理和成本控制工作。

1. 医院推行经济管理和成本控制目的是降低医疗成本支出，增加医疗收入，并最终增加经济节余，解决或部分解决运营及发展的资金。政府希望在公共财政体系支出部分会相对减轻。为此，政府在财政政策上鼓励医院推行经济管理和成本控制。

2. 部分非营利性医院改制事业单位后，其职工根据政府相关政策，政府在该部分人员的"身份转换"、社会保障的欠缴部分的补偿、已离退休人员费用方面财政负担部分等尚有大量的账外负债。政府希望医院能通过推行经济管理和成本控制，增加医院收支结余和积累，并通过适当的方式减轻财政压力。

3. 我国医保付费及承担方式，决定了政府引导医院推行经济管理和成本控制。我国的医保费用大致可分为：政府财政承担、社会保险部门承担、法人承担和个人承担四种方式。医药费用的社会保险部门承担在一定程度上亦是政府财政承担。医院有效降低医疗成本费用，并可因此促成医疗收费标准的合理化，由此就可能减少政府财政和医疗保险部门承担的医药费用。

4. 国有资产得到保值增值。综合医院大部分是国有事业制，推行经济管理和成本控制，可以直接提高医院收支结余及积累。在国有资产管理政策上，也是鼓励医院推行经济管理和成本控制的。

5. 可以增加医院收支结余及积累，使医院可持续发展能力增强。可以相应加大医院在设备、房屋、技术、人才、规模等方面的投入，直接减少地方政府在医疗基础设施上的财政投入。

（二）微观层面医院成本核算及有效经济管理的需求

1. 医院经营模式改变。随着医疗市场的逐步放开，医院的经营模式已经从供给型向经营型转变。院与院之间的竞争激烈，"优胜劣汰、适者生存"的竞争法则同样在医疗市场上演。医院唯有及时调整经营战略，以科学的经营手段合理地控制成本，调整好成本、利润、质量的关系。

2. 2008年3月，由国家发改委、原卫生部、财政部、劳动和社会保障部联合签发的《关于深化医药卫生体制改革的指导意见》确定了我国医药卫生体制改革的指导原则。其中，"逐步覆盖城乡居民的基本医疗保险制度，加快建立和完善农村三级医疗卫生服务网络及新型城市医疗卫生服务体系，完善社区卫生服务功能，建立及完善医药管理体制、运行机制、医药投入体制、价格形成机制、监管机制"等，都是政府在医疗保障领域的投入重点转移到农村和社区的一系列措施。政府在医疗保障投入的转向，导致政府对综合性医院的财政拨款缩减，给综合医院的经济运行造成很大的压力。医疗服务领域在没有国家投入补偿的情况下，不能以营利为目的，不能完全按照经济领域的机制运行，医疗价格与价值背离的现象必将存在，医院的发展显得步履艰难。

3. "医药分开"给医院带来更大的压力。2008年1月，原卫生部部长高强在全国卫生工作会议上做了《医院改革实行医药分开，医改坚持六原则》的报告中提出，"医药分开"的实质是改革医院"以药养医"机制，逐步取消药品加成政策，实行药品收支两条线管理，切断药品收入与医院之间的经济联系。根据近几年统计资料显示，在我国的医疗机构收入中，药品收入约占48%，医疗收入约占47%，政府财政补助仅有5%左右。医药分开的直接结果是医院减少药品这一部分的收入，导致医院总收入下降，相对结余额减少，给医院的生存和发展带来更大的压力。

4. 医疗保险制度的改革给医院增加了工作量，但同样有经济约束力。先后实施城镇职工基本医疗保险、新型农村合作医疗、城镇居民基本医疗保险等政策，使全民医保成为现实。但是，目前我国的医保都处在"低水平、广覆盖"的阶段，综合医院从医疗保险中获得的收入是有限的，定额结算，管理部门对保险费用的封顶考核，增加了医院的经济风险。特别是疑难病例或重病例的医保亏损问题给医院造成不小的压力，加上定点医疗制度的实施，使医保患者在医院之间重新分布，把医院直接推向了市场，加剧了医院之间的竞争，表面上看是服务与价格的竞争，其实更是管理与经营理念上的竞争。

5. 为解决"看病贵"的民生问题，从2005年12月开始，医疗服务价格总体较大幅度下调。但是，社会市场的物价却在逐年上涨，医用成本随之增加。而医疗服务价格与市场物价相背离现象导致医院积累困难，医院可持续发展的资金受限。

6. 公益性支出增多。作为非营利性的综合性医院本身或从医疗的本质来说，公益性是其一大特征。在我国的社会救助体系、社会保障体系尚在建设且逐步完善的阶段，作为以公益性为主的综合性医院，对一些贫困、伤残、无名氏等特殊人群的医疗救助，为车祸、自然灾害、突发公共卫生事件等的救治开辟绿色医疗通道的医疗费用，政府至今尚未明确由何部门承担，仅仅在地方财政预算有余时，才会给些许的补偿，大多只能是医院自行承担。当然，还会有部分患者恶意欠费、逃费的现象发生。综合性医院一般每年出现的欠费少则几十万元，多则数百万元，加重了医院的经济负担。

7. 医院运营成本居高。医院本来就是一个长期高成本运营的特殊经济实体。医院的固定资产、流动资产、无形资产均以大成本投入为前提。随着市场物价的不断上涨和越来越多的高新技术在临床应用，其投入的人力成本、医疗服务成本和管理成本逐年递增。运营成本的不断增长，高投入却未必能获得高经济效益的现象很多，在一定程度上直接影响和制约了医院的发展。

8. 医院内部经营管理质量有待提高。当下综合医院存在诊疗流程不尽科学高效的情况，诊疗质量有待提高。病床使用率高而病床周转次数低、住院者平均住院日居高现象、医疗诊查手段没有合理的使用、药品收入在总收入中比例过高、成本核算与控制工作不到位、绩效管理不到位、不能充分发挥经济杠杆的激励与约束作用等系列问题，在一定程度上影响了医院的经营效益，制约了医院的发展。

三、国家卫生改革工作推进的需求

2010年2月，《关于公立医院改革试点的指导意见》明确提出，要在成本核算的基础上，合理确定医疗技术服务价格，降低药品和使用大型医用设备检查的价格，加强医用耗材的价格管理，医院的成本核算，促进有效经营管理是大势所趋，是一项势在必行的管理工作。

开展医疗服务项目的成本核算是当前医疗体制改革及医院未来发展的客观要求。在实行医疗项目成本核算后，与医疗服务项目收费标准进行对比，可以探索医疗服务收费价格机制的改革。

四、医院有效经济管理与成本核算策略

管理经济的基本手段就是成本核算及有效控制。第一步是成本核算，成本核算需要一个较为完善的主体或体系，需要正确的信息，也需要有一个评估分析的指标体系。

（一）医院财务管理体系与管理观念的更新

1. 明晰医院会计承担的职能。我们知道，财务会计是"以会计准则，会计制度为主要依据，确认和计量企业资产、负债、所有者权益的增减变动，记录收入的取得，费用支出的发生和归属，以及收益的形成和分配，定期以财务报告的形式报告本企业的财务状况、经营成果、现金流量，分析报表，评价企业的偿债能力、获利能力等一系列信息系统"。财务会计的职能涉及财务管理和成本会计两个学科。医院可分别设立相互联系而相对分工的财务科与会计核算中心，财务科重点在于真实地记录整个经济活动的过程，执行国家规定的财务会计制度，保证数据及产生的各类报表的准确性；而会计核算中心的重点是在财务职能的基础之上，进行成本核算、成本规划、成本控制，涵盖了成本事后核算、事中控制、事前规划这样一个连续完整的过程。相对的分工，有助于医院经济管理体系的内容更系统化，使会计职能的全面落实得以实现。

2. 建立医院总会计师制度。从财务管理上讲，医院的财务会计、成本会计、管理会计三者须由总会计师加以协调，实行总会计师负责制，建立总会计师—财务会计—管

理会计—成本会计—科室核算员为一体的会计管理核算体系，贯彻"统一领导、集中管理"的会计管理原则，服务并监督医院经营管理全过程，为医院有序经营、健康发展起积极的推动作用。

3. 加强医院员工成本核算意识的培养。成本管理与核算工作不单是财务管理部门的工作，更需多部门的管控，以及来自一线人员的节支意识的培养，小到一支笔、一张纸，一个棉球、一块纱布，都足以影响医用成本的支出大小问题。加强员工节支意识培养，这就是一项成本核算的事前管控工作。

（二）建立与完善医院成本核算与效益性评估指标体系

该评估指标体系目的在于认识过去，说明现在，预测未来。常用的指标及意义如下。

1. 医疗收入增长率（业务收入增长率）：以医疗收入（业务收入）报告期值与基期值对比，运用增量函数分析法进行分析，探讨影响医院业务收入的因素及其影响的程度和方向，评价收入以及结构的合理性与优良性。

2. 人均业务收入：业务总收入/在岗总人数。它是综合评价指数，体现医院整体人均创收情况，说明医院人力资源的配置与发挥作用产生的效益状况。

3. 每门诊人均负担、每住院人均负担：反映地域性医疗费用水平，是评价与地域性经济比例是否相适应的指标。

4. 经济结余额：总收入减去总支出。属于医院营利能力方面的指标，体现医院持续发展的经济能力。

5. 总资产收益率：是衡量医院对全部资产有效利用程度，获得结余的能力和效果的最有用的比率。

6. 医用材料收益率：属于医院营利方面的指标参数，它体现了医院在医疗服务过程中医用材料（包括卫生材料、一次性材料、液体等）所占有的收益，表明在服务成本消耗过程中低耗的程度。

7. 百元卫生材料的医疗收入：在材料成本中，每 100 元卫生材料的支出所创造的医疗收入水平。

8. 药品占医药收入比例：药品收入在医院医药总收入中所占的比重。用以测试医院收入中对药品的依赖性。在改变"以药养医"和促进医疗收入结构调整中是一个很好的评价指标。

9. 成本费用收益率：是利润与成本费用的比率，反映医院在经营过程中，每消耗1元的成本，能获得多大的收益。

10. 存货周转率：从医院材料收入状况及存货资金占有情况，评价库存的合理性。

11. 资本保值增值率：是所有者权益的期末总额与期初总额的比率，医院的偿债能力和营利能力的综合性指标。

12. 床位周转次数：是反映床位动态利用的一个指标，是卫生资源有效利用的一个评价指标。

13. 出院者平均住院日：既是工作效率，又是经济效益很好的评价指标，还能体现目前三级医疗网络功能分工协作情况，与床位周转指标。

14. 坏账率（患者欠费率）：指医院无法收回的应收款项，反映医院额外的医疗负担情况。

15. 管理费用率：指完成一定的医疗收入额所需要的管理成本费用的多少，反映医院管理工作的成本，属于管理效益指标。

以上是医院经济学方面应用统计常用的指标，它们相互联系，相互作用，较客观地反映医院经济活动的行为、特征以及产业的微观效益。

（三）正确处理成本管理、目标责任制与绩效奖惩三者之间的关系

成本管理在对经济分析的基础上，要确定管控的目标，并且目标要落实到责任科室，结合科室奖励金予以约束与管控。但成本的节约不能以牺牲医疗服务质量为代价，而是通过规范工作流程，提高工作效率来降低成本，真正做到"优质、高效、低耗"。医疗质量是医院的生命线，不能以低服务质量的代价来节约成本。在奖金分配上，要充分体现多劳多得、兼顾公平的原则，尝试运用心理学、组织行为学的方法，努力在员工行为规范中引入一种内在约束与刺激机制，使全体人员重视成本管理，增强效益观念，增强医院内涵发展的推动力。

（四）积极推行全成本核算工作以及财务信息化管理系统的应用

有了评估指标体系，还要一个量化度的标准，并且还要求有系统的分析能力，要靠普通的人力来实现，费工费时。现代管理手段中信息系统的应用，有人工所不能及的优势，应该整合系统数据，构建信息平台。通过SPD智能化管理平台推行全成本核算系统应用，结合现有的医院HIS，整合医院各个系统的信息资源，挖掘数据应用为管理者所用，取得管理效益，促进医院信息化管理的不断完善。在SPD智能化BI成本核算医院经济管理信息系统模块中包含：科室成本核算、全成本分摊、成本效益分析、经营分析评价、项目成本核算、绩效考核评估、内部分配管理、病种成本核算、经营预测与投资决策支持等，通过动态数据的交换，构成一个较完整的医院经济管理与卫生经济分析平台。通过结合人工与地域经济相近的医院对比，同级别医院对比，找共性，找差距，对比成本的合理等，实现财务管理与成本核算的完整、准确与时效性，使财务与核算的功能尽可能发挥到位。

目前我国大多综合性医院都是公立医院，其财政补偿标准或程度也根据可医疗服务价格和医疗服务项目价格制定的，制度化的资金分担与补偿机制是公立医院体现公益性的经济基础，对公立医院的财政补助，可从对机构、人头的补助转到对承担任务的补助，从总额补助转到按项目补助，从综合项目补助转到按单项目进行测算补助，这样有利于加强政府补助与医院服务提供数量、质量的关联性，强化补助的激励导向。

医院任何的经济行为、活动过程以及有效的管理，都以经济成本核算为切入点，通过成本、绩效、预算、资产等管理系统对数据进行收集、分析、发布，形成有效的医疗服务成本控制机制，给决策管理者或决策管理体，提供管理的依据。

五、医疗设备及耗材管理中的卫生经济学原理应用

针对现状来说，我国各级医院对于大型医疗设备的购置以及高值耗材的需求都是非常强的，通过这些设备和高值耗材的应用，相关医疗活动的展开将更为有效和精确，进而更好地为患者提供服务。但同时，医疗设备及高值耗材的采购、应用、收费等过程中依然存在医院之间相互攀比的现象，导致盲目引进、片面追求高精尖、大型医疗设备收费标准高等问题。

（一）卫生经济学的概念

卫生经济学这一学科在我国的发展时间并不长，简单来说，卫生经济学就是指应用经济学的理论、概念和方法对卫生及卫生服务过程中的问题进行阐述，并寻找解决这些问题的方法。在卫生经济学相关理念的辅助之下，卫生资源的筹集、开发和分配效果都将得到一定程度的提升，进而达到同时提高社会效益和卫生经济效益的目标。

卫生经济学科所涉及的原理主要包含：消费者实际利用卫生服务的数量，即卫生服务需求；卫生服务提供者在一定时期内、一定价格水平上愿意且能够提供卫生服务的数量，即卫生服务供给；卫生服务的生产理论，即卫生劳动力投入量、资本投入量与最大产出之间的关系；卫生服务的成本理论，即实施某项卫生服务规划或卫生服务技术所消耗的全部资源。

（二）卫生经济学原理应用的意义

首先，通过卫生经济学原理的应用，医院医疗设备管理及高值耗材管理工作的展开将逐渐趋向于一体化和系统化。现阶段，我国各级医院医疗设备及高值耗材管理工作展开过程中存在的主要问题就是科学性不够强，进而导致这一工作的展开效果难以达到预期。在卫生经济学原理的辅助之下，相关工作人员将能参考卫生经济学理论来完成管理工作，进而达到更好的管理效果。

卫生经济学原理的应用能很好地控制医疗设备使用费用过高的现象。对于我国医疗体系的发展来说，医疗资源紧张和医患关系紧张一直是这一体系中的主要问题，而对于医疗器械或设备的应用来说，这样的状况很有可能导致医疗设备的使用费用无节制地增长。通过卫生经济学原理的应用，医院内部的费用支付体系将能得到更好地完善，进而

遏制这种情况的出现。

同时，随着我国经济体制的转变，政府对于医疗行业的帮扶程度也在不断降低，医院内部必须针对自身状况对原有的管理模式进行调整，进而保证医院自身在整个行业中的核心竞争力。对于这一点，医院管理人员应借助卫生经济学原理来完成这一工作，进而保证新的管理制度能在满足医院发展需求的前提下保证医院的经济效益。

（三）卫生经济学原理在医院医疗设备管理中的应用策略

1. 从医院投资的角度对医疗设备进行经济学评价。以医院要购置一台大型医疗设备为例，在这一过程中，医院内部管理人员首先要明确以下问题：为什么要购置这一设备？这一设备的使用能在临床上起到什么样的作用？省、市中相似的设备已经有多少台？这一设备能为多少病源提供服务？设备运行需要多少费用支持？设备的应用能为医院带来多少社会效益，带来多少经济收益？在明确这些问题的基础上，医院才能进一步完成医疗设备的购置工作。其次，在设备的应用过程中，医院管理人员应针对这一设备所带来的效益进行分析，其中，管理人员应重点对投资回收期、投资利润率、年平均报酬率、保本业务量等指标进行关注。通过对这些数据进行综合分析，管理人员将能更好地对医疗设备的应用状况以及这些设备所带来的具体效益进行研究。

2. 从社会角度对医疗设备进行经济学评价。以 CT 普查工作的展开为例，首先对展开这一工作的成本进行计算。CT 普查涉及的固定成本主要由摄影系统成本组成，变动成本则主要包括胶片、电费、人工费等内容；其次，在对 CT 普查工作进行成本分析的过程中，相关人员应结合普查人数来进行计算。通过这样的计算和分析，相关人员将能更直观地对医疗设备在社会效益上所体现出的作用进行分析，进而确定这一类的普查能否进一步在社会上推广。

第二节　资源配置理论在公立医院中的应用

一、资源配置理论

经济学研究"选择"，而选择问题的根源是由于资源的稀缺。维克多·福契斯（Vietor Fuchs）在阐述经济学理论的基本前提时曾指出：①资源是稀缺的；②资源有各种不同的用途；③人有各种不同的需要。因此，他认为经济学的基本问题是资源分配问题。经济学理论中，社会资源优化配置的基本标志是社会上各种产品的供求达到平衡，供求平衡即社会上各种产品的供给量等于需求量，此时，人们对各种产品的有效需求都得到满足，同时，又没有造成生产能力的过剩和资源的浪费，资源分配获得了最大的社会经济效益。反之，如果某些产品生产过多，供给量超过需求量，即分配资源过多，生产了一些人们不需要的产品，出现了"供过于求"的状况，造成了资源的浪费；或者某些产品生产不足，需求量大于供给量，即分配给这些产品的资源过少，导致"供不应求"，人们的健康需要和需求得不到满足，这两种情况都称之为资源配置的不合理。

经济学家认为，每个经济社会都将面临三个选择问题：①生产什么；②如何生产；③如何分配。这三个问题也是经济学研究的根本问题。对这三个问题的选择，将决定着社会有限的资源的分配与利用，而政府、企事业和个人的选择将共同决定社会有限的资源是如何分配和使用的。

相对于人们的健康需要，一个国家或地区的卫生资源总是有限的。因此，卫生资源配置则是对卫生资源如何合理地分配和使用进行科学的选择，研究和决定如何更公平、有效地配置有限的资源，更好地满足人们的健康需要和需求。卫生资源配置应回答的问题是：①应该生产什么类别和组合的医疗服务或产品；②在用于生产医疗服务和产品时需要哪些类别的卫生资源；③谁应该得到这些服务和产品。卫生资源配置是决定在何处筹集、组织和消耗卫生资源的一种决策过程。卫生资源配置涉及一个卫生系统怎样决定卫生资源的筹集与分配，包含三个要素：何种方式筹资，什么要素组合，多大水平产出。卫生资源优化配置有两层含义：第一，区域卫生服务总供给与总需求达到一定限度的动态平衡；第二，卫生资源的优化，这是指区域内卫生资源的组合与分配，达到以最少的投入，获得最好的卫生服务产出和最高的健康收益的状态。也就是说，既要满足区域人群的卫生服务需要与需求，又要经济、有效地利用区域内有限的资源，达到社会边际成本等于社会边际效益的状态。卫生资源配置理论可以分析区域人群健康需要和需求与卫生资源和卫生服务供给的平衡关系，分析影响卫生服务需求和供给的因素及其变化，探索达到二者平衡的途径，进而达到卫生资源的优化配置。

二、卫生资源优化配置的概念

（一）卫生资源的配置

卫生资源的配置是指卫生资源在不同用途之间的分配，即根据一定原则，通过一定方式，对各类卫生资源的增量进行分配和组合，对卫生资源的存量进行重组和转移，具体包括卫生机构的合理设置、医院床位、卫生人力、卫生设备和卫生经费配置五个方面。

（二）卫生资源的优化配置

卫生资源的优化配置是指在卫生资源合理配置的基础上，如何使卫生资源的配置产生最佳的功能和效益。

卫生资源的优化配置要求在效率和效益最佳的前提下，达到卫生资源的供需平衡，在效率优先、兼顾公平以及最优化原则基础上进行的资源配置，满足了有效性和经济性的卫生资源配置，即所谓的卫生资源优化配置。有效性，指卫生机构所提供的卫生服务确实能解决患者的健康问题，使患者得到良好的医疗照顾。经济性，指卫生机构在提供卫生服务过程中，尽可能地降低成本，同时使资源得到充分利用，具体表现为医疗费用较低、卫生资源利用效果较好。

（三）公立医院的卫生资源优化配置

公立医院的卫生资源优化配置就是全部的卫生资源在总量、结构与分布上，与人们的健康要求和卫生服务需求相适应的组合状态。

第三节　成本核算理论在公立医院中的应用

一、成本理论

从经济学的角度，卫生服务的成本是指实施某项卫生服务规划或卫生服务技术所消耗的全部人力资源和物质资源。按照马克思的劳动价值理论，商品的价值W=C+V+M。其中，C指在生产商品的过程当中耗费的生产资料的价值；V指耗费的必要劳动价值；M指卫生服务工作者创造的社会劳动（剩余劳动）；其中（C+V）的货币表现构成了卫生服务成本。在市场经济条件下，成本是一种资源的损失，无论是现在支付还是延期支付，成本实际上已经由所损失的资源的价格确定下来。在公立医院中研究卫生服务成本的目的是：从社会的角度了解提供这些服务所消耗的资源的总价值；研究成本与服务量之间的关系；进行经济学分析和评价。进行成本核算是按照卫生机构支付给卫生服务工作者的劳务价格来计算。成本核算对公立医院的财务状况、管理水平、价格制订有非常重要的作用。

成本理论是经济学的重要理论，在公立医院中，医疗服务成本核算有着非常重要的作用，具体体现在：医疗成本核算有助于合理利用医院的资源，有利于提高医院经济管理水平，有利于增强成本节约意识，有利于提高医院工作的效率和效益，更有利于促进现代医院经济管理制度的建立。公立医院虽然不同于企业，其医疗服务商品消费缺乏弹性，但由于医疗价格的统一限定，使降低成本显得更为重要。

二、成本核算概述

（一）成本的概念

公立医院成本是指医院在为患者提供医疗服务过程中所发生的各种耗费。其中包括医疗成本和药品耗材成本。

（二）成本的构成

通常情况下，公立医院成本构成可以分为人力成本、固定资产折旧、材料成本、公务费、业务费、耗材、药品和其他等。

（三）成本核算的概念

由于医院是一个技术密集、知识密集和劳动密集的部门，其各项经济指标各不相同。因此，医院成本核算，就是医院把一定时期内实际发生的各项费用加以记录、汇集、计算、分析和评价，按照服务的不同项目、不同阶段，计算出医疗服务总成本和单位成本，并分配医疗服务费用的一种经济管理活动。

三、成本核算的方法

我国公立医院的成本核算可以分为以下几种方法。

1. 项目核算法。以医疗项目作为核算对象，按期对项目成本进行核算。

2. 综合核算法。以医院内部各部门、科室作为核算对象，按期对科室成本进行核算。目前我国许多公立医院采用此种核算方法进行成本核算。

3. 完全成本法。完全成本法是指把医院的全部成本支出计入医疗服务成本的方法。

4. 成本分摊法。成本分摊主要有三种方法，即直接分摊法、阶梯分摊法和双向或多项分摊法。成本分摊的基本原则就是根据产品生产或者服务提供的资源流向，所分摊的成本能够反映产出的消耗情况。此方法是现阶段受到认可的公立医院的成本核算方法。

四、成本分摊流程

首先是医院总成本的归集，将各科室直接发生的成本直接计入该科室，然后按照以下顺序进行四级分摊。

第一级分摊：将公摊费用向所有科室进行分摊，包括交通工具消耗、煤水电费、房屋等。

第二级分摊：将全院管理类科室成本（包括直接计入管理科室成本和公摊费用分摊部分）向医疗辅助科室、医疗技术科室、科研教学科室、直接医疗科室进行分摊。

第三级分摊：此类科室成本（包括直接计入医疗辅助科室成本、公摊费用分摊部分、管理成本分摊部分之和）向医疗技术科室、科研教学科室、直接医疗科室进行分摊。

第四级分摊：将医疗技术类科室成本（包括直接计入医疗技术科室成本、公摊费用分摊部分、管理成本分摊部分、医疗辅助科室成本分摊部分之和）向直接医疗科室进行分摊。但科研教学科室的成本不再分摊。

第四节　价格理论在公立医院中的应用

一、价格理论

价格是商品价值的货币表现，是市场体系正常运转的经济杠杆。价格的实质在于：它是市场条件下人们之间交换关系的体现，同时也是各经济主体经济利益在市场约束下的分配关系。商品的价值是由生产过程中所消耗的物化劳动、劳动者为自己创造的价值和为社会创造的价值三部分构成，其货币表现就是商品的价格。价格的本质：①价值是决定价格的依据，是价格形成的基础；②价格不仅受到商品价值影响，而且也受货币价值的影响；③价格是价值的表现，两者之间是现象和本质的关系。具体来说，就是价格是价值的货币表现形式，价值是价格的基础，是价格上下波动的轴心。价值是实体，是内容，是商品价格形成的基础。货币是表现价格的尺度，是凝结在商品内人民劳动的数量标志，价格则是以货币表现的商品价值的外在表现形式。

卫生服务价格是医疗服务价值的货币表现形式，卫生服务价格的最低界限为医疗服务成本。医疗服务价值是医疗机构在医疗服务过程中所消耗的物质资料价值和劳动力价值，反映社会物化劳动和劳动力的消耗。物化劳动的消耗是指提供医疗服务时所耗费的房屋设备、医疗器械、药品材料和水电煤费等。它们按其实际消耗而转移到医疗服务中，作为医疗服务价值的一部分。劳动力的消耗是指医务工作者的活劳动，这部分活劳动的消耗创造了新价值。所以，医疗服务是有价值的，用货币来表现医疗服务的价值就是医疗服务作为商品出卖时的价格。卫生服务是一种商品，但它不同于一般的商品，具有福利和商品的双重性，国家不向其征收税金，并给予一定形式的财政补贴。因而卫生服务价格不是通过市场供求的调节自发形成的，而是采用不完全生产价格模式，即由政府有关部门通过理论价格，再根据国民经济的发展水平和居民的承受能力等来确定价格水平，因此，卫生服务价格的制订一般低于卫生服务价值。

二、医疗服务价格

（一）医疗服务价格概念

医疗服务价格是指在医疗服务市场中，政府有关部门和医院，根据成本投入、收益指标等对医疗服务项目所制订的收费价格。合理的医疗服务价格管理体系是发挥市场机制、优化卫生资源配置、提高资源使用效率、引导患者需求的重要条件。

（二）医疗服务价格的构成

医疗服务价格的构成主要由劳务价格、固定资产折旧、医用材料价格和药品价格四部分构成。

（三）医疗服务价格的影响因素

按照价格理论，影响医疗机构定价的主要因素有三个方面，即成本、需求和竞争。此外，国家卫生政策和财政补贴以及医疗保险制度也是医疗服务价格的制约因素。

1. 成本因素

成本是商品价值的重要组成部分，医疗服务成本是医院在医疗服务过程中所消耗的物化劳动（C）和活劳动（V）的货币表现，是医疗服务收费定价的主要依据之一。医疗服务所消耗的社会必要劳动构成医疗服务的价值，医疗服务价格是医疗服务价值的货币表现。在市场经济条件下，医疗服务作为公立医院的一项产出，应有所回报，获取一定经济效益，以补偿必要的成本支出，维持医院的生存与发展；同时，医疗服务也是用来交换的一种特殊商品，应该遵循价值规律，实行等价交换。虽然社会赋予了公立医院的福利职能，公立医院的医疗服务价格受到政府调控，但成本仍是确定医疗服务价格的重要因素。公立医院只有通过对医疗服务项目固定成本如折旧费，变动成本如药品、卫生材料及管理成本的核算，才能得到医疗项目的成本数据，为正确核定医疗服务价格提供依据。

2. 需求因素

公立医院在制订医疗价格时，应考虑需求弹性的影响。需求的价格弹性是指因价格变动而引起的相应需求变动比率，反映了需求变动对价格变动的敏感程度。

3. 竞争因素

医疗市场竞争状况直接影响着医疗服务的定价，在医疗服务差异性较小、市场竞争激烈的情况下，医院在价格方面的活动余地也相应缩小。

上述三者之间的关系为：成本是医疗服务价值的基础部分，它决定着医疗价格的最低界限，如果价格低于成本，医疗机构便没有利润；市场需求影响患者对医疗产品价值的认识，进而决定着医疗价格的上限；而市场竞争状况则调节着价格在上升和下降之间不断波动，并最终确定医疗服务的市场价格。不过需要强调的是，在研究医疗服务成本、市场供求和竞争状况时，必须同医疗服务的基本特征联系起来。

4. 国家卫生政策和财政补贴

在市场经济条件下，医疗市场是典型的不完全市场，市场机制的作用十分有限，医疗服务价格可能会根据医疗市场的需求而出现波动，但波动的范围不会像一般商品的市场价格一样，因为医疗服务价格大多受到政府的管制。我国卫生事业是政府实行一定福利政策的社会公益事业，人人享有卫生保健的权利，并将实现全民族健康素质的明显提高，形成比较完善的全民健身和医疗卫生体系，作为全面建设新时期中国特色社会主义目标的重要内容。这就决定了我国公立医院必须将社会效益放在首位，注重社会效益，用比较低廉的费用提供比较优质的卫生服务，在确保社会效益的前提下，努力增收节支，提高经济效益。如果单纯依靠市场调节必然会导致医院片面追求经济效益的行为，因此，一些商品包括药品、耗材和医疗服务价格仍需由政府进行宏观指导和适度管制。我国在《中共中央、国务院关于卫生改革与发展的决定》和《关于城镇医药卫生体制改革的指导意见》，以及相关配套文件《关于改革医疗服务价格管理的意见》和《关于改革药品价格的意见》中，均从战略的高度对医疗服务价格改革提出了要求。此外，国家财政预算补贴数额对医疗服务价格也有影响。目前，财政对公立医院投入所占份额大幅度降低，财政补助在公立医院补偿中的作用甚微，削弱了卫生行政部门对医疗机构的监管能力。

5. 医疗保险制度

随着医疗保险业的发展，医疗市场出现了第三个经济实体，即医疗保险机构。医疗保险采取"以收定支，量入为出"的收支方式，实现效益最大化，从而在一定程度上约束了公立医院的医疗服务收费和价格。

（四）医疗服务的主要定价策略

1. 成本加成定价法

以卫生服务项目为基础，加上一定百分比的毛利来确定价格，从而较好地维护了医院利益，但往往容易忽视消费者利益。

2. 竞争导向定价法

第一，随行就市定价，即医院按当时的市场供求状况来制订和调整价格，其好处是平均价格易于为患者接受，避免与竞争者激烈竞争，能促使医院加强成本核算，提高医疗服务水平和质量，创新医疗项目；第二，主动竞争定价，即为了维持或增加医疗市场占有率而采取的进取性定价。

3. 需求导向定价

着眼于患者的态度和行为，医疗服务的质量和成本则为配合其而调整变动，以便实现医院整体发展的战略目标。

4. 政府指导定价

是政府对公立医院提供的一些关系到群众身心健康的基本医疗服务项目，依据医疗服务的社会平均成本，并结合市场供求状况等因素制订统一的基准价和上下浮动幅度的一种定价方法。

三、医用耗材准入和定价

（一）行业发展现状

医用耗材是指医疗机构在开展临床治疗和医疗诊治过程中频繁使用的具有医用诊疗特征的消耗性材料，包括一次性和可重复使用、植入人体的医疗器械等。之前的医药分开综合改革取消药品加成相关措施，显著地降低了药占比，但耗占比依然居高不下，高值耗材成为患者及医保的一大负担。新医改政策的推行重点任务之一是在取消药品加成的基础上，进一步取消公立医疗机构医用耗材加成，推动医疗机构由资源消耗型向质量效率型转变，即取消公立医疗机构医用耗材加成，同时，通过结构调整，完善对公立医疗机构的补偿政策。

我国医用耗材管理工作起步较晚，目前大部分耗材遴选的招采单位和医院仍未建立科学规范的管理制度。2019年，中央深改委第八次会议审议通过《关于治理高值医用耗材的改革方案》，会议指出，高值医用耗材治理关系到减轻人民群众医疗负担。要坚持问题导向，通过优化制度、完善政策、创新方式，理顺高值医用耗材价格体系，完善全流程监督管理，净化市场环境和医疗服务执业环境，推动形成高值医用耗材质量可靠、流通快捷、价格合理、使用规范的治理格局，促进行业健康有序发展。如何进行耗材循证准入，如何基于价值进行创新耗材定价是急需解决的问题。

（二）影响耗材价格的因素

1. 技术进步

高技术决定高投入，国外研发一种高值耗材一般投入5亿～10亿美元，需要8～10年时间，跨国大公司科研开发投入占年销售额的15%～20%。以高额科研开发投入，开发出专利产品，以较高的市场开发费用占领市场，高投入也带来了高风险，这些注定了高值耗材的高价格。

2. 市场物价

物价上涨及通货膨胀、原材料涨价、人工费增长等都相应提高耗材成本。

3. 企业虚报成本

由于耗材价格虚高问题严重，社会各界反映强烈。耗材生产企业为追求最大的生产利润，在向物价管理部门申报出厂价格时，普遍存在虚报生产成本的现象，因为医疗行业专业技术性强，真实费用难以把握，使虚报成本成为可能，为耗材出厂价格的虚高提供了定价基础；并将各种宣传和灰色费用计入生产成本，借此使政府物价管理部门核定的耗材价格提高。

4. 价格管理缺陷

价格主管部门的定价很难走出企业报价、业务主管部门审核、价格部门批复的套路，很少对每个生产流程进行核算，因难以核清真实成本，求得社会平均成本，使虚报成本成为可能。

四、卫生技术评估（HTA）

卫生技术评估（health technology assessment，HTA）是指对卫生技术应用后，短期以及长期的临床安全性、有效性、经济学特性和社会适应性等方面的影响进行综合评价的一套政策评估方法。HTA是国际通用的基于证据的卫生决策工具，在欧美等发达国家，HTA已经被广泛应用于医保准入、药品价格谈判、医保报销等卫生技术的决策之中。在我国，HTA、药物经济学评价等方法已经广泛应用于药品准入和从2017年开始的创新药品谈判定价领域。国家卫健委和国家医保局达成共识，在基本医保目录的更新流程强化HTA，辅助医保目录的准入决策。

（一）HTA在医用耗材准入的潜在作用

在取消公立医院医用耗材加成的改革背景下，HTA在医用耗材的医保准入过程有着重要作用。第一，在宏观层面，HTA关注医用耗材的安全性、有效性、经济学特性和社会适应性等，可以提供证据，从而支持耗材准入、招采产品遴选的相关决策。第二，在微观层面，医院可以使用基于医院的卫生技术评估（hospital-based health technology assessment，HB-HTA），为医院的耗材管理工作提供证据支持，使医院能够基于循证证据来决定如何做出符合本医院实际情况的医用耗材采购和使用决策，以同时满足提供高质量医疗服务，医院控费和减轻患者负担的双重目标。

（二）英国NICE医用耗材准入

英国国家卫生医疗质量标准署（National institute for health and clinical excellence，NICE）作为独立NHS（National health service，NHS）的机构负责提供有关改善健康和社会护理的循证指导和建议。NICE的部门职责是通过HTA来确定创新药品、新医疗器械、创新耗材、创新医疗技术等的安全有效性、经济性（包括比较其与现有的治疗方案相比是否具有成本效益，可能带来的预算压力）以及其社会适应性（包括伦理、法律、政治影响）等。

NICE对医用耗材的HTA和管理分散在三个长期固定的项目组，由三个委员会分别负责HTA的管理质控和基于HTA的最终决策。一个是医疗技术评估项目，主要评估相对高耗，对卫生总费用影响较大的耗材和医疗器械；一个是技术评估项目，主要评估创新药品和昂贵的创新耗材等；第三个是诊断评估项目，主要评估创新医疗诊断技术，以及昂贵的创新诊断技术及配合使用的耗材。

医疗技术评估项目是三个项目中评估耗材最多的一个项目，其目标是促进在医疗和社会保健系统中更快地采用新的技术（这个项目中的技术主要指耗材、医疗器械）；鼓励合作研究（即生产行业和健康与照护体系），以产生所选技术的临床效用的证据。其主要活动和职责是：确定和选择将受益于国家评估的适当医疗器械或者耗材；因为有些企业相对药企规模小得多，对申请NICE评估没有经验，NICE派专人帮助这些企业准备材料申请进行NICE评估；独立的外部评估中心审查企业提交的证据，并在必要时展开独立评估并发送评估报告和相关证据给委员会；委员会基于HTA证据制订和发布相关耗材使用的指导意见；并根据临床需要审查和更新指导意见。众所周知，NICE发布的创新药品指导意见具有法律效力，即在NICE公布的指南。NICE发布的耗材指导意见并不像其创新药品指南具有法律效力，属于对NHS的非强制指导性意见，但是一般都会起到较强的实践推动作用。并且随着NICE耗材评估的增多与对NHS影响的增强，NICE也在探讨将其变成强制执行指南的途径。

（三）启示与建议

耗材准入的困难包括医用耗材的证据不易评估和收集，如耗材的有效性可能会随着时间的推移而改变等。此外，医用耗材更新快，利益相关者较多，且难以获得同行评审的研究，准入决策过程相对药品更加复杂。对此，NICE的应对方式是通过建立相应机制，尽早识别有前景的耗材，放宽临床证据收集的要求，听取权威专家的意见，评估时进行成本效果建模。同时，NICE还大幅增加了NICE评估耗材的数量，并与NHS合作，为安全有效，可潜在提高质量和效率，并能降低总体相关成本的耗材提供个性化支持以提高准入率。

基于我国医改的多年实践和应用NICE医用耗材的准入经验，我国未来应在耗材准入和定价中充分发挥卫生技术评估在支持耗材决策中的作用。

第一，建立全国性医用耗材信息数据库。耗材更新速度快且临床证据难以收集，有必要建立全国性的耗材信息数据库。相关部门鼓励耗材生产厂家在数据库中注册新产品，并制订全国统一的证据提交模板，要求生产厂家在注册新产品的同时提交相关临床证据，并鼓励提交经济学证据。邀请第三方评估机构对提交的证据进行审核和管理，将证据质量差的产品剔除，保证证据的质量，以便各级耗材准入部门（各级医院、省级招采平台、国家平台等）使用。

第二，建立医用耗材综合评价体系。医用耗材种类繁多，应根据各类耗材的特点，针对不同质量层次、不同功能、不同疗效、不同价格的耗材做出合理有效的评价，并在此基础上，探索对医用耗材的合理定价。对于对卫生总费用影响较大（总体成本增加或降低）且有较好应用前景、临床需求量大的耗材应优先评估，评估结果是否具有成本效益应进行全方位全流程的综合考量，例如，对于一些临床急需的耗材可以适当降低准入标准；对于临床使用量大、辅助治疗一些负担较重的疾病的耗材可以根据具体情况提高支付意愿的阈值。而对一些创新性较强但是价格昂贵的耗材进行基于HTA评估结果的有效谈判定价等方式来促进医保基金使用效率最大化，同时促进行业健康有序发展，并尽量减轻患者的经济负担。

第五节　分配理论在公立医院中的应用

一、分配理论

市场经济体制下的分配理论是以多元化的利益主体为前提的，劳动力、资金、生产资料、科技、信息以及经营管理能力等生产要素分别属于不同的利益主体。在市场配置的条件下，对生产成果的分配要按照生产要素的贡献进行，即要求生产成果依据各生产要素在财富创造中所做出的贡献，在生产要素的供给者之间进行分配，这一原则应是我国社会主义市场经济条件下收入分配的重要原则。分配注重效率，注重公平，有利于完善以按劳分配为主体、多种分配方式并存的分配制度。

报酬分配是经济学的重要内容之一，医务人员的报酬支付是分配机制在卫生经济管理中的具体应用，它关系到医务人员的工作积极性和工作热情，最终影响到医院的工作质量和服务水平。

二、报酬的概念

医院报酬有狭义与广义之分，狭义报酬是指个人获得以工资、奖金以及实物形式支付的劳动回报。广义报酬是指医务人员因完成工作而得到的所有奖励，是由经济薪酬与非经济薪酬两部分组成的劳动回报，包括直接的货币形式和可转化为货币的其他形式。

三、分配的方式

（一）固定报酬

主要是按照国家的有关工资制度发放，在一定的时间内数额相对固定，一般按时支付的报酬，包括工资、津贴以及国家和地方规定发放的各种补贴。除津贴是体现按劳分配的活的部分，一部分公立医院纳入效益工资的范畴发放之外，其他部分一般变动不大。固定报酬是体现医务人员社会劳动价值的主要部分。行政职务或技术职称越高，得到的报酬也就越高。所以，医务人员要想提高自己的收入，只有不断地提高自己的技术职务或者行政职务来提高固定报酬；同时，根据马斯洛的层次需要理论，医务人员在基本的生理需要得到满足以后，其需要就会向更高的层次转移，以得到社会尊重的满足。在这种动机的驱动下，医务人员就会不断地钻研业务，提高自己的临床技能和科研能力，在努力做好本职工作的同时积极进步；同时可以鼓励一部分年轻的医务人员通过深造，例如攻读硕士、博士学位或者以临床医学再教育的形式，不断地提高自己的学历层次，使固定报酬不断增加，同时获得社会的认可和尊重。这种方式对激励青年医务人员积极进取、提高业务素质有着一定的推动作用。但是随着其他收入的增加，如奖金的比例提高，固定报酬激励效果就会下降。

（二）奖金

奖金一般是医院对医务人员的超额劳动或特殊贡献给予的一定的价值补偿，目的在于解决效率低下的问题，公立医院打破"大锅饭"的分配方式，尝试用奖金分配调动职工的工作积极性，提高工作效率，通过多年的改革实践，取得了一定的成效。

第六节　资本运营理论在公立医院中的应用

一、资本运营理论

资本运营以资本保值增值为目标，以资本收益率作为评价经营绩效的核心指标，来实现资本营利能力的最大化。因此，医院资本运营的含义是指以资本增值最大化为根本目的，以货币价值运营为特征，通过医院全部资本及其表现形式生产要素的优化配置和产业结构的动态调整，对医院全部资本进行有效运营的过程。这是广义的资本运营概念，涵盖了以资本增值最大化为目标的医院全部运营活动，自然包括了商品经营。而目前医院实际开展的资本运营活动是与商品经营相对应的狭义的资本运营活动，是指可以独立于商品经营存在的，以货币价值化、证券化的资本或可以按货币价值化、证券化操作的物质资本为基础，通过兼并、收购、战略联盟等途径提高资本运营绩效的运营活动。

公立医院在市场经济的环境下生存和发展，必须拥有强大的核心竞争力。资本运营是通过低成本的快速资本扩张，充分发挥医院核心竞争力的有效手段。一般情况下，核心竞争力取决于医院的人力资本优势和相应的实物资本优势，为了改变公立医院资本内部构成不合理的状况，需要利用资本运营的各种策略，收购、兼并和联合其他医院以及第三方专业服务等，经过医院资本重组，快速、有效、低成本实现资本扩张，为充分发挥医院自身的核心竞争力创造条件。

二、资本运营的概念

资本运营是一种全面提高经济效益的经营理念，它以利润最大化和资本增值为目的，以价值管理为特征，以尽可能低的成本获取最大的资本效益。医院资本运营就是把医院所拥有的一切有形和无形资产以及医院的人力资源都看成是可以增值的活化资本，或者就是从资本角度研究医院资源的配置。通过生产要素的优化配置和产业结构的动态调整等多种形式，实现优化组合，在资金的流入和流出过程中，以最少的投入获取最多的产出，实现资本增值。

三、开展资本运营的方式

（一）资本扩张

资本扩张是资本生存发展的客观需要，它是资本的本质属性。资本在市场竞争中要立于不败之地，并不断地增值，就必须扩大势力，适应竞争需要。否则，不但资本价值不能增值，而且会被其他资本吞并。资本扩张运营方式多种多样，通常采用的方式是兼并、收购和战略联盟等。目前公立医院资本运营采取的主要方式是资本扩张。

（二）资本收缩

资本收缩不是医院资本运营失败的标志，它与资本扩张一样，都是资本运营的重要方式。随着资本运营战略和条件的改变，医院会有一些科室和部门不适合医院长期战略，没有成长潜力或影响到医院的整体业务发展。为了使资源配置更加合理，更好地规避风险，使医院更具有竞争力，往往可以采取资本收缩方式。资本收缩方式主要采取股份回购、资产剥离、股权出售、医院清算等手段。

资本收缩与资本扩张是相辅相成的，医院常常通过资本扩张进入有发展前途的领域，同时从前景不佳的原有领域撤退，最大限度地收回投资，降低医院风险，将过剩的资本转移到其他领域，使资本更有效地配置，提高资本利用效率和效益。

（三）资产重组

资产重组是指对医院资产进行分拆、整合或优化组合，它是优化资本结构的资本运营方式。资产重组的实质是资源的重新配置。资产重组的方式主要有股份制改造、资产置换、债务重组和破产重组等。为了控制医院财务风险，医院必须根据市场环境的变化，运用资产重组方式，进行重新配置，优化资本结构，保证医院持续发展。

（四）无形资本运营

无形资本是指医院取得的，不具有实物形态，能为其所有者带来经济利益的资源，包括品牌（含商标）、知名度、专利权、专有技术、著作权、特许经营权、土地使用权、域名等知识产权和特殊的资产经营权。无形资本运营是指医院对所拥有的各种无形资本进行运筹和策划，用无形资本的价值实现医院的整体价值增值目的的运作方式。在经济全球化和网络化市场的情况下，无形资本在医院资本经营中的作用变得越来越重要，成功地运营无形资本，能够有效地提高资本运营的效果。

（五）知识资本运营

知识资本是指能够转化为货币价值的知识，是医院所有能够带来未来经济利益的知识和技能。知识资本包括人力资本、结构性资本和顾客资本三大部分。人力资本是指医务人员所具有的各种知识与技能，是医院知识资本的重要基础。结构性资本是指医院的组织结构、制度规范、组织文化等不依附于医院人力资源而存在的有形的和无形的因素。顾客资本是指市场营销渠道、顾客忠诚、医院信誉等各种有效资产。知识资本运营是指医院创造、使用、保存、转让和引进知识、智力的一种新的运营模式。知识资本是形成医院核心竞争力的关键因素，狭义的知识资本运营是指利用市场机制，转让和引进知识、智力，整合医院内部与外部的知识资本，借助医院外部的知识资源创造出具有自身竞争优势的经营模式。知识资本运营的主要方式有：充分发挥知识资本的作用，建立学习型组织，吸引国内外高素质技术和经营管理人才加盟，创造知识资本的自由流动机制，建立以患者为中心的患者资本运营体制等。

第三章 我国公立医院存在的问题及其对策

第一节 卫生资源配置方面存在的问题及其对策

一、存在的问题

（一）卫生资源利用效率偏低

公立医院普遍存在着卫生资源利用效率较低的问题。尤其在基层医院，平均每名医生每天承担门诊次数、住院人次较低，人浮于事，效率明显偏低。医疗服务相对集中在高级别、高成本的大型医院，城市大医院承担了大量基层医院可以较低成本诊治的常见病、多发病的治疗工作，基层卫生资源闲置，得不到利用。

（二）卫生资源配置缺乏科学依据

公立医院的床位和大型医疗设备的配置主要依据医院发展状况，而不是根据人群健康的需要，缺乏科学的规划和调控机制。这种卫生资源配置的状况，既不能适应疾病结构变化而产生的卫生服务要求，又难以提供费用低廉和方便群众的卫生服务，造成资源的浪费。

二、相应对策

随着卫生改革的深入和人民对医疗保健需求的提高，如何探索有效可行的管理方式，提高现有资源的利用效率，是医院管理人员需要研究的问题。

（一）人力资源的配置

医疗卫生事业的发展需要依靠一批具有医学技术和现代化管理知识的高素质人才。人力资源配置管理的目的是为了建设一支高质量、门类齐全、结构合理的卫生人才队伍。在人力资源配置时，既要考虑当地社会情况又要考虑医院内部各类人员的比例关系，使专业科室都有高职称的学科带头人，并形成高、中、初级专业人员梯队。

（二）物力资源的配置

物力资源配置同样应根据当地社会的需求和医院医疗活动开展情况综合考虑。比如对房屋资源要根据当地人民收入水平来确定设置多少数量的普通病房和特价病房；

仪器设备资源配置上不仅要考虑到利用率，还要考虑更新改造问题；此外，对药品、耗材的配置应考虑选用效果相同、价格便宜的药品和耗材来减轻群众经济负担。物力资源管理的原则是以最小的资源消耗达到最大的经济效益目标，最大限度地发挥各种物资的效能。

（三）财力资源的配置

财力资源管理要研究投入与产出、负债经营与持续发展、社会效益与经济效益的关系。目前，卫生服务补偿机制不健全，公立医院财力资源管理一方面要向外积极筹集资金，更重要的是，要走自身发展的道路，扩大服务范围，提高服务质量，增加经济收益。

（四）技术信息资源的配置

技术信息资源的配置有三个方面内容：第一，应用科学方法搜集整理和分析研究信息资料，使新技术、新方法、新设备迅速应用于临床医技科室，要组织专业人员对现有的医疗设备进行深入开发利用。第二，建立医疗技术专利制度，鼓励业务人员钻研技术，发明创造；在引进高新设备的同时抓好技术和管理人员的培训，加强科技人才的队伍建设。第三，推广新成果，促进新技术的及时应用。

第二节　成本核算方面存在的问题及其对策

一、存在的问题

（一）成本核算没有发展为一种全过程、全方位的成本核算

目前，许多公立医院已开展了成本核算，但其中大部分医院仍停留在部分成本核算的水平上，或只对临床、医技等一线科室进行了成本核算。这种不完全的成本数据，由于缺少了重要的成本内容而变得不准确，造成医院的资产投入和成本消耗不真实，费用补偿无根据。同时，根据这些成本信息所测算的成本项目及有关的经济效益预测也将有失准确，由此可能造成经营管理决策的失误。这就要求公立医院的成本核算应是一种全过程、全方位的成本核算，不仅要对直接成本进行核算，还要对间接成本进行合理分摊；不仅要对临床、医技科室进行核算，还应对管理、后勤部门进行核算。

我国公立医院的成本核算基础还比较差，存在医院财务会计制度不符合成本核算的要求，成本意识不强等问题，特别是在医疗服务成本的分类、归集和分摊等方面还缺少科学合理的核算方法。这些问题的存在，使医院的全成本核算变得比较困难。但是，随着医院信息系统在公立医院的广泛应用，成本数据资料的收集、汇总、计算工作变得更加便捷，使成本核算管理人员从繁重的数据计算工作中解放出来，从而有更多的时间对

医院的各项成本进行分析，并根据医院的实际情况制订科学合理的核算方法。

（二）在成本核算认识上存在片面降低成本的观念

现代公立医院的成本核算不能只局限于传统的"节约一度电、一滴水、一张纸"的简单模式，而应将其充分理解为是一种扩大再生产的新模式。现代医院的成本核算，重要的应该是将各项成本与一定的预期收益相联系，让成本带来相应的收益，并且尽可能扩大收入与成本的比例。对公立医院来讲，保证和不断提高医疗质量是扩大医院收入的基础。因此，在医院成本核算管理中应达到如下3个目标。

1. 努力降低成本，应以不影响整个医院的医疗质量和医疗收入为前提。

2. 充分发挥成本的效能，即在成本管理中尽可能避免无效的成本耗费，使成本的效用得以最大限度地实现。

3. 适度地、有针对性地增加某些成本。

（三）公立医院医疗服务定价与医疗服务成本不成正比

基于历史原因，目前，政府对医疗收费的定价相对偏低，有的医疗服务定价低于成本，甚至医院提供的某些医疗服务还没有相对应的收费标准，这样使得医疗收入和成本不易配比，从而增加了成本核算的难度，也使成本不易被控制。

二、相应对策

（一）建立科学严谨的成本核算体系

公立医院成本核算是理论性、技术性非常严谨的一项工作，在进行成本核算前，应建立一套完整的成本核算体系，以保证成本核算的顺利进行。

公立医院成本核算是医院经济管理的重要内容，它涉及医院各部门、各科室和每个职工的切身利益，为保证成本核算工作的顺利进行，医院从上到下要建立一个有序的成本核算组织。从长远发展看，医院的经济管理组织机构应当是高度集中和相对分散相结合，即高度集中的管理决策层和相对分散的管理执行层，医院经济管理体制以经济管理办公室或经济管理委员会的组织形式直接隶属于院长，使各种经济信息和决策高度集中；财务科或经济管理科对院领导决策起到参谋和助手的作用，分散至各经济责任中心，负责执行相应的经济管理工作，这种高度集中和相对分散相结合的经济管理体制、组织结构和管理方式，将有利于医院经济信息的沟通和共享，有利于经济决策的统一和医院经济运行的协调一致。

（二）建立科学的医院成本核算、成本管理绩效评价指标体系

公立医院应结合自身特点，汲取企业成本管理经验，借鉴国际惯例和国外先进的管理方法，逐步探索，建立一种经济与技术相结合、成本核算与财务管理相结合的医院成本核算体系。在医院成本核算中，对医院成本管理的绩效进行评价。

（三）根据公立医院的实际情况，确定公立医院成本核算的方法

1. 全面清产核资。医院的固定资产金额一般都较大，折旧额占总支出的比重也很大。为此，必须对医院的固定资产定期进行清产核资，对成本科室占用固定资产情况（如房屋面积、设备数量等）定期进行清查，加强实物的财务管理和会计控制，为医院成本核算提供必要保证，确保医院成本核算真实、准确。

2. 做好成本核算的基础工作。完善各种原始记录，健全各科、班组的计量、验收、领发、盘存制度。公立医院在医疗活动中，要使原始记录正确，就必须有完善的计量验收、领发等制度。医院内部各种材料物资的收、发、领、退都要认真计量，并记录材料物资流转凭证，严格办理好各种收、发、领、退手续。

3. 准确计算部门收入。准确计算医院各部门收入是公立医院内部核算中的关键。由于医院业务收入种类繁多，构成复杂，交叉性强，如果手工统计，工作量大且不准确。为此，医院成本核算须以医院信息管理为前提和依托。在医院实施信息化建设时，将医院成本核算管理系统作为一个必要的组成部分，统一安排，使信息化管理充分发挥其管理功效。为使成本核算达到高效准确，应对各科室的收入合理分类、正确归集、准确汇总、认真分析和及时反馈，特别是对手术室收入、药品收入、耗材收入、临床科室与医技科室项目交叉时的收入，要进行合理归集分类。否则，如果数据来源不一致，分类不规范，统计随意性大，就不能真实反映科室的项目收入状况，直接影响成本核算的准确性和可靠性。

第三节　医疗服务和药品价格方面存在的问题及其对策

一、医疗服务价格方面存在的问题及其对策

（一）存在的问题

1. 医疗服务价格与其他商品比价不合理

随着价格体制改革的推进，市场上大部分商品价格已经放开，公立医院从市场上购进的各种医用耗材、医疗仪器设备及基建维修材料等都要按市场价格结算，医疗成本费用已明显上升。但长期以来，政府对医疗收费的定价相对偏低，有的医疗服务定价低于成本，处于不等价交换状态，失去了经济杠杆作用，由于价格形成和调整机制不完善，医疗服务价格体系仍存在许多问题，明显不适应卫生事业改革和发展的要求，也在一定程度上影响了社会卫生资源的合理配置。医疗服务价格问题中，最突出的是价格扭曲，表现为医疗服务价格与其他商品比价的不合理。各级医院差价不合理，医疗服务价格各部分构成比价也不合理，医务人员的医疗技术未得到充分发挥，技术劳务和知识价值在

价格形成和调整中未得到充分体现，卫生人力资源浪费严重，医院盲目扩张规模导致的固定资产折旧成本上涨，成为医疗服务价格上升的重要因素。总体上，大型医疗设备重复配置，部分检查、诊断和治疗项目过度利用，诱导需求及乱收费等现象也较普遍，造成医疗费用迅速上涨，严重影响了医疗服务的水平和效率。

2. 技术劳务价格扭曲

由于目前的价格结构促使公立医院忽视对技术劳务含量高、成本低、效果好的基本医疗服务的提供，过度的材料和设备服务必然导致医疗费用不合理支出增加。此外，价格不合理也导致了医疗服务成本的过快增长，并超过了人民收入增长水平和低收入人群的经济承受能力，加重了患者的经济负担，影响了人们对基本医疗服务的利用，也影响到人们健康水平的改善。近年来，随着医疗收费价格体制的改革，各省市先后对医疗收费项目进行了调整，国家逐步推行的带量采购等政策，使药品、耗材收费标准渐趋合理，大大缓解了患者的经济负担。

（二）相应对策

1. 改革现行医疗服务收费制度

第一，按不同级别医院分级定价。政府指导价要引入市场竞争机制，考虑各地经济状况、医院实际情况和群众医疗需求，对不同级别的医疗机构和医生提供的医疗服务分级制订基准价和浮动幅度，体现卫生行业收费比价，适当拉开差价，引导患者选择医院和医生，合理分流患者，促进医院和医生不断提高医疗服务质量和技术水平。

第二，采用政府定价与浮动价格相结合的政策。允许医院根据物价上涨指数调整收费价格，使医院既能体现福利政策的公益性，又是一个独立完整的经济实体，合理补偿其耗费。放宽公立医院提供的患者自愿选择的特需医疗服务的指导价格，以满足不同层次患者的需求。

第三，实行单病种最高限价的收费政策。根据我国医疗收费现状，建议在按项目收费的基础上，对常见病、多发病的住院治疗实行单病种最高限价，门诊治疗则根据不同价位提供几套治疗方案供患者选择，在此基础上，逐步过渡到按病种和按项目相结合的收费制度。各地卫生主管部门应根据当地实际情况，对辖区内实行按病种收费的范围做出具体规定，公立医院要对规定范围内的单病种实际治疗成本进行科学核算，在政策范围内，结合市场需求自主决定收费价格，对一些疑难病症、特需服务、特殊诊断检查项目可继续实行按项目收费，但其收费价格应按相关政策制订，同时规定单病种辅助检查的范围、项目和费用额度，防止费用转移，遏制医疗费用的不合理增长。

2. 搞好医疗服务价格的总量控制和结构调整

公立医院当前要做好医疗服务成本核算和服务价格重新核定工作，并与有关部门及时沟通，广泛征求社会各方面的意见，在总量控制范围内，综合考虑医疗成本、财政补助和药品收入等因素，有效控制药品价格和切实降低大型医疗设备检查治疗费，逐步提高诊疗、手术、护理等技术含量高的医疗服务价格，合理体现医务人员的技术劳务价值。通过适应市场经济发展和医院经营机制的医疗价格体系，减轻患者不合理经济负担，满足群众多层次的医疗服务需求。

3. 明确规定医疗服务价格项目内容和质量

公立医院必须严格按照国家规定的医疗服务项目和服务内容提供服务。为防止医院为降低成本而减少必要的服务项目，甚至降低基本的医疗服务质量，卫生主管部门应建立集中的信息搜寻和披露机制，对每一病种的基本服务内容做出明确的下限规定；对卫生服务质量制订出基本的、便于测量的质量标准，并向社会公开，使价格弹性发挥作用，降低患者选择医生的边际成本，以便患者根据价格、服务内容、服务质量选择就医，遏制过度医疗服务。

4. 建立医疗服务价格适时调整机制

建立适应物价变动的医疗服务价格调整机制，为那些在价格调整中不可能一步到位的地区创造条件。其基本要求是测算医疗服务成本的价格指数。卫生主管部门可组织建立成本价格指数的测算和分析方法，选择测算点，定期测算与分析，并与有关部门一起发布测算结果。同时，可组织研究如何利用价格指数对医疗服务项目收费水平进行调整。此外，物价、卫生、财政等价格管理部门，应就调价方式、时间和依据进行协调，保证医疗服务价格适时合理地调整。

5. 加强对医疗服务价格的监管

改革医疗服务价格管理体制，增大市场机制在医疗服务价格形成中的作用，并不是放松政府对医疗服务市场的监管，而是改变政府管理方式，由直接控制医疗服务机构的经营服务活动向以多种手段调控医疗服务市场转化。政府主管部门监督医疗市场的运行，并重点对医院服务行为、服务质量、服务价格、信息披露及相关政策法规的执行情况予以监督和适度管制，对医疗服务市场进行必要的宏观调控，从而保证医疗服务市场公平、有序、健康发展。医院也要加强价格管理，公布主要服务项目名称和价格，建立健全约束机制，增强价格透明度，向患者提供医疗服务价格情况的查询服务，自觉接受社会监督，树立医院品牌和良好形象，促进卫生事业的发展。

二、耗材价格方面存在的问题及其对策

（一）存在的问题

近年来，得益于经济发展，公众对健康的需求不断提高，医药行业研发水平及制造能力显著增强。同时，国家出台的一系列支持国产医疗器械创新的政策释放出红利，使我国成为全球最具潜力的新兴医疗器械市场。然而，相伴而来的却是器械耗材生产和流

通领域的无序竞争，耗材市场混乱，医疗机构"以耗养医"，耗材价格管理未能适应新形势等诸多问题。耗材价格虚高已成为社会广泛关注的焦点，加重了患者的经济负担。与此同时，"耗材价格虚高"致使医药费用过快增长，并成为卫生费用上涨的主要因素。合理解决耗材的价格问题，消除其带来的负面影响，已经成为当务之急。医用耗材市场上出现的种种不良现象，其根本原因如下。

1. 耗材厂家无序竞争

目前，我国耗材生产和流通领域存在着"多、小、散、乱、低"的现象。据测算，我国医疗器械市场规模从2006年的434亿元增至2018年的5304亿元，年均复合增长率约为25.55%。其中，高值医用耗材的市场规模约为1046亿元，同比增长20.37%，是医疗器械细分领域中增长率最高的一个。耗材器械企业之间的恶性竞争，高定价、高折扣已经成为推销耗材器械的主要手段。面对国家政策的多次降价，耗材供应商的利润空间逐渐被挤占，但是仍有耗材厂家通过对耗材重新命名、包装来变相涨价，或者对无利可图的品种停止供货来获取最大的利润。从耗材市场的混乱现象可以看出，我国器械耗材企业与国际器械耗材企业相比差距非常巨大。同时，国外的耗材生产企业非常重视品种的研发，每年研制新品种的投入一般为销售额的8%~15%，而我国器械耗材企业的研究开发经费只占销售额的1%，大部分的利润都用于品种的推销，如此造成了一个恶性循环，使我国耗材企业产品结构升级缓慢，与国外差距越来越大。

2. 流通环节过多

耗材的价格制订，除了考虑生产、研发成本和宣传费用外，每一个流通环节的层层剥削也导致了耗材的价格居高不下。

耗材到达医院的销售环节包括：耗材生产企业→多级供应商→医院→患者。相应的价格组成为：耗材生产成本+临床成本+申报费+推销推广费+医药公司加价+医院加价。上述流程基本反映了当前耗材在流通领域的销售过程以及价格逐步上升的原因。

3. 医疗收入比例失衡

目前，我国公立医院的收入主要由三部分组成，即政府投入、医疗收入、药品和卫生材料收入。在政府投入少，医疗收入增加缓慢的情况下，药品及卫生材料收入无疑成为医院经费的主要来源。根据调查，医院的药品和耗材收入比例达到了医院整体收入的60%~70%，比例严重失衡。

（二）相应对策

1. 完善集中采购，鼓励带量采购

国务院办公厅于2019年7月31日印发《治理高值医用耗材改革方案》，明确将通过完善价格形成机制，降低高值医用耗材虚高价格；通过完善分类集中采购办法，鼓励医疗机构联合开展带量谈判采购；通过规范医疗服务行为，严控高值医用耗材不合理使用。

下一步，国家卫健委将配合相关管理部门建立耗材一致性评价机构，把药品集中带量采购的成功经验向医用耗材招采领域推广。

国家层面推动高值医用耗材带量采购的决心可见一斑。在严格控制医保费用支出的形势下，高值医用耗材带量采购在全国范围内的铺开只是时间问题。

2.合理调整医疗收入比例，彻底改变"以药养医、以耗养医"的局面

通过2017年以来的两轮医改，在公立医疗机构先后实施药品和医用耗材零差价，破除了在公立医院持续几十年的"以药养医""以耗养医"模式。改革的核心主要包括："一降低"，是指降低仪器设备开展的检验项目价格；"一提升"，是指提升中医、病理、精神、康复、手术等体现医务人员技术劳动价值的项目价格；"一取消"，是指取消医疗机构医用耗材加价政策，按医用耗材采购进价收费；"一采购"，是指实施医用耗材联合采购和药品带量采购，进一步腾出费用空间；"一改善"，是指改善医疗服务，加强综合监管。

3.推进各项配套体制改革

第一，"医耗分离"。在目前的医疗体制下，大部分公立医院并不具备医耗分家的财力。只有在改变"以耗养医"的前提下，才有可能实现。

第二，打破供应商与医院之间的利益关系。医疗机构的发展方式，将不再依靠售卖药品和售卖耗材取得补偿和收入，而主要是依靠改善医疗服务来取得成本补偿。

第三，打破现行的耗材流通体制。耗材从厂家生产出来到患者使用，往往要经历四到五个中间环节，患者遭受了层层剥削，价格自然无法下降。摒弃垄断的购销模式，推进阳光平台集中带量采购可有效打破传统的耗材流通体制。

4.规范诊疗行为，推行DRGs付费改革机制

单病种付费（DRGs）相对来说比较有约束力，这种精细化的支付方式是按照每一个相似病组的固定额度支付，即医保给每一个病种支付的费用已固定，医院在考虑成本受益时，自然会减少药品和耗材的使用。在这种制约下，医生若是为了一己私利，不合理使用耗材，将会给医院整体利益带来损失。

当前我国30个城市在推行DRGs改革试点。2019年6月，国家医保局联合财政部、卫健委、中医药局正式下发《按疾病诊断相关分组付费国家试点城市名单》的通知，提到DRGs试点工作将于2020年模拟运行，2021年启动实际付费。这意味着不到3年时间，DRGs付费就全面来临。

在对试点工作相关要求中，要求各试点城市在统一使用国家制定的疾病诊断、手术操作、药品、医用耗材和医疗服务项目编码的基础上，根据DRGs付费的要求，完善医保付费信息系统，处理好与试点医疗机构的数据接口，确保试点医疗机构与医保支付系统的顺畅对接。并提到各试点城市在开展DRGs试点的同时，要进一步完善医保总额预算管

理制度，对不能采用DRGs结算的病例，进一步推进依据大数据的按病种付费、按床日付费和按人头付费工作，建立多元复合医保支付体系。

医改明星詹积富曾在"超级医保局"问世猜想中也谈到，医保局接下来将会加快推进以按病种收付费为主的复合型支付方式改革，推行"同病同价"；探索医保分类精准支付改革，改革现有医保药械和医疗服务项目不分药品属性、项目类型、价格高低，均按统一比例报销的制度。

我国医保支付改革探索已久，已经慢慢有了自己的特色，可以预见今后将会是以按病种收付费为主的复合型支付方式改革，医保支付更趋于精细化。总体来看，DRGs付费未来将会是编码付费，医生的诊疗行为会严格受限。

第四节　分配方式方面存在的问题及其对策

一、存在的问题

（一）没有采取以工作量为基础的分配方式

公立医院分配方式是按收分配，从国家的政策要求以及各医院的实际操作来看，基本上还是围绕收入指标做文章，有些公立医院可能采用了一些工作量指标，但是根本目的还是为增加收入，这些方案都没有真正体现按劳分配，没有实现合理评估医务人员的劳动价值。

（二）以收支节余为基础的分配模式

长期以来，公立医院以收支节余来进行分配，看上去符合按劳分配，多劳才能多收，仔细分析，这个逻辑是错误的。进入社会主义市场经济后，在现行以收支节余为基础的分配模式下，医务人员通常会选择能带来较高收入的医疗服务或药品、耗材，而摒弃可能效果接近但费用相对较少的替代品，从而使得收支节余不能完全反映医务人员的实际工作情况。

从导向上讲，就是追求经济利益最大化，导致医疗费用过度增长。从医院层面看，医院通过这种分配模式，鼓励科室创收，通过科室收入的增加，可以实现医院的经济利益最大化；从医务人员个人层面看，个人通过创收，扩大了科室、医院的收入，基于以收支节余的分配模式，创收越多，奖金越多，个人也实现了经济利益的最大化。作为医院和医务人员来讲，是"双赢"，但是这种无节制的创收导致了医院漠视甚至放弃社会责任，一味追求高收入、高利润，不断推出高收费的新技术、新药品、新耗材，滋长乱收费、重复收费、巧立收费项目、多收费的现象，结果大大加重了患者负担，成为群众看病难、看病贵的直接诱因。

二、相应对策

（一）承认知识的价值，以技术分配为主

医院的职能是治病救人，属知识密集型行业，患者的康复凝聚着医务人员技术和知识的结晶。医生肩负着救死扶伤的崇高使命，但医生也是社会一员，必须在社会中求得生存和平等竞争的权利。与其他社会群体比较，医生职业具有其特殊性。

1. 教育成本投入高。按照我国现有的医生培养方案，医学本科5年，加上读硕士达7～8年，进入医院后还需经过5年住院医生的培训才能够成为主治医生，之后还需要不断地进行知识技术的更新与积累，其投入成本很高。

2. 医护人员付出多，压力大。医疗是一种以人的生命健康为对象的特殊行为，由于患者体质各异，病情千变万化，要求医生的精神持续高度集中，容不得半点差错。

3. 行业具有高风险性。医生的工作对象是患者，其间不乏很多的传染病患者，这注定了医生的医疗行为是一种高风险的活动。今年的新型冠状病毒疫情期间，许多医务人员为了救助患者而献身，更加凸显了医疗行业的高风险性。因此，医院分配制度改革，应结合医务人员的劳动特点，体现医务劳动的价值，按照全社会职工平均工资水平，以技术分配为主，提高医疗技术人员的整体工资水平。

（二）政府加大对公立医院的投入，打破以收支节余为基础的现有分配模式的关系

目前，我国政府对公立医院的资金投入逐年下降，医院管理者为医院的运转、维持广大职工的收入水平，只能通过仪器检查、药品和耗材的收入来弥补，这在客观上为诱导需求提供了外部条件，所以政府应加大对公立医院的投入，使医院将工作的重点放在提高医疗服务质量和服务水平上。医务人员的奖金不再与其创收挂钩，提高活化劳动、降低物化劳动在卫生服务商品中的比率，才能最终减少"商、精、尖"仪器和贵重耗材的使用率，减轻患者的经济负担，节约卫生资源的利用，提高卫生工作人员的薪酬。

（三）建立以工作量为基础的新分配模式

在报酬的分配过程中，量化标准要客观、准确，使之具有真实性和可行性，避免出现分配不公。科室之间要进行全面、合理、标准化的成本核算，正确划分业务收入与盈利、成本和价格的界限，使个人收益与整体经济效益和社会效益统一起来，才能真正体现报酬分配的公平性，量化分配是符合未来分配改革发展趋势的。由于一直以来医疗服务价格的扭曲以及医疗服务本身的复杂性，医务人员的劳动价值往往很难测算，所以医务人员工作量化是一个难点。从长远来看，合理测算出医务人员劳动价值，建立以医务人员工作量为基础的分配模式是必要的。具体操作可以根据现有标准，参照同类行业的收入水平，细化医务人员工作项目，测算医疗服务项目的劳动价值，并在实践中不断修正参数，探索以工作量为基础的分配办法，逐步过渡到以工作量为基础的新型分配模式。

第五节 资本运营方面存在的问题及其对策

一、存在的问题

（一）重资本运营，轻生产运营

部分公立医院割裂了资本运营与生产运营的内在联系，使资本运营成为游离于生产运营的更为高级的经营形式。这是在当前资本运营过程中颇为流行的观点，而这种观点是错误且有害的，值得警惕。针对这种观念，公立医院一定要树立以生产运营为基础的观念。资本运营固然可以使医院迅速壮大规模，获得发展所需的资本，提高医院的知名度，促进市场拓展和提高占有率等。但归根结底，资本运营是手段而非目标，是保障而非基础，生产运营才是医院生存与发展的基础，只有医院的市场做大了，品牌打响了，资本运营才可能顺利开展，也才有可能获得良性循环。

（二）盲目的资本扩张

资本运营一个典型的特点是可实现低成本扩张，然而，目前许多公立医院搞资本运营仅仅是为了资本扩张，至于扩张后医院的整体效益和发展以及扩张后可能出现的各种风险就"置之度外"了，结果不但资本运营的意义和效果没有发挥，甚至可能使扩张后的医院面临种种危机。

资本运营中充满了风险和不确定性，资本扩张后若不注重医院整体效益和发展，不重视提高经营管理水平，不提高生产要素使用效率，就有可能使新组合的医院背上沉重的包袱，盈利减少，甚至破产倒闭。公立医院在资本运营中，要不断扩大自身的资本积累，只有在考虑自己偿债能力和资本效益的前提下，才能通过医院兼并或借助他人资本来提高经济能力。在现实中，许多医院忽视资本效益原则，过分追求资产规模扩大，结果医院资本运营不仅没能实现预期目标，相反，使医院步入困境。

（三）资本运营中的"消化不良"

一些医院开展资本运营后，忽视医院内部的改革、改组、改造与管理的强化，没有处理好下岗分流、减员增效、再就业工程，医院与医院文化不能融合，兼并工作顾此失彼，医院方只简单地认为只要实施兼并，困难医院就能走出困境，优势医院就能获得发展。这样，医院开展资本运营后资产没有得到重组，优势不能互补，反而让它破坏了原有的系统。不但没有达到预期目的，反而使原来盈利的医院被亏损医院拖垮。

（四）政府过多地介入资本运营

资本运营中出现误区，把资本运营这一市场行为变成政府的行政推动行为，资本运营的本质被扭曲。公立医院在进行兼并、收购、合资等影响力较大的资本运营活动前，推动力大多来源于政府部门，而不是医院经营者主动寻求的运营途径和方式。

二、相应对策

（一）加快公立医院的产权制度改革

医院产权制度改革的直接目的是建立适应社会主义市场经济体制和公共财政制度的现代医院制度。公立医院只有实行产权制度改革，才能成为真正意义上的独立法人实体。在市场经济体制下，通过产权的变更，可以减少市场交易过程的摩擦成本，发挥激励作用，提高资源的使用效率，优化资源配置。同时，产权制度的改革也是医疗机构资源重组的先决条件。医院进行产权制度改革，是政府职能转变的重要标志。

（二）实现资本运营必须重视医院财务管理

资本运营与财务管理密不可分，强化资本运营客观上要求医院管理应以财务管理为中心。资本运营是以资本增值为目的，资本增值又是在资本保值的基础上实现的，而资本保值的关键是实现资本保全。资本保全是医院收益计量的核心内容，收益管理恰恰是医院财务管理的根本所在。如果将不真实的收益当作真实的收益来分配，就会造成多方面的资本流失。这就要求医院财务管理必须确保收益的真实性。同时，财务管理应当放眼医疗市场，掌握好企业产权在市场上进行重组的财务策略。根据实际情况，将资本的存量调整同资本的增量调整有机地结合起来，以存量调整配合增量调整，以增量调整带动存量调整，在深度和广度上推动资本要素重组，实现医院价值的动态优化。

（三）强化资本运营应造就一批高素质的经营管理者

在公立医院的资本运营中不只是资本的聚集，更重要的是医疗技术、专业人才的重新组合。然而，就目前现状而言，许多公立医院的管理者，缺乏现代管理知识，对依托资本市场进行运营普遍感到陌生，对上市经营、产权转让和重组、融资租赁等资本运营手段知之甚少。因此，迅速提高医院管理者的管理水平，尤其是财务方面的分析和管理水平，大力培养一批高素质的专门人才，是搞好公立医院资本运营的当务之急。这就要求改革现行的医院人事制度，以职业经理人市场为依托，选拔懂经营、善管理的职业经理人担任医院的经营管理者。同时，建立起有效的经营管理者激励和约束机制，把国有资本保值增值作为决定医院经营者去留的主要指标，进而促进公立医院资本运营的健康发展。

此外，近年来涌现的SPD精细化管理服务是由医院医疗物资管理部门为主导，以物流信息技术为工具，通过合理使用社会资源，对全院医疗物资（药品、试剂、耗材）在医院内的供应、加工、配送等院内物流科学、集中的管理方法。

SPD服务内容包括：

（1）保质保供：为医院提供院内各个消耗点的配送服务，并确保耗材的质量安全。

（2）信息系统：为医院提供院内物流SPD信息系统的建设及运营维护服务。

（3）设备投入：为医院提供院内物流SPD项目建设所需的硬件设备及维护保养。

（4）人力派遣：向医院派遣专业的耗材运营人员及物流配送人员。

（5）运营维护：服务期内，为医院提供全面的运营维护服务。

由专业第三方运营团队提供的SPD智能化精细化的服务模式可实现医院耗材"零库存"，减低医院耗占比，实现耗材管理效率提升和耗材成本下降的双目标。

第四章 中国医用耗材行业发展现状

第一节 医疗器械流通行业现状

一、中国医疗器械流通行业终端市场容量

中国医疗器械研究院依据我国医疗机构采购数据测算，2020年，我国医疗器械流通行业终端整体规模将超过7000亿元，该数据高于工业和信息化部公布的卫生材料、医药用品制造、医疗仪器设备及器械制造企业销售收入，符合流通行业特点。

（一）各省区终端市场分布情况

从各省区终端市场分布情况来看，广东、山东、江苏三省市场容量位居全国（大陆）前列，其市场容量占比分别为6.5%、6.4%与6.3%，市场容量绝对值均超过80亿元；四川、辽宁、河南、北京、陕西分别位居西南、东北、华中、华北、西北区域首位；青海、海南、宁夏与西藏4个省区的市场容量占比则低于1%（图4-1）。医疗器械研究院测算，流通市场份额分布与当地医疗资源、人口数量及经济发展水平相一致，符合行业发展的现实状况。

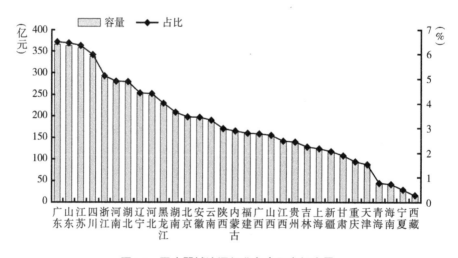

图4-1 医疗器械流通行业各省区市场容量

（二）各区域终端市场分布情况

从市场区域分布情况来看，华东区域市场份额最高，占比约为28.8%；华北区域次之，约为15.0%；西北区域市场份额最低，仅为8.3%；华南、东北、华中、西南4个区域的市场容量占比均在10%~15%（图4-2）。

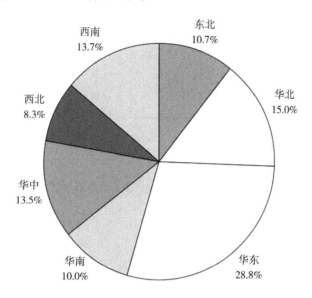

图4-2 医疗器械流通行业各区域市场容量

（三）医用卫生材料与设备占比情况

从医疗器械流通行业终端规模构成结构来看，医用卫生材料平均占比78.8%（图4-3），医用设备平均占比为21.2%（图4-4）；从各省（区、市）分布来看，上海、重庆、广东、湖南、宁夏、江苏、北京、新疆、海南、河南、浙江、山东、广西及河北共计14个省（区、市）的医疗设备装备水平高于国内平均水准（图4-4）。

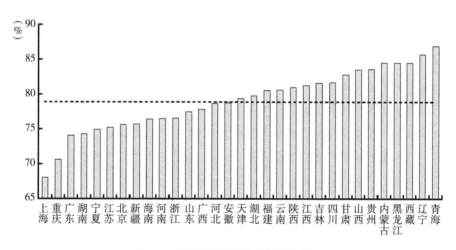

图4-3 各省区医用卫生材料占比情况

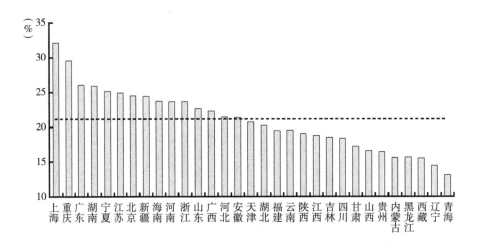

图4-4　各省区医用设备占比情况

第二节　中国医疗器械流通行业业态与利润水平

由于医疗器械流通业务模式不同，医疗器械产品种类繁多，不同业务形态与不同产品间利润空间水平差异较大，为此，医疗器械研究院通过充分调研，从业务形态和产品形态两个维度对流通行业利润空间进行分析。

一、医疗器械流通行业的各类业务形态（表4-1）

根据医疗器械研究院的统计，将目前医疗器械流通行业主流业务形态分为直销、分销、物流平台业务和配送服务四大类。

（一）直销

直销是指流通企业获得上游生产企业或其他具备代理权的流通企业对某品牌或某产品的代理权或销售授权，将产品直接销售到医疗机构的业务形式。

直销的业务特点：必须首先取得代理权或销售授权，其服务的客户必须是各类医疗机构，其通过购销差价获得利润。直销是其他几类医疗器械流通业务开展的基础业务，相对于其他几类业务形态，直销的业务链条相对紧凑，利润空间也相对较大，流通企业在基础的产品购销行为外常常会依据上游厂家或授权方以及下游终端医疗机构的需求提供多种多样的延伸服务，以进一步扩大企业利润空间。

（二）分销

分销是指直接将产品销售给其他商业流通企业，而非终端医疗机构的业务形式，分销商可能取得了厂家的授权，也可能作为整个流通环节中的部分，从其他商业企业购入产品。虽然分销业务在一定程度上拉长了流通环节整体供应链条，但由于终端医疗机构分布受地理因素影响较为分散，而上游厂家及直销商的服务半径有限，分销商能够在一定程度上起到延伸厂家服务半径、提升流通链条效率的作用，也是流通行业必不可缺的组成部分。与直销业务相同，分销业务也是通过进销差价获取利润，但相对于直销业务而言，分销业务的利润空间相对较小，企业也会通过向下游商业企业拓展延伸服务以获取更多利润。

（三）物流平台业务

物流平台业务指流通企业获得上游生产厂家或上游流通企业的委托，为生产厂家及指定的商业客户提供包括商务、产品仓储及物流在内的专业服务的业务。物流平台业务的直接服务对象是各类流通企业，但前提是需要获得上游生产厂家或上游流通企业的委托，物流平台业务从合同层面往往呈现为购销行为，但该业务的实际获利方式为服务费。相对于直销与分销业务，物流平台业务对流通企业的商务、仓储、物流及质量管理能力有较高要求，部分大型跨国生产厂家已探索出较为成熟的物流平台业务模式，如强生和美敦力的骨科产品线在国内都由专门的流通企业承担其物流平台业务。

（四）配送服务

配送服务指受客户委托，向终端医疗机构进行医疗器械产品配送的服务，依据委托方不同，配送服务可以分为集中配送与产品配送两大类。其中，集中配送指流通企业受到终端医疗机构或医疗机构部分科室委托，进行指定产品的代采购与配送；产品配送指流通企业受上游生产厂家或其他商业企业委托，向医疗机构进行产品配送，产品配送往往会同时附带委托结算、发票开具等服务。开展配送服务的流通企业均不需要获得上游厂家的代理权，该业务从合同层面往往体现为购销行为，但流通企业实际上是以服务获利。由于集中配送业务能够大大降低医疗机构供应链管理难度，有效规避医疗机构在医疗器械产品购买过程中的风险，符合新医改与行业监管的要求，该业务近年来在行业内发展迅速。

表4-1　医疗器械流通行业四种业态特点

业态	代理直销	代理分销	物流平台	配送服务
直接客户	医疗机构	流通企业	流通企业	流通企业及医疗机构
需求方	医疗机构	流通企业	生产厂家	生产厂家、流通企业或医疗机构
代理授权	需要	需要	需要	不需要
获利方式	购销差价	购销差价	物流及延伸服务	配送及延伸服务
企业规模	中小	中小	大	大

二、医疗器械流通各业态的平均毛利情况

医疗器械流通行业各业态的利润空间会受到经营产品、上游企业规模、下游医疗机

构议价能力、流通企业所处地理位置以及当地市场的竞争环境等多种复杂因素影响，各产品、各区域、各业态间毛利水平差异巨大。

医疗器械研究院在综合多方调研信息后，对全国各业态平均毛利率区间进行了估算。整体来看，代理直销业务的毛利水平最高，物流平台和配送服务的毛利水平则相对较低（表4-2）。但随着阳光采购、医联体及"两票制"等医改举措出台并落地，以购销差价获取利润的代理直销与分销业务将持续受到终端采购价格下降的挤压，以这两类业务为主的流通企业将面临考验；而物流平台和配送服务从本质上是以流通延伸服务获取利润，以这两类业务为主的流通企业在仓储物流、信息化管理与质量管理方面具备更强的核心竞争能力，其符合国家医改与行业监管的要求，代表了行业未来的发展趋势。

表4-2　医疗器械流通行业各业态平均毛利率区间

业务形态	代理直销	代理分销	物流平台	配送
平均毛利率区间	20%～50%	10%～20%	5%～15%	5%～15%

不同业态之前的区间水平之所以有差距，主要是受产品类型的影响。耗材类毛利率在7%～20%，检验试剂类毛利率在4%～27%，设备类毛利率在4%～15%。

三、流通行业中不同产品利润空间的研究

由于不同医疗器械产品间差异巨大，同时从事直销业务的医疗器械企业业务范围大多仅涵盖一类或有限几类医疗器械产品，医疗器械研究院采取访谈与调研相结合的方式，对各产品形态利润空间进行分析。

（一）调研范围

此次医疗器械研究院调研不同产品形态利润空间情况，仅针对从事直销业务的流通企业，从事其他业务的企业不包含在调研范围内。

此次统计分析仅针对终端医疗机构用量较大的、细分市场具备未来增长潜力的、进口产品与国产产品均有供应的产品类型，将产品整体分为医用设备、中低值耗材、高值耗材及体外诊断四类产品，并针对进口产品与国产产品分别统计平均毛利率水平（表4-3）。

表4-3　调研产品大类及产品细分范围

产品大类	产品细分
医用设备	监护类、小型影像设备、大型影像设备、小型理疗设备
	放射类理疗设备、内镜、其他
中低值耗材	血透、普通低值耗材
高值耗材	心内、神内、骨科、牙科、眼科
体外诊断	检验设备、试剂耗材

（二）结果分析

从产品类型来看，高值耗材整体利润空间较大，骨科产品的利润空间相对最为富余。据医疗器械研究院调研了解，骨科产品不同于其他医疗器械产品，流通企业除完成产品购销外，还需要针对医疗机构开展如手术跟台、产品定制、工具借用与返还等一系列临床服务，以上服务对流通企业的人员素质能力、企业的供应链管理与质量管理均提出了很高的要求，高值医用耗材高毛利空间为流通企业开展一系列服务活动奠定了资金基础。

从产品来源来看，国产产品的毛利率空间要高于进口产品，国产产品毛利空间低值平均值为23%、高值平均值为39%，分别高于进口产品5%与7%（图4-5、图4-6），这是由于国产产品的上游生产厂家出厂价格相对较低，厂家对终端的覆盖能力及渠道的营销能力较弱，所以留出了略高的利润空间以便流通企业开展市场推广等服务。

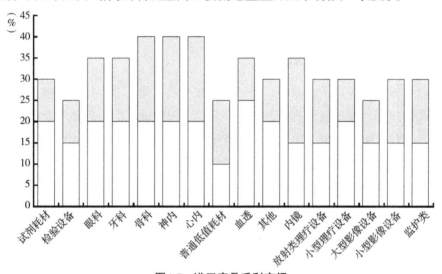

图4-5　进口产品毛利空间

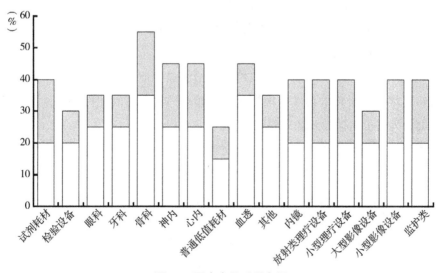

图4-6　国产产品毛利空间

据了解，全国流通行业中大宗商品批发业务的毛利率空间在15%～20%，医疗器械代理直销业务各产品的毛利空间虽差异较大，但如综合考虑高值产品对终端服务的高需求后，代理直销业务的毛利水平仅略高于流通行业整体水平，而随着新医改的推进，终端医疗机构不断下调产品的成交价格，流通企业毛利水平也受到显著影响。

第三节　医疗器械流通行业特点

医疗器械总体上分为医疗设备、高值耗材、中低值耗材和诊断试剂（IVD）四大类。这四类渠道的特点分别是：医疗设备流通企业销售频次低，后期维护由厂家与流通企业共同承担；高值耗材流通渠道壁垒高，渠道十分重要；中低值耗材流通渠道类似于药品；IVD流通渠道进入壁垒高，流通企业对行业影响巨大。

一、医疗器械流通行业模式

在医疗器械产业的整个链条中，渠道（器械商业流通环节）作为连接生产厂商与各级医疗机构的纽带，扮演着承上启下的重要角色。国内地区医疗器械厂商根据自身特点（产品差异化与渠道把控力）构建相应的营销渠道，目前采用的模式主要有直销自营、底价代理、高开高返等三种模式。

（一）自营（直营）模式

自营模式指生产企业自己组建销售队伍，开展终端推广，向配送商业公司发货并收取货款，产品由配送型商业公司送入医院。医疗器械领域对直营模式采用较少。税务方面，自营模式正常开票，即在进院中标价或包含二次议价折扣的价格基础上扣除配送费，以此价格向配送型商业公司开具发票。自营模式的优点在于业务形式上比较简单，理论上对渠道和终端的把控力很强，但无论是构建成本还是模式建成后的运营成本都很高。

（二）底价代理模式

底价代理模式指生产厂家将产品底价售卖给流通企业，通过流通企业建立的渠道将产品销售给终端医疗机构的模式。根据流通企业对销售渠道的把控能力，还可以将底价代理模式细分为底价大包模式和有限代理模式。

底价大包模式指将全部销售过程全部交给代理型商业公司来完成，通常是多级经销商，厂家本身在产业链中只负责生产环节。该模式在医疗器械尤其是低值耗材领域早些年最为常见，近几年逐步减少。该模式的税务特点是低开发票给代理型商业公司，由代理型商业公司完成挂靠、过票等行为。优点在于模式简单，使厂家可以专注于生产和研发，在一定程度上降低了销售环节的成本和风险，但对上游厂家渠道的把控力很弱，对终端变化缺乏敏感性，过于依赖代理型商业公司。

有限代理模式指厂家和代理型商业公司共同组建销售队伍，负责区域内医院开发和产品的临床推广，厂家进一步掌控终端。厂家低开发票给代理型商业公司，厂家自己的费用会有一定程度的提高。该模式的优点在于厂家对终端把控力加强，在一定程度上防止代理型商业公司"主宰"厂家命运，但生产厂家的运营成本也随之提升。

（三）高开高返模式

高开高返模式指生产厂家为帮助各级商业企业隐瞒价格并留存收益，给商业公司低价供货但高开发票，因高开发票产生的额外税费，由商业企业返还给厂家。由于生产厂家高开发票给代理型商业企业，生产厂家充分考虑了流通企业的利益，给各级商业企业留出利润空间，使商业企业能更好地服务厂家，但高开高返引发的税务问题很难解决，业务风险很难规避。

二、医疗器械流通行业与药品流通行业的对比（表4-4）

医疗器械流通领域的代理商技术壁垒高、市场格局分散，代理商或经销商往往也承担配送、临床跟台和产品推介的职能，终端是医院，营销专业性更强，信息流反向从手术室或导管室等使用科室回传到仓储物流中心，再到厂商。而且部分医疗器械产品存在先出库、再使用、后返库的非销售退货的逆向物流操作，增加了物流管理的复杂程度和人工成本。

表4-4　医疗器械流通行业与药品流通行业的对比

项目		高值医用耗材、IVD	药品
发展顺序		后发展	先发展
变革动力	政策压力	压缩渠道，产品降价	
	渠道特点	销售和配送不分离	销售和配送分离
	产品特点	品类多，规格多，需要配套使用	品类少，规格少
	经销模式	直销、分销、投资共建、融资租赁、投放（仪器拉动）、赠予等	直销、分销
	营销专业度	高产品技术附加值，需要临床跟台、医生培训，物流反应速度快、售后服务要求高	根据适应证开处方
	信息流特点	反向信息流	正向信息流
	物流特点	存在逆向物流	较少有逆向物流（退货除外）
市场格局	流通特点	小、多、散、乱	集中度高
	流通格局	没有全国、区域性龙头公司	有全国、区域性龙头公司
	整合趋势	中小微型企业抱团取暖	大并小
	地域性特点	地域性强	地域性弱
上下游市场区域	上游厂商	进口厂商占据高端市场，进口产品替代加速	仿制药国产比例较高
	下游渠道	医院、终端、血站、第三方医学实验室等医疗机构，尤其是二级以上医院话语权强势	医院、OTC、网上药店
	招标特点	情况复杂，有省标、市标和医院标	模式较成熟

第四节　中国医疗器械流通行业企业数量

2014—2016年，伴随着新版《医疗器械监督管理条例》出台，各类相应的政策也密集出台，对医疗器械经营企业的监管越来越规范，医疗器械流通领域企业也迎来了全新的改变。

一、医疗器械经营企业数量整体增速趋缓

根据国家市场监督管理总局的食品药品监管年报统计，截至2015年11月底，全国实施许可证管理的（二类、三类）医疗器械经营企业共有186 269家。其中，有125 197家经营二类医疗器械产品的企业，有121 984家经营三类医疗器械产品的企业。2007—2014年，持有医疗器械经营许可证的经营企业数量在缓慢增长，其年增长率保持在2%~6%，由2007年的16.10万家增长到了2015年的近19万家。

2010年前国内医疗器械流通企业都保持着一个快速增长态势，但从2012年开始国内医疗器械流通企业增长态势开始减缓，并在2015年经营企业总体数量开始出现负增长（图4-7）。数据表明，在未来进一步的整合与淘汰进程中，由于产业链内不同层级的器械渠道经营企业分工和所处地位不同，其被整合价值也不同，进而造成渠道内企业未来发展的分化，国内器械经营企业正在逐步走向集中，每家经营企业对应的市场规模也在逐年增大。

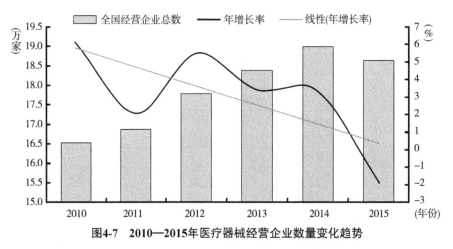

图4-7　2010—2015年医疗器械经营企业数量变化趋势

注：因2016年总局统计口径与往年发生变化，在此没有对2016年数据进行比较。

据国家市场监督管理总局《2016年度食品药品监管统计年报》统计显示，截至2016年11月底，我国共有335 725家二、三类医疗器械经营企业，其中，164 634家仅经营二类医疗器械产品，62 220家仅经营三类医疗器械产品的企业，同时有108 871家从事二、三类医疗

器械经营的企业。因2016年总局统计口径与往年发生变化，在此不对历年数据进行比较。

中国医疗器械经营企业呈现"多、小、低"的特点。首先经营企业数量多，全国近19万家；其次是小规模企业占比高，2015年医疗器械产业市场总产值约为5636亿元，平均每个经营企业年收入仅300万元；最后是经营的医疗器械品种附加值低，由于库房等设备条件限制，大量小的经营企业只能经营储存运输要求低、附加值低的产品（图4-8）。

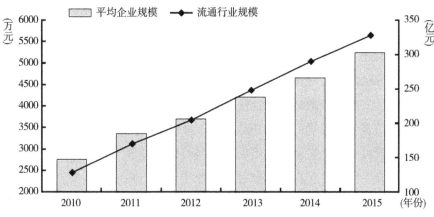

图4-8　2010—2015年国内器械市场规模和经营企业数量情况对比

二、医疗器械经营企业区域分布情况

从2016年各省食品药品监督管理局公开的经营企业数据显示，相关医疗器械经营企业主要集中在沿海经济较发达省份，特别是北京、上海、山东、广州等省份。

（一）医疗器械经营企业整体区域分布情况

我国医疗器械经营企业分布不均匀，排名前8的省份医疗器械经营企业数量占全国（大陆）31个省份的58%，而其他省份的经营企业以中小型为主，规模小，营业收入较低，经营内容较为单一（图4-9）。

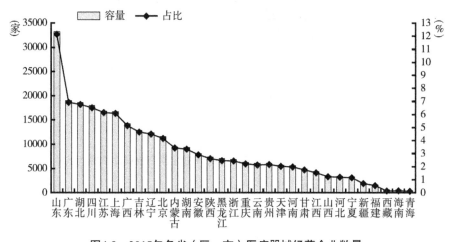

图4-9　2015年各省（区、市）医疗器械经营企业数量

目前，我国医疗器械流通行业逐渐形成了华北区环渤海湾、华东区长江三角洲、华南、西南区四川等四大经营企业聚集区。四大区域内医疗器械经营企业数量占全国的60%，销售额占全国总量的80%以上。其中，环渤海湾地区主要从事高技术数字化医疗器械的研发生产，以北京及山东为代表，其区域内器械经营企业分别占全国总数的4.4%、12.7%；华东长三角地区主要生产开发以出口为导向的中小型医疗器械，以上海、江苏为代表，器械经营企业分别占全国总数的6.4%、6.5%；珠江三角洲以研发生产综合性高科技医疗器械产品为主，以广东、广西、湖北为代表，经营企业数量分别占全国总数的8.7%、5.3%、7.1%；此外，成渝地区是新兴的，以生物医学材料和植入器械及组织工程为特色的地区，四川省经营企业数量占全国总数的6.9%。

（二）二类、三类医疗器械经营企业区域分布特点

据国家市场监督管理总局的食品药品监管年报统计，截至2015年11月底，共121 984家经营三类医疗器械产品的企业。三类医疗器械经营企业国家审批严格，监管要求高，且运营维护成本高。国内三类医疗器械经营企业主要分布在华东、华北、中南（华中和华南）三个区域内，三个区域内的经营企业占全国医疗器械经营企业总数的77%。而在北京、山东、上海、广东四省市内三类医疗器械经营企业发展最为成熟，集中度较高，占全国三类医疗器械经营企业总数的41%（图4-10）。

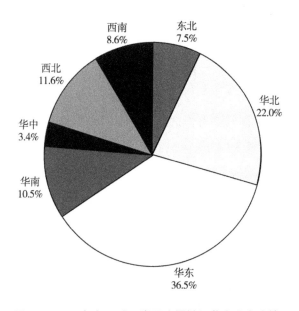

图4-10　2015年各区域三类医疗器械经营企业占比情况

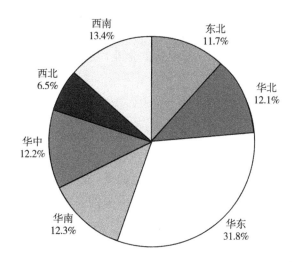

图4-11 2015年各区域二类医疗器械经营企业占比情况

据国家市场监督管理总局的食品药品监管年报统计,全国共有186 269家实施许可证管理的(二类、三类)医疗器械经营企业,其中,有125 197家经营二类医疗器械产品的企业。国内二类医疗器械经营企业主要分布在华东、华北、中南、西南四个区域内,四个区域内的经营企业占全国医疗器械经营企业总数的88%(图4-11)。

仅经营二类医疗器械的企业以民营企业为主(70%以上的份额),近几年也出现国有集团及风投公司对部分具有发展潜力的企业进行收购及重组的现象。

三、国家法规政策对医疗器械经营企业的影响

从国家政策推进速度看,目前医疗器械行业正迎来罕见的政策密集"推进期"。自2014年新版《医疗器械监督管理条例》《医疗器械经营监督管理办法》《医疗器械经营质量管理规范》(以下简称《规范》)等法规相继发布,在一定程度上对医疗器械流通行业实现了规范监管,监管环境有利于流通行业的整合,有望助推国内医疗器械流通行业发展迈上一个新的台阶。

《规范》覆盖了医疗器械的采购、验收、贮存、销售、运输、售后服务等各个环节,并设定了有效的质量控制措施。《规范》的发布与施行可有效加强医疗器械的经营质量管理,规范经营行为,保障公众用械的安全有效。

《规范》有利于监管效果动态化。《规范》的施行,使得监督效果动态化,可将质量意识不高,不能有效运行质量体系的企业淘汰,促进企业管理水平的提高及经营理念的转变,促进经营管理由粗放走向精细,由静态管理走向动态管理。

《规范》有利于增强企业的国际竞争力。我国是世界贸易组织成员方,市场的开放加剧了企业间的竞争。目前,我国医疗器械经营企业还处在多、散、小的阶段。随着市

场竞争的加剧，医疗器械经营也将从粗放式向集约式发展，企业将不断优化并走向规模化，此过程需要《规范》的支持。《规范》的施行，有利于淘汰那些管理散漫的企业和质量意识不强的企业，保护正规化、规模化的企业，从而促进企业做大做强，增强企业的国际竞争力。

第五节　中国医疗器械流通行业竞争态势

医疗器械流通行业属于完全竞争行业，行业受医改与监管政策影响巨大，行业企业数量众多，企业间竞争极为激烈，但随着以中国医药集团为代表的专业化集团型健康服务业公司开始在医疗器械流通行业布局，以及GSP、飞行检查及"两票制"等政策因素综合作用的影响，国内医疗器械流通行业在近两年开始持续整合，行业已现分化态势（图4-12）。

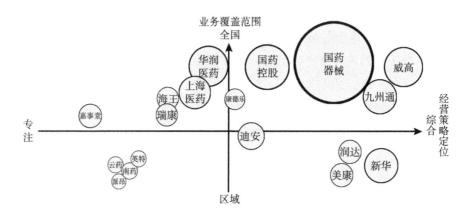

图4-12　国内医疗器械流通企业生态图谱

从目前行业企业的业务覆盖范围与经营策略定位两个维度进行分析，可以将国内医疗器械流通企业分为四大类（表4-5）。

一、全国型网络公司

全国型网络公司指通过多种方式在全国建立经营网络的流通企业，此类企业多采取内生与外延并举的发展策略，在做大做强主业的同时，持续拓展企业的业务形态与经营的产品类别，往往能够实现对多区域、多业态、多产品的全面覆盖。全国型网络公司往往企业规模庞大、企业实力强大、管理科学规范，在流通行业中具备很强的影响力甚至领导力，是我国医疗器械流通领域未来的主力军。

目前，国内最大的医疗器械流通企业——中国医疗器械有限公司（下文简称国药器械），是全国型网络公司的代表企业，国药器械积极探索中央企业混合所有制，在短短的5年时间内实现了对国内27个省区的业务覆盖，企业除开展传统的医疗器械医院直销与产品分销业务外，还创新性地推动集中配送与第三方物流的发展。2014年，国药器械在国内医疗器械流通行业内实现首家100亿规模突破，企业在流通业务的基础上也已开始逐步探索包括消毒供应中心与第三方检验在内的医疗服务，目前国药器械仍牢牢占据医疗器械流通行业"规模最大、覆盖最广、实力最强"的龙头地位。

在全国型网络公司中，还包括传统的大型药品流通企业，如国药控股股份有限公司、华润医药集团有限公司、上海医药集团股份有限公司、九州通医药集团股份有限公司等，虽然这些企业在药品流通行业内具有较强的影响力，但受限于医疗器械流通行业的特性，在专业性方面还有待进一步提高。

二、全国型专业公司

全国型专业公司指业务专注于某一专业领域的同时，通过多种方式在全国建立营销体系的公司，因企业业务领域较为集中，企业规模相对于全国型网络公司较小，但企业利润水平往往能保持在行业较高水平。

嘉事堂药业股份有限公司、上海润达医疗科技股份有限公司和浙江迪安诊断技术股份有限公司是典型的全国型专业公司，以上三家企业分别专注于心内高值耗材与体外诊断试剂领域的经营，并在国内多个省份建立了经营网络公司。但与全国型网络公司百亿元以上的企业规模相比，以上3家企业2016年的销售收入在数十亿元规模。

三、区域型网络公司

区域型网络公司指企业建立的经营网络仅覆盖了一个或少数几个区域，但企业业务领域不局限在某一两个产品或业务形态的公司。此类企业相对于全国型网络公司规模有限，企业实力也相对较弱，但此类企业数量相对较多。

山东海王银河医药有限公司、浙江英特集团股份有限公司、广州器化医疗设备有限公司等企业是典型的区域型网络公司。

四、区域型专业公司

区域型专业公司指业务覆盖区域与业务领域均较为有限的流通企业，此类企业往往通过获取上游厂家代理权服务于一个或几个城市的几家医疗机构，企业规模大都不超过1亿元，在公司质量管理能力方面也多有欠缺。区域型专业公司构成国内医疗器械流通行业的主体，正是此类企业形成了我国医疗器械流通行业"小、散、乱、多"的生态格局。

表4-5　国内主要医疗器械流通企业规模一览

分类	企业名称	业务规模级别
全国型网络公司	中国医疗器械有限公司	200亿元级以上
	国药控股股份有限公司	100亿~150亿元级
	华润医药集团有限公司	100亿~150亿元级
	上海医药集团股份有限公司	50亿~100亿元级
	九州通医药集团股份有限公司	50亿~100亿元级
	康德乐（中国）投资有限公司	50亿元级
	瑞康医药股份有限公司	50亿元级
全国型专业公司	嘉事堂药业股份有限公司	10亿~50亿元级
	浙江迪安诊断技术股份有限公司	10亿~50亿元级
	上海润达医疗科技股份有限公司	10亿~50亿元级
	威高集团有限公司	10亿~50亿元级
	巨星医疗控股有限公司	10亿~50亿元级
区域型网络公司	深圳市海王银河医药投资有限公司	10亿~50亿元级
	浙江英特集团股份有限公司	10亿元级
	广州器化医疗设备有限公司	10亿元级
	南京医药股份有限公司	10亿元级
	云南省医药有限公司	10亿元级
	陕西医药控股集团有限责任公司	亿元级
	重庆医药（集团）股份有限公司	亿元级
区域型专业公司	湖北人福桦升国际贸易有限公司	亿元级
	天津市福莱特生物工程有限公司	亿元级
	重庆恒韵医药有限公司	亿元级
	大连瑞颉医疗器械有限公司	亿元级
	哈尔滨润达康泰生物科技有限公司	亿元级
	安徽卓泓健康产业有限责任公司	亿元级
	贵州信邦制药股份有限公司	亿元级

第六节　医疗器械流通行业未来展望

2016年，国内医疗器械流通行业在政策与资本的合力影响下，行业整合格局初现，行业规模在进一步增长的同时，行业企业数量已连续两年下降。从目前业内人士最为关注的"两票制""潜在竞争者"与"服务转型"三个层面对未来医疗器械流通行业的发展趋势进行展望与预判（图4-13）。

一、"两票制"全面实施推动渠道变革

2017年，"两票制"将从试点走向全面实施，大企业将会渠道下沉，中小型代理商将会淘汰一批，兼并一批，转型一批。横向收购、纵向延伸与转型成为行业变革的三大趋势。

在横向收购方面，资金充裕、实力雄厚、渠道广布的大型商业公司将不断兼并与整合区域型渠道，并将渠道打造成供应链整合方案的提供商，业绩将迎来爆发。

纵向延伸又可分为三种：一是生产型企业下游渠道化，即大型企业收购经销商，例如美康收购倚天生物，安图收购盛世君晖；二是流通型企业上游自产化，即流通企业收购上游技术，例如流通起家的润达医疗并购POCT（即时检测）高技术壁垒产品线；三是流通企业下游服务化，即流通企业向终端服务延伸，比如迪安诊断继续积极布局终端第三方实验室。纵向延伸使得企业在上下游有了更多的话语权，从而通过协同作用提升了企业利润率。

转型是指医疗器械生产型企业与渠道型公司之间业务模式的转变，譬如，部分经销商或将转型CSO（合同销售组织）；而部分代理型商业或将转型配送型商业。

总之，渠道商的并购、延伸及转型将使渠道环节逐步走向集中，这是"两票制"趋势下渠道整合的未来出路。

二、税务费用处理难度增加，加速商业集中提升

"两票制"给传统的底价代理模式带来巨大冲击，"两票制"实行后，生产企业税务处理难度飙升，销售成本增加，营销管理难度加大。对于流通企业，大量中小型商业公司面临倒闭的压力，或者被兼并收购，商业集中度有望进一步提升。

三、配送商数量被限定，行业集中度加速提升

以医改试点省之一的陕西省为例，陕西省限定三级医院及二级医院医用耗材配送企业总数原则上不超过15家。2016年11月，宝鸡市对区域内医用耗材配送企业进行了遴选，遴选前宝鸡市区域内医用耗材经营企业约600家，经过遴选只剩下120家，宝鸡市各医院又从这120家名单中再各自确定15家作为本市医院的配送企业，最终只有60家医疗器械经营企业被宝鸡医院遴选为配送商。

四、全国型网络公司引领新商业格局

随着"两票制"在全国推进执行和监管力度的进一步加大，未来缺乏上游代理产品资源和终端医院覆盖不足的区域型专业公司或将出局，部分非规范性企业也将逐步退出

市场。而拥有较强上游工业品种资源和下游渠道的龙头商业公司将迎来并购整合的最佳机遇。未来全国或将形成由全国型网络公司、全国型专业公司和区域型网络公司共同竞争的商业格局，区域型专业公司则可能选择与大型流通企业深度合作，或转型成为CSO服务商。

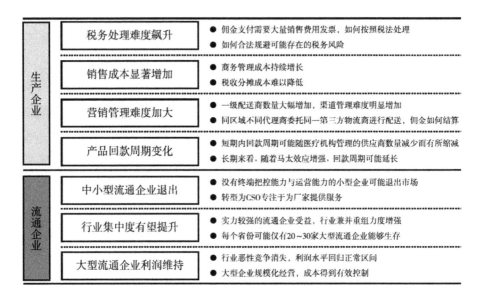

图4-13 "两票制"对医疗器械流通行业的影响

第五章　中国医院院内物流SPD行业发展现状

近年来，随着我国社会经济的迅速发展和医疗技术的不断进步，新的医用耗材不断用于临床，医用耗材使用的种类和费用亦在不断增加，这对管理的精确性和科学性提出了更高要求，加强对医院耗材管理直接影响医院的经济利益和竞争力，积极适应时代发展和医院信息化建设要求，大力推进精细化管理，是大势所趋。医院耗材精细化管理是医院现代化管理的重点之一，因医院耗材管理涉及采购、运输、验收、保管、发放、使用、维护等多个环节，耗材管理是一项精细、烦琐而重要的工作，物资管理部门应确保耗材管理的每一个环节的准确性、安全性。当前，我国医疗机构的医用耗材主要涉及心脏支架、起搏器、人工膝关节、人工晶体、手术用纱布、手术缝线、牙材料等，平均有5%~10%的加成。根据国家发改委发改价格〔2017〕1941号公布的《关于全面深化价格机制改革的意见》，我国将巩固取消药品加成的成果，进一步取消公立医院医用耗材加成，扩大按病种、按服务单元收费范围和数量。从医院管理者角度来看，在药品加成先行取消的基础上，耗材加成取消，这意味着公立医院的亏损可能和亏损程度进一步加大。收入没了，成本还在，如何"降本增效"，向管理要效益，将有限的医疗资源服务更多的病患，成为摆在医院管理者面前的一道难题。

第一节　我国医疗机构在医用耗材管理过程中遇到的问题

一直以来，我国医疗机构对医用耗材的管理相对粗放，管理具体内容不规范，管理标准不统一，目标责任、工作流程和操作规范不够细化，制度落实、责任制管理、监督制约不到位。与药品相比，医用耗材具有型号复杂多样、品种繁杂、厂商众多等特点。耗材管理复杂，不仅品种繁多，使用科室面广，使用流程复杂，而且品名不统一，分类五花八门，各成一派，无统一的规范编码。同类产品，不同厂家申报登记的注册证名称、规格差别较大，同一注册证名称下亦包含诸多产品系列和规格。另外，同一品牌在不同注册证上的描述亦不一致，如"美敦力"在国内尚无统一、权威的名称，其在注册证上的品牌多达三种：美国美敦力，美敦力，Medtronic。品名的混乱导致医疗机构记账科室无法按照规范的医用耗材名称和价格准确记账，临床部门对医用耗材的计费单位掌握不清，出现"多收""少收"等计费失误，对同类型医用耗材收费只能选择相近材料挂靠计费，难以保证计费的准确性。同时，医保经办机构在核销医保费用时亦不能精准核对。此外，由于医用耗材无规范的编码，各级医疗机构在管理中无法通过条码扫描录入信息，信息孤岛现象严重，各物流环节只能先以书面材料形式记录，再手工录入计算机，此过程手续繁杂，既浪费时间又容易出错，工作效率低，管理成本高。

第二节　SPD的由来、定义以及在国外的发展

SPD是美国医院经营顾问戈登·弗里森医生（Dr. Gordon A. Friesen）针对1966年导入老年保健医疗制度、医疗补助制度而陷入经济危机的医院提出的"采购和消毒再利用等医院内物流的管理供应一体化"构想。在互联网上检索美国的SPD，除了检索到退役军人局的*Supply Processing and Distribution Design Guide*（September 30.1994）外，检索不到其他合适的解释。*Supply Processing and Distribution Design Guide*（September 30.1994）第84页的页首部分明确指出，SPD的使命是将患者的治疗材料供应在必要的场所，确立从净化污染物、回收至灭菌室的流程作业。为此书中给出了有关信息交流、清洁灭菌方法、移动路线、场所、环境、布局配置、空调、电灯、设备、通信、灭菌器、配送系统等的基本标准。美国退役军人局使用的SPD可以理解为日本的"中央灭菌材料室"，但是美国的SPD并没有物品管理和库存管理方法的含义。

那么戈登·弗里森提倡的"SPD"去了哪里呢？

大约20年前，SPD传入日本，在日本，SPD提供医疗材料等的物品、物流一体化管理业务，有时也被看作包括医疗材料的供应、买卖在内的外部委托业务（外包），可以说现在我们所说的"SPD"已经变成了日本式的SPD。要给日本式的SPD下定义是很难的，我们试着将其定义如下。

SPD为医院内使用/消耗物品（以医疗材料为主，包括流通药品，试验药，消毒物品，循环物品，手术器械，ME机器，文具，杂货，印刷物品等）的选型，供货方选择，采购方法设定，从采购到保管，分配，使用，消费，补充的全过程的物流/商流/信息流用事先固定的业务规范，信息系统进行统一管理。在确保可视化/可追溯化的前提下，实现降低成本，以患者为单位，提升医院经营水准、效率的医疗供应链管理体系。

第三节　日本SPD业态分析

关于SPD在日本的业务及运营形态，我们调研了日本アールアンドディ公司的《院内外SPD方式的现状及问题》及《关于医材物品管理市场及流通再编》等资料，并结合

日本SPD市场近况进行了整理。日本医药物流行业已经将SPD业务的服务商统称为"SPD服务商"，主要经营者有：医疗机器销售业、制药零售业、商社、流通业者、医疗事务代办人、灭菌代办人、床上用品服务商、软件系统公司等。把以前与医院进行交易的销售商、零售商等统称为"供应商"。

1987年，SAKURA精机与F&S管理咨询公司联手，在日本开展医疗材料—医药品—灭菌器材—ME器械等院内一元化管理的外包业务。同期，日本川铁医院等医院开始独自导入对医疗材料—医药品的定数管理手法。1991年，原三信医院开始使用院外供给—委托销售模式。1994年，日本医科大学多摩永山医院开始有伊藤忠商事进行外包业务。1995年，三菱商事也参与进来。在医疗器械销售行业，1990年中川诚光堂提供了物品管理系统以及管理业务，后来为了对抗大型商社的进入，很多医疗器械销售商开始提供院外供给—委托销售的服务。随着商社的份额不断扩大，院外供给—委托销售型的SPD也逐渐为业界所认同。

在日本，SPD基本的运营型业务形态主要由以下三种形态组合而成。

（1）管理模式：医院自行管理的"自主管理型"或外部委托的"管理外包型"。

（2）库存保管场所：院内设有仓库的"院内（供给）型"或SPD运营方等提供的仓库物流中心的"院外（供给）"。

（3）管理对象：医院采购完毕的"购入品"或在使用消费之后所有权从SPD业者转移到医院的"委托销售品"。

除上述组合以外，还有一些特殊的运营形态：针对供应商直接放在医院的委托销售品，供应商提供给SPD经营者的委托销售品，经由SPD经营者放到医院进行委托销售的物品，委托销售品以外的定数外物品和借出品（特定保险医疗材料）的管理，根据管理者与管理方式的不同，会存在多种运营形态。

以下为具有代表性的医疗材料SPD运营形态示例。

（1）院内供给—业务委托—管理外包型（采购品）（图5-1）

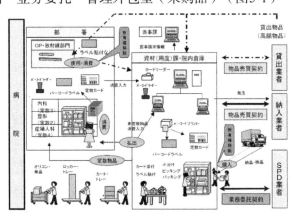

图5-1　院内供给—业务委托—管理外包型（采购品）

（2）院内供给—委托销售—业务委托型（委托销售品）（图5-2）

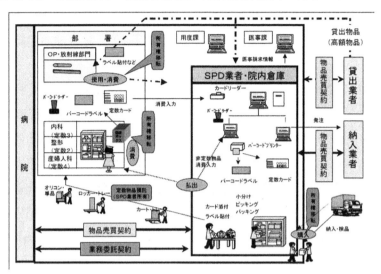

图5-2　院内供给—委托销售—业务委托型（委托销售品）

（3）院外供给—委托销售—业务委托型（委托销售品）（图5-3）

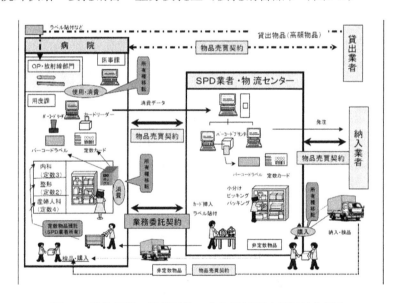

图5-3　院外供给—委托销售—业务委托型（委托销售品）

第四节　SPD模式在我国的发展情况

目前，我国公立医院在管理上普遍存在重视或强化临床业务管理，忽视或弱化医院运营管理，部门之间协同性较差，整体运营成本偏高的现象。医院在取消药品加成、降低耗材收益等医疗产品收入的情况下，如果没有政府足够的财政补偿，医院运营将会越来越困难。医院在信息化应用上普遍存在医疗业务信息化程度高，医院供应链等信息化应用缺乏，与供应商信息系统不对接，各自形成信息孤岛的现象；医疗供应链各环节不对接，信息不对称，导致产品库存积压、损耗大，供应链管理成本高。

没有信息技术的基础，医疗产品在全流程质量监管上亦带来压力，特别是高风险的植入介入高值耗材，需全程冷链管理的体外诊断试剂的质量监管难度更大。当前，建立医疗产品供应链现代管理制度，实现医疗产品在生产厂家、流通渠道、医疗机构、患者之间无缝连接，互联互通一体化管理将是必然趋势。经过近十年的管理规范，医药流通基本实现现代物流管理，形成了干线、支线、城市配送相结合较为完善的供应链管理体系；医药流通渠道与医疗机构实现无缝对接，完善院内100m的医药物流延伸亦将势在必行。

约在8年前，上海万序健康科技有限公司，联合国药、上药及长三角地区知名医院，将SPD引入中国，国内行业人士通常将SPD定义为：医院院内物流一体化服务，是医院内部医疗物资的供应、库存、加工等物流管理集中管理的方法，有时SPD亦被理解为包括医疗材料供应、采购与结算在内的外部委托业务（外包）。但截止到目前，SPD尚无标准定义。2017（第三届）中国医疗器械供应链峰会暨第二届医院内部物流（SPD）会议上，国内医疗机构对SPD模式重新定义："SPD模式是一种以保证院内医用物资质量安全，满足临床需求为宗旨；以物流信息技术为支撑；以环节专业化管理为手段；强化医院医用物资管理部门的全程监管；协调外部与内部需求为主导，对全院医用物资在院内的供应、加工、配送等物流的集中管理方法"。SPD系统以现代信息技术为依托，建立了一整套完整的医院院内物流供应体系，打通了医院和企业信息传递屏障，有效传递医院订货信息、物流信息，方便医院实时获取物流状况。SPD模式是适应当前医改，实际可行的优秀的医院物资管理模式（图5-4）。

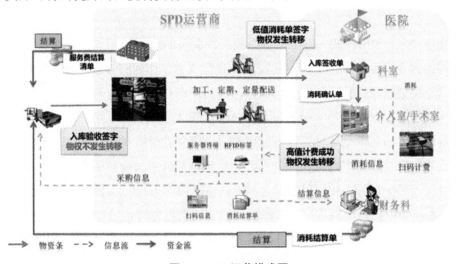

图5-4 SPD运营模式图

伴随我国医改的深入，近两年SPD业务发展迅速，在上海、广州、江苏、安徽等地都做了相关探索，陆续涌现出多种商业形态和运营模式案例。

（1）集配模式：医院将全院所有耗材的采购与配送全部委托给第三方商业公司，由商业公司负责院内耗材物流运营管理，承担各项成本支出，商业公司从耗材采购差价及配送费中获取利润。

（2）运营外包模式：这种模式下，医院保留品种遴选和采购权，只将院内物流工作及运营管理工作委托给第三方专业公司，第三方公司承担运营中各项投入，第三方公司向上游配送商或供应商收取一定比例的运营服务费。

（3）混合模式：医院保留品牌遴选和采购权，将院内物流运营工作委托给某一个商业公司，该商业公司可以在医院拥有配送份额，并承担运营中各项投入，同时，该商业公司可以可对其他配送商或供应商的品种收取一定的运营服务费。

以上三种模式各有利弊，集配模式对医院比较"省心"，但医院对品种的选择权会在一定程度上被削弱，如何保证临床的医疗质量对医院及运营商来说，均是一个考验。混合模式下，未拿到运营权的配送商会担心自有品种的商业信息被拥有运营权的配送公司"窃取"，从而逐步被"蚕食"，这些公司会抱团抵制拥有运营权的配送公司，从而给医院正常的经营带来隐患。运营外包模式相对大型的医疗机构来说是不错的选择，但医疗行业不同于其他行业，医用耗材院内运营对运营商的身份、财力、抗风险能力等均有相当高的要求，国内尚未有成熟的专业纯第三方运营机构出现。SPD商业模式的不同导致SPD运营模式的差异，医院委托的运营商受资金压力、技术能力、实施能力等各项因素制约，最终的SPD运营效果千差万别，良莠不齐，有的运营商仅将运营范围覆盖至一级库房，甚至连采购与配送信息化支持都未做到，只是形式上号称SPD服务。不同级别和规模的医院会根据自身情况选择同步的商业模式，我国的SPD行业生态尚在摸索中前进。

不管是哪一种SPD模式，医工部都必须发挥关键的监管作用，如何切实有效保障医院的耗材运营效率及临床使用的质量安全？我们认为，作为SPD运营监管职能部门，需把握住以下关键权限：①品种准入审批、品种目录新建。该工作应在医院HRP系统中完成，新建品种在HRP完成后，分别同步至HIS及SPD，确保新品种创建的唯一来源。②品种资质证照审核与审批。该工作一般由SPD运营商进行第一轮审核，医工部进行第二轮审核，并做出最终的审批操作。③采购计划审批及入库检验。采购计划由SPD运营商生成，由医工部审批后，才可以发送至SPD供应链协同平台。④科室消耗数据核对和审批。科室在SPD中扫码消耗后，SPD将耗材的消耗数据即时传给HRP系统，财务部门依据HRP消耗数据与SPD提交的消耗数据核对无误后，与各供应商结算。在SPD运营过程中，医工部控制好品种准入、证照审批、采购计划、科室消耗这四个大环节，即可拥有主动权。同时，为了充分发挥好医工部在整个耗材院内运营中的主导作用，我们还应对运营商进行日常考核，如对配送商服务能力的考核、对院内耗材的质量监管考核、对院内耗材物流运营效率的考核、科室满意度调查和考核、对运营团队的工作量和绩效考核、对运营商整体服务能力的考核等。

第五节　SPD模式在山东省某医院的应用情况

当前，山东省某医院医用耗材管理亦面临诸多问题，据护理部统计，目前医院有80余个科室设有总管岗位，其工作时间大量用于医用耗材的申领、日常盘点和库房整理。医护人员耗材管理负担重，手工盘点、登记，每周进行耗材申领，时间成本高，且容易出错；部分高值耗材由临床医生自行带到手术室，不安全、不方便、不规范；同时手术室和介入中心耗材管理传统落后，目前开放式高值耗材存放车易发生耗材丢失。医院信息系统中医用耗材字典库不统一带来诸多管理问题。医院管理系统较多，无医用耗材主数据字典，系统之间互为信息孤岛。临床领用的耗材与实际消耗的耗材因在不同系统中管理，无法进行对账，造成科室损耗、跑冒滴漏情况，无有效手段管控。医院在医用耗材数据提取、核对和分析等工作上极为困难，各类统计查询口径不一，统计结果存在差异。

为此，医院领导及医工部主要管理人员成立了医用耗材专项整治小组，经过调研与考察，结合医院实际及临床特色，决定引入SPD管理模式，力争打造山东省公立医院SPD运营管理新模式。经医院领导多方调研论证，决定采用纯运营服务的模式引入SPD，这种模式下，医院保留品种遴选和采购权，只将院内物流工作及运营管理工作委托给第三方专业公司，第三方公司承担运营中各项投入，并向上游配送商或供应商收取一定比例的运营服务费。作为2018年度医院重点建设工程，SPD项目正稳步推进，并初步达成以下目标。

1. 建立了覆盖供应商、临床使用科室、物资管理部门及相关的财务、医保、物价部门之间一体化的供应链管理平台，实现物资从科室提出需求到采购、入库、配送出库、使用消耗的全过程管理，实现了资质证照全面实现电子化管理，对供应商、代理商、厂家、产品、授权书等线上化管理，证件到期提前预警，及时微信、短信反馈，平台目录已超过30 000余条，并完成与财务、医保、物价一物一码，统一管理。

2. 从临床应用角度出发，建立了适合医院实际情况的耗材分类规范，分类至少达到六级标准，为此，援引修订版《全国卫生行业医疗器械、仪器设备（商品、物资）分类与代码》［WS/T118—1999］，结合临床实施情况，已初步完成了高值耗材、低值易耗品的分类工作，该分类代码由"国家卫生计生委卫生装备协会"负责采集、整理和制定标准，具体规范见表5-1。

表5-1 医用耗材分类规范

一层	二层	三层	四层	五层	六层	七层	八层
68	51 介入治疗耗材	冠脉10 外周20 神经30 电生理40 起搏器50 结构心脏病60 通过耗材90	支架10 球囊20 导管30 导丝40 鞘组50 附件60 其他90	从上级目录出发继续细分，每个小类别从01开始到99结束	材质对价格无影响的标00，其他按规定顺序编码01—99	由院内编制和维护，可以是规格、形状、功能、消毒方式等区分不同物类的特有属性	企业名称（配送商）
医疗器械	用途类别	学科类别	品名	物名	材质	备注	

3. 实现了院内可收费耗材的精确数量及成本管控，不可收费材料实现品种及科室的数量或总经费管控，从科室领用申请源头即对不可收费材料进行成本的事前控制。对管控物资进行了大数据分析，智能商业报表展现，红线预警，短信、微信提前通知相关部门重点管控物资的使用情况。

4. 实现了医用物资在院内全程追溯管理，实现了低值耗材定数化管理、高值耗材"一物一码"管理，从采购计划发出、供应商送货、院方验收、领用使用、收费、结算等各个环节全程管理，监控高值耗材的收费与使用患者，保障医疗安全。

5. 医院将介入植入类耗材（6877，6846分类耗材，介入70元以下及植入类连接导管除外），及一类、二类价值超过800元以上耗材纳入高值耗材管理（共9711个品规），实现了高值耗材基于RFID的智能闭环管理，实现与HIS的计费绑定，每日设备自动盘点，设备盘点准确率要求达到99.9%，系统自动每日与SPD及HIS自动清点。

6. 实现了跟台类耗材的纳入线上平台化管理，支持按患者定向采购的模式，手术申请时确定患者，后续需求审核、供应商准备、消毒、手术室支持中心验收、使用均关联患者，当前患者申请的材料不能应用于其他患者，规范管理并提高手术安全性。

7. 改变了医院手术室高值耗材分散存放的现状，建设手术室二级库，实现了手术室耗材集中管理，并逐步实现术式套包精细化管理。

SPD管理模式是以现代信息技术为依托，建立了一整套完整的医院院内物流供应体系，在保证院内医用耗材质量安全，保障科室消耗供给及时安全等前提下，进行模式创新，提升院内物流管理形象和服务水平，通过外部供应链协同，院内物流专业化分工，实现了各方互利共赢，患者利益最大化，社会效益提升。为医改零差价政策下实现去医院物流管理成本，以及践行医改降低耗占比，提供一个优秀的、可落地的医用耗材管理新模式。实践证明，SPD模式是适应当前医改、实际可行的优秀的医院物资管理模式。随着医院SPD运营的推进，医院医用耗材管理的专业化、规范化、信息化水平将会得到有力提升，耗材管理全流程的质量控制水平也会得到进一步提高。

第六章 耗材院内物流SPD管理模式

第一节 SPD管理模式基本知识

一、SPD相关术语定义

（一）SPD integrated logistics service in hospital

医院院内物流一体化服务，是医院内部医疗物资的供应、库存、加工等物流管理集中管理方法。

由专业的物流服务商提供整体的医疗物资物流运营管理配套服务，通过信息系统的标准化建设和院内物流流程再造以及条码识别技术的应用，简化物流作业流程，提高作业效率，降低差错。

1. "S"是指supply，供应。面向供应商的采购、供应管理。

2. "P"是指processing，管理。院内一级仓库的加工管理，包括医疗物品的拆包、拆零、定数管理、术前物资准备、附条码等服务。

3. "D"是指distribution，配送。面向院内各级临床消耗点推送管理医疗物品，由库房配送至药房或病区。

（二）SPD系统（SPD system）

医院物流信息系统，是医用物资的院内物流管理平台，与上游商业公司ERP对接，下游与HIS系统和HERP管理系统对接，内部与智能柜对接。

（三）HIS系统（hospital information system）

医院信息系统，是医院管理和医疗活动中进行信息管理和联机操作的计算机应用系统，覆盖医院所有业务和业务全过程的信息管理，利用电子计算机和通信设备，为医院所属各部门提供患者诊疗信息和行政管理信息的收集、存储、处理、提取和数据交换的能力，并满足授权用户的功能需求的平台。

国内比较知名的HIS公司包括：东软、东华、天健、卫宁等。

（四）HERP/HRP系统（hospital enterprise resource planning system）

医院资源管理系统，是医院引入企业ERP的成功管理思想和技术，融合现代管理理念和流程，整合医院已有信息资源，创建的一套支持医院整体运行管理的统一高效、互联互通、信息共享的系统化医院资源管理平台，使医院实现"人财物""医教研""护药技"管理科学化、规范化、精细化和可持续发展的战略转型。

国内比较知名的HRP公司包括：望海、金蝶等。

（五）ERP管理系统（enterprise resource planning system）

企业资源计划管理系统，是在商业公司范围内应用的、高度集成的系统，覆盖了客户、项目、库存和采购、供应、生产等管理工作，通过优化企业资源达到资源效益最大化。

（六）SPD商品（SPD goods）

是指在SPD项目中的医疗机构指定的药品和医用耗材。

（七）低值医用耗材（medical supplies）

医院使用的、消耗很频繁的医疗配件类产品，包括一次性输液器、一次性注射器、医用棉球、缝合线等普通耗材，一般价格较低，一次性使用。

可计费低值耗材：相对价格较高，能够对患者单独收费的耗材，如一次性输液器、真空采血管、留置针等。

不可计费低值耗材：一般价格低廉，不可单独跟患者计费，如棉球、皮条、纱布敷料等。

（八）高值医用耗材（implantable medical device）

高值医用耗材是指直接用于人体、对安全有严格要求、使用必须严格控制、价值相对较高的消耗型医用器械，包括植入材料和人工器官类别中的骨科内固定植入器材、人工关节、人工晶体、人工乳房、植入式心脏起搏器、人工心脏瓣膜、血管或腔道内导管支架、介入性治疗导管器材及其他金属或高分子植入器材等产品。

高值耗材的定义目前没有明确的国家或行业标准，除了用于人体外，有些医院把相对价格较高的产品也列入高值耗材管理，有些医院设定500元以上，有些设定1000元以上，视医院自身管理要求而设定。还有一部分耗材虽然价格不高，也不用于人体，但社会影响比较大，医院也可能会纳入高值耗材管理。换个角度说，需要一物一码进行管控的品种，都可以纳入高值耗材管理范畴。

（九）定数包/单元包（quantificational package）

根据临床正常的使用量，对医用耗材进行重新包装，并附标签以便精准管理的一种包装形式。比如，真空采血管（一板为一包，贴一个条码），某科室放置3板带有标签的真空采血管，我们说这个科室有3个定数包。

定数包，有时也叫作单元包。

（十）计费单位

针对可收费医用耗材，科室向患者计费的最小单位。比如，真空采血管，计费单位为"支"；一次性输液器，计费单位为"根"。

（十一）内含数

针对可收费医用耗材，一个定数包内含有的最小计费单位的数量，如真空采血管，每板一个定数包，每板50支，该定数包的内含数即为50。

通常情况下，我们设定厂家中包装为一个标准定数包，中包装内数量为标准内含数。

（十二）科室定数

科室定数，简称定数，项目实施前，运营人员会统计科室日常消耗用量（一般取3~6个月数据）。经科学统计，得出该品种在当前科室一定周期内的用量，再结合该品种内含数，分析得出为满足科室日常用量而必须常备的定数包数量。比如，某科室真空采血管每周用量为450支，该品种内含数50，计算可得该品种在该科室的科室定数应为9（包）。

通常情况下，根据运营方对该科室的配送频次决定科室常备数量，如果每天配送1次，科室则常备1.5~2 d的用量；1周配送2次，科室则常备5 d的用量；若1周配送1次，科室则常备10 d的用量。

科室定数 = 科室常备用量 ÷ 内含数。

（十三）定数包标签（quantificational package label）

与定数包相匹配的标签，方便院内物流与临床扫码使用。定数包标签内容包含但不仅限于产品名称/产品规格/产品生产企业/内含数/计费单位/生产日期/有效期/特殊管控标记/条码标签。

定数包标准，可根据项目需要，制作成RFID电子标签。

（十四）中心仓库（center warehouse in hosptial）

也叫一级库，集中存储医用耗材的仓库。

（十五）消耗点（clinical consumer）

也叫二级库，医院SPD医用耗材消耗使用部门或科室。

（十六）拆零库

定数包在二级库被扫码消耗，该定数包库存即从二级库出库，二级库库存减少，流程结束。

拆零库是指定数包库存从二级库出库后，库存流向该科室的"三级库"，也就是拆零库，科室扫码消耗后，二级库库存减少，拆零库库存增加。

一般情况下，只有科室计费品种才需要纳入拆零库管理，拆零库库存需同步给HIS系统，HIS计费后将品种信息传入SPD拆零库，拆零库扣减相应库存。

（十七）物资编码与计费编码

物资编码是指SPD系统中的耗材目录编码，一般细分到规格型号。一般医院耗材目录在10 000以内，大型医院的耗材物资目录超过20 000条。

计费编码由医院物价部门制订，以品名+价格为主要区分条件，一个品种，不同规格，收费价格一样，一般只有一个计费编码，大型医院的耗材计费编码大约在3000～5000之间不等。

严格来讲，物资编码与计费编码应该一一对应，但由于物价及医保工作量较大，临床计费也相对麻烦，所以一般医院采用一对多的方式，通过对码实现计费追溯。

（十八）高值耗材智能柜

安装在临床二级库（一般在介入室、胃镜室、手术室等），用于存放高值耗材的智能柜。智能柜一般采用RFID方式进行智能读取，该设备的主要作用就是耗材存放、取用的自动计数，自动盘点等。

一般的导管、支架、球囊等形状较规则的耗材存入耗材柜，钢制类耗材因能够屏蔽RFID信号，所以不能放进柜子，一些用量大、体积小的耗材（如缝线等）也不宜放入耗材柜管理。

二、SPD服务内容

1. 保质保供：为医院提供院内各个消耗点的配送服务，并确保耗材的质量安全。
2. 信息系统：为医院提供院内物流SPD信息系统的建设及运维服务。
3. 设备投入：为医院提供院内物流SPD项目建设所需的硬件设备及维护保养。
4. 人力派遣：向医院派遣专业的耗材运营人员及物流配送人员。
5. 运营维护：服务期内，为医院提供全面的运营维护服务。

三、SPD管理模式（图6-1）

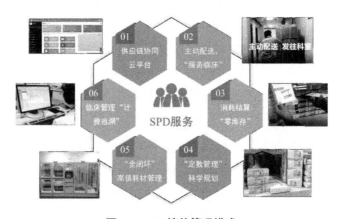

图6-1　SPD精益管理模式

提供的SPD耗材系统，覆盖从院外物流到院内物流全流程。包含供采协同平台对所有供应商的管理，院内仓库、科室二级库的货位规划改造，高值、低值、器械、试剂的分类管理，条码化使用，PDA扫码消耗，高值耗材柜的使用，运营KPI考核机制，商业智能分析系统等，实现医院耗材全流程、全业务覆盖管理模式。

1. SPD管理服务包括建设院内外对接的供应链云平台，建设耗材管理建设的院内SPD管理平台，基于科室申领消耗管理的科室订单管理平台。

2. 供应链云平台连接医院与供应商，实现院内外的供应链管理服务，使管理得到延伸。

3. 院内SPD由院内一级库的入库、库内管理、出库，到二级库、二级库的库内管理、拆零管理、使用消耗、结算，实现耗材院内精细化管理。

4. 中、低值耗材通过定数包管理，高值耗材通过RFID实现智能化管理。

5. 科室二级库拆零管理、扫码消耗计费管理、可收费与不可收费耗材的管理体系建设，实现耗材在院内的"精细化"管理。

6. 手术室的高值耗材单件追溯，采用和智能柜设备接口方式，将一级库的高值耗材粘贴RFID芯片，配送至智能柜上架，并从智能柜实时接收高值耗材出柜，返还，退货，盘点数据信息，形成消耗记录，并实行与医院收费系统对账。

7. SPD管理通过标签条码化，实现了闭环追溯体系的建设，解决了耗材管理中低效、浪费的问题。

第二节 医院对SPD项目的需求及可行性分析

从调研情况来看，医院耗材SPD精细化管理项目需求及可行性分析如下。

一、医院对SPD项目的需求

（一）国家医改和行业发展的需要

医用耗材零加成的推行，医院收入将进一步减少，目前耗材的院内物流工作将成为医院的管理负担，医院需要一套现代化的院内医用物资物流管理工具，要求既能降低医院的管理成本，又要最大程度减少医院的资金占用和提高院内耗材的精细化管理水平。

（二）临床医护人员对SPD项目的需求

据前期调研，目前医院多个科室设有总管岗位，其工作时间大量用于医用耗材的申领、日常盘点和库房整理。

1. 医护人员耗材管理负担重，手工盘点、登记，每周进行耗材申领，时间成本高，还容易出错。

2. 部分高值耗材由临床医生自行带到手术室，不安全、不方便、不规范。同时手术室耗材管理相对传统，目前开放式高值耗材存放车容易发生耗材丢失。

（三）设备科对SPD项目的需求

1. 医院管理系统较多，系统之间互为信息孤岛。

2. 临床领用的耗材与实际消耗的耗材因在不同系统中管理，无法进行对账，造成科室损耗、跑冒滴漏情况无有效手段管控。

3. 医院在医用耗材数据提取、核对和分析等工作上极为困难，各类统计查询口径不一，统计结果存在差异。

4. 绩效管理无法提取科室真实的耗材消耗。

5. 耗材从设备科仓库出库至科室即算科室成本，计入科室绩效考核中，不能根据科室实际消耗计算科室绩效，无法反映科室真实的耗材使用情况。

二、医院建设SPD项目的可行性

应用SPD项目，减轻临床医护人员，尤其是护理人员在科室耗材管理工作上的负担；解决医院医用耗材管理中存在的突出问题，推动医院医用耗材的精细化管理。

（一）解决医院耗材管理的痛点难点

1. 科室耗材库存为缺货—补货模式，医护人员不再需要申领，盘点工作减少，耗材管理负担大大减轻。

2. 科室同步建立医院医用耗材主数据字典，通过接口实时同步至各个系统，完成医用耗材字典的统一管理，实现一处维护，处处使用。

3. SPD系统、设备科出入库管理系统、HIS系统之间，通过建立业务接口，高值耗材实现一物一码，防止跑冒滴漏和乱收费的现象出现。

4. 各类耗材相关统计查询也可基于相同标准进行，为医院降低耗材占比提供有力支撑。

5. 保证常用耗材在医院中心库有备货，又能实现零库存不占用医院资金。

6. 系统实时反映科室的耗材消耗情况，日清月结，用后结算，使用完的耗材即计入科室消耗。

（二）库房环境支持

1. 医院各病房均具存放医用耗材的仓库，且满足SPD项目改造。

2. 设备科大库面积充裕，适宜建立标准SPD中心库。

（三）SPD在国内医院应用情况

近几年来，国内越来越多的医院成功应用医用耗材SPD智能物流管理，管理理念趋于成熟。

（四）应用SPD的费用来源

由耗材配送商以耗材加工和院内物流服务费形式向SPD院内运营商支付服务费用。

第三节　SPD项目建设目标

对于供应商、SPD中心仓库及医院三方来说，往来账目管理即现金流的流转方式主要取决于三个方面：物权转移的时间及地点、物权转移的凭证、资金结算的依据及时间。

总目标：以实现医院耗材"零库存"，减低医院耗占比，实现耗材管理效率提升和耗材成本下降双目标。

SPD中心仓库集中配送至医院耗材库，耗材库物权属配送公司，在耗材配送至医院各个使用部门时，物权不发生转移，在科室扫码消费时，中心仓库通过消耗数据生成账目发送至医院的财务科（图6-2）。

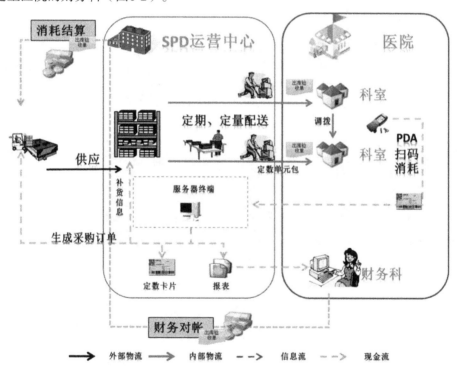

图6-2　SPD业务数据流转示意图

物权转移的时间及地点：时间为科室消耗时的具体时间，地点为科室。

物权转移的凭证：科室实际消耗数据。

资金结算的依据及时间：中心仓库与医院结算依据为科室的实际消耗数据，结算时间及周期由医院与供应商谈判决定。

一、实现全院低高值耗材"消耗结算"，高值耗材"日清月结"

引入SPD管理项目后，医院可以将物权管理与结算后移至临床使用，通过强化监管，由专业的团队完成整个物资的供应过程。在保证物质的质量及有效供应的同时，能真正实现"用后结算"，医院也能真正达到物资财务上的"零库存"状态，寄售类高值耗材需结合高标准的智能柜，真正实现"日清月结"。

二、实现耗材中心库"主动补货"

在SPD的模式下，库房（SPD中心仓库）不是被动地等待各耗用点申领，而是通过SPD系统主动把握各耗用点的消耗，根据设置请货补货规则，实现SPD库与二级库，SPD库与供应商，二级库与供应商之间补货自动化。当耗材低于一定存量时，自动向SPD库或供应商发送请货请求，保证医院耗材供应的安全性和稳定性（图6-3）。

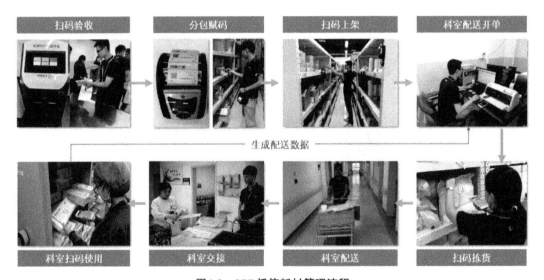

图6-3 SPD低值耗材管理流程

三、实现低值耗材精细化管理模式

在医院的耗材管理中，针对不收费耗材，如辅料等，无法通过信息的手段从HIS或者CPOE系统获取真实的消耗信息，传统的办法是以领带销。但是在SPD的运营管理中，通过科学的计算方式，将这些耗材、物资进行一定数量的组合打包，并发行指定部门用的定数包条码。各科室只有在产生消耗时，才通过PDA完成扫码消耗。从而使一级仓库能够准确地掌握二级部门的物资消耗，并按照消耗自动生成系统补充任务，同时也为供应商费用的结算提供依据。此外，可通过特殊耗材限额限量管理，可单独计费耗材"拆零三级库"管理和不可计费耗材"医嘱套包"管理等，实现低值耗材的精细化管控（图6-4）。

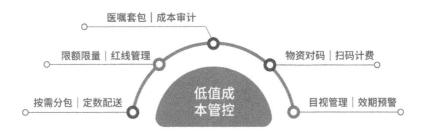

图6-4　低值耗材成本管控方式

四、实现耗材供应链协同服务

SPD解决方案从业务上对供应商进行整合，运营团队在医院的指导下，搭建医院采购协同平台，通过平台与所有供应商进行采购单的交互。

通过供应链协同平台可实现供应商、生产厂商、医院、商品的信息管理；同时提供资质证照线上审核管理，院内库存、采购订单实时查询；根据医院结算周期，推送耗材消耗结算明细清单，线上发票管理等服务（图6-5）。

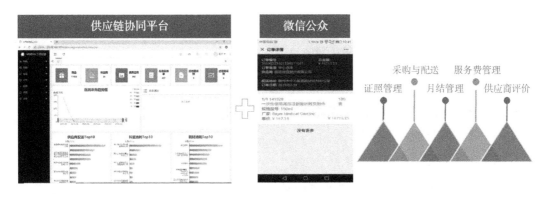

图6-5　供应链协同平台管理方案

五、实现高值耗材自动追溯管理

高值耗材管理系统是利用物联网技术对耗材进行标识和管理，结合RFID UHF智能柜技术、数据加密技术、计算机网络技术、无线通信技术、自动控制技术等先进技术，对耗材从一级库、二级库、三级库使用的全生命周期的各个环节进行实时动态追踪和信息处理，解决了传统人为监管手段的不足，为医院、监管部门、供货商提供了全新的技术手段，有助于保障耗材安全，加快流通效率，及时补货，减少库存，避免减少人为差错，减少纠正差错所需的成本（图6-6）。

每个高值耗材在进入医院耗材库时将被赋予唯一的具备防伪追溯功能的RFID电子标签，经过高值耗材手术室库房、手术室智能柜等环节最终使用到病患。实现自动对账，自动结算，无须护理人员工作，完全实现无人值守的自动库存管理方式。

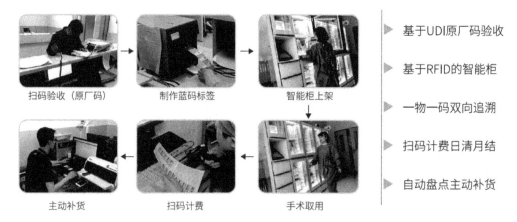

图6-6　高值耗材管理流程

六、实现科室库智能化建设

通过对指定科室的实地测量和设计，为科室量身定做智能化建设方案，实现耗材的智能存储和智能消耗。

七、实现手术室套包管理（图6-7）

SPD系统通过手术术式套包对手术耗材进行管理，手术耗材消耗与HIS医嘱收费信息进行关联，按患者、单病种或术式耗材的成本核算实现：

（1）手术耗材的规范使用。

（2）术式套包状态全程跟踪。

（3）手术耗材消耗与HIS医嘱收费信息进行关联。

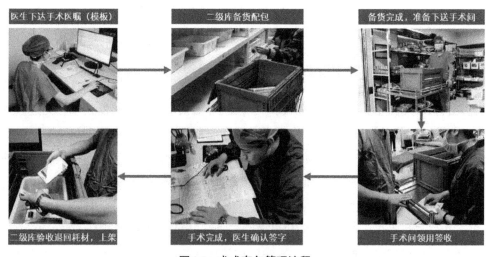

图6-7　术式套包管理流程

第四节　SPD项目建设范围

为了更好地打造院内物资供应的集成化、一体化，提高院内医疗物资管理的供应效率，同时保证临床科室的正常供应，管控物资的范围如下。

1. 项目对象

（1）低值医用耗材。

（2）高值医用耗材。

（3）医用试剂。

（4）总务物资。

2. 项目服务范围

医院医用耗材库房及相关使用科室。

第七章　医用耗材SPD运营管理方案

第一节　总体运营模式

医院原有的供货模式，是在物资（耗材、试剂等）送达医院的一级库房/二级库房的同时，完成物权和发票的转移，转移后物资的全部物流过程由医院相关部门和人员全权负责。

引入SPD管理项目后，医院可以将物权管理与结算后移至临床使用，通过强化监管，由专业的团队完成整个物资的供应过程。在保证物质的质量及有效供应的同时，能真正实现"用后结算"，医院也能真正达到物资财务上的"零库存"状态。医院相关部门和人员也就实现了从过程的监管者及参与者的双重角色，转变为监管者的单一角色，强化了监管的职能，在提高管理精细程度的同时，也没有增加医院在人力、财力上的投入（图7-1）。

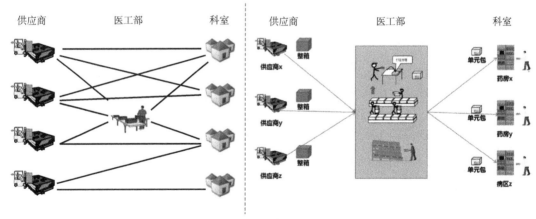

图7-1　供应商管理秩序改善

耗材SPD物流管理平台通过成立SPD服务中心，将医院非核心业务的物资管理业务进行分离、外包，使医院可以更加关注于其医疗的核心业务，解放现有医护、药剂等专业人员，提升医院服务水平，改善患者就医体验。

SPD服务模式建设过程中，涉及院外供应商，SPD服务中心，以及院内各消耗部门。整体业务流程规划从内容上分为物流规划、信息规划及资金流规划。从规划涉及主体上分为供应商、SPD服务中心及医院三个主体。SPD服务中心作为医院对外的统一接口，与院外各供应商进行接触，院内的各消耗部门也不再关注耗材等各类消耗性物资的配送，供给工作，均由SPD服务中心负责提供服务。

耗材第三方服务模式的主要内容涵盖：耗材标签管理、风险控制管理、采购管理、入库管理、出库管理、库房定期配送、货位移动管理、盘点管理、库存查询报表管理、库存管理、库房回收耗材、进销核对、耗材在库养护、接口管理、二级库管理等院内耗材流通的各方面内容。

在SPD模式下，运营商按照医院要求进行耗材统一"进销存"管理，即供应商响应医院采购补货计划后，送货到院内SPD中心库，SPD中心库内进行入库上架、拣货和定数包的加工，定数包加工好后由SPD中心库主动推送至需求科室，科室库通过扫描耗材定数包条形码消耗。可备货类高值耗材经过赋码验收之后，送达医院SPD中心库，再由中心库送达需求科室，在科室完成耗材接收，系统上架工作，库存设置上下限，自动补货。特殊科室高值耗材可存放在智能柜，进行智能化管理。智能柜实行无人值守，自动记录出入柜数量，自动对账，自动结算，彻底实现高值耗材的单件全生命周期追溯。

一、院内配送

医院院内仓是整个医院耗材的统一入口和集中存放地，而分布在医院各个科室的二级库是面对患者的耗材消费终端，连接耗材仓库和消费终端的中间桥梁即是院内仓定数配送处理。通过配送，将院内仓包装好的单元化耗材从源头流向各个消耗部门，在保证院内物流顺畅的同时，也满足了患者的诊疗需求。院内仓定期配送，从功能上完成耗材从院内仓到科室的供给，参与的主要人员是院内仓物流人员和配送人员及科室护士。该操作是把单元化包装的耗材在既定的时间周期内，按照配送计划及时快速地送达各个科室的物流环节（图7-2）。

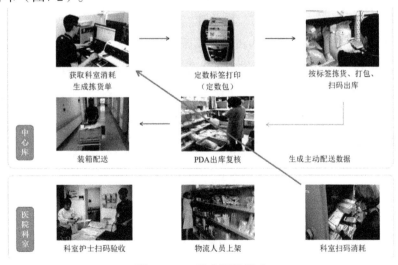

图7-2 SPD院内配送模式

二、消耗结算

SPD分三个发展阶段，以结算点为主要划分线，SPD 1.0采用"货票同行、集采配送过票"方式，即耗材进入医院即发生物权转移；SPD 2.0采用"出库结算"方式，即耗材从仓库出库，科室库验收入库开始，货权转移给医院；SPD 3.0采用"消耗结算"方式，即耗材真实被临床使用（低值耗材以拆包为结算依据），则货权转移给医院（图7-3）。

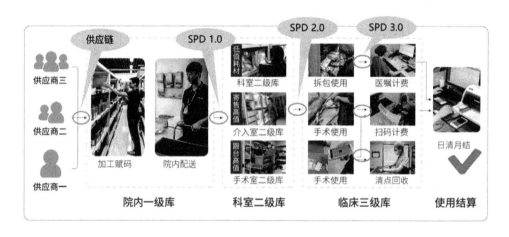

图7-3 SPD结算模式

本项目方案使用SPD 3.0，实现"消耗结算"，耗材结算按物权转移，即使用消耗后进行结算，消耗结算信息每日由SPD系统生成，经医院相关部门核实汇总，这就是所谓的"日清"；同时，系统支持周期结算管理，根据全院各个科室的耗材消耗数据进行对应供货商生成结算单，最终按双方确定周期，汇总日清信息，双方核对无误后，形成结算单，进入结算流程，这就是所谓的"月结"。日清月结，大大提高了结算的准确率和结算速度，也大大降低了医院各级人员的劳动强度。

支持结算单审核，结算单通知供货商。结算单展现供货商本月到货信息、消耗信息、库存剩余信息等功能。

支持发票接收，供货商制作的发票单据自动同步院内物流系统，相关人员进行发票接收、发票审核功能。能够生成医院入库单据及科室消耗出库单据，支持按患者结算。

第二节 SPD仓库建设

一、中心仓库物流改造

根据国家GSP标准与医院实际需求，方案对该院现有的库房场地进行了重新规划。

（一）设计说明

1. 将医院耗材仓库划分各个区域，设立加工区、验收区、出库区等。

2. 各个仓库设立仓库名称及编号，并且各个货位、货架设立编号。

3. 仓库中规划宣传板、看板显示屏。

4. 设立专门的急抢耗材货架，专门安放急抢耗材，保障医院耗材供应。

5. 仓库严格按照3色5区标准进行改造。

6. 在3色5区的设置规划外，同样考虑设置标签打印区与拆零打包区。

7. 对办公室区域进行相应改造，基于运营人员的变动，对人员岗位重新定义梳理，建立相应的工作流程改造。

（二）效果图展示

1. 仓库改造（图7-4）

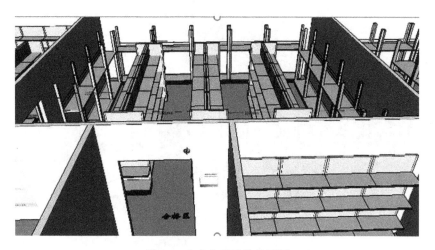

图7-4 中心仓库改造效果图

整个仓库按照3色5区进行改造，合格品区按照原管理模式中的货架区域进行重新布局（图7-5、图7-6、图7-7）。

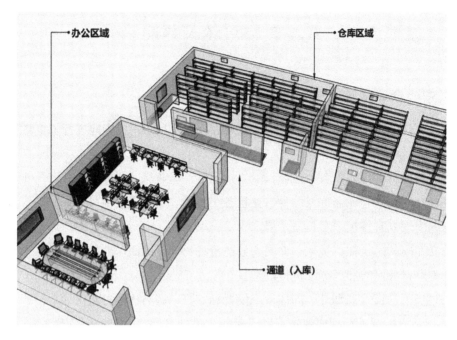

图7-5　仓库区域图1

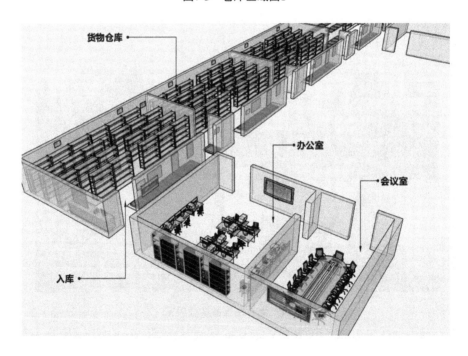

图7-6　仓库区域图2

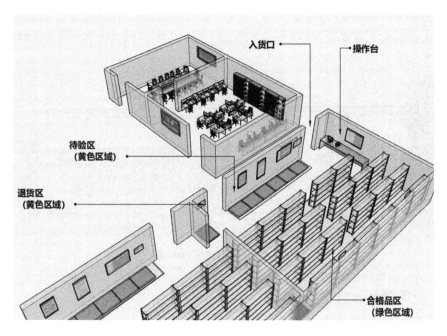

图7-7　仓库区域3

　　货位改造数据将在获取到耗材送货详细数据后进行分析，确定各个货位的权重比例，从而确定各个耗材的具体分布。

　　2.标签打印区（图7-8）

　　在中心库设立标签打印区，入库后要求所有的耗材都需有条码。

　　耗材条码标签的打印在验收完成后，上架前完成。

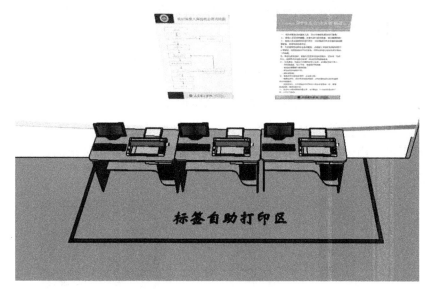

图7-8　标签打印区效果图

3.拆零打包区（图7-9）

在中心库房内，需要根据各个科室的定数不同，拆零打包成各个不同的定数包服务。

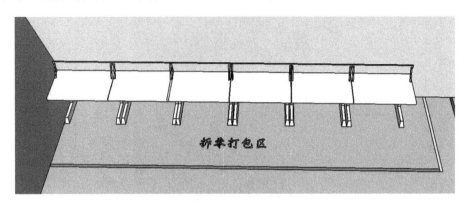

图7-9　拆零打包区效果图

二、仓库内外视觉设计

本次方案，将根据医院的场地实际情况，设计并规划视觉效果方案（图7-10）。

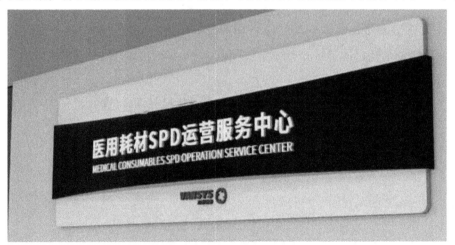

图7-10　中心库视觉效果设计方案

1.门牌标识

按照高标准、高规格要求，设计规划出符合医院实际与相关要求的物流库房门牌标识（图7-11）。

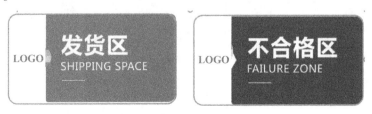

图7-11　物流库房门牌标识

2. 规章制度

将要在院内实施的新规章制度通过可视化手段展现出来，从而给医院工作人员在办公、管理上提供有效补充（图7-12、图7-13）。

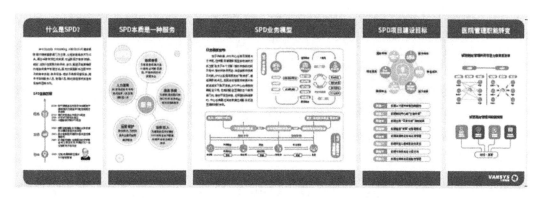

图7-12　SPD规章制度展示方案

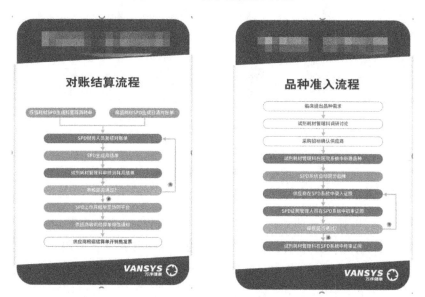

图7-13　SPD流程展示方案

三、科室二级库建设

经对该院部分科室实地勘察，以其中一个科室进行举例设计。在项目实施过程中，根据医院目前病区二级库的实际情况进行逐一针对性改造，针对设定基数库存的商品，根据基数库存用量和体积，合理分配固定货位（图7-14、图7-15、图7-16）。

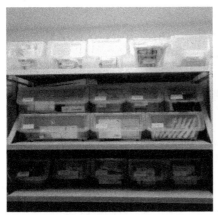 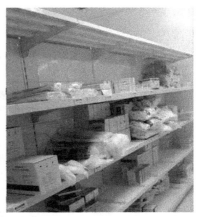

图7-14　储物盒方式　　　　　图7-15　轻型货架方式

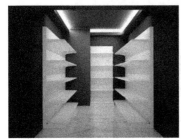 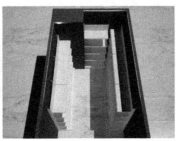 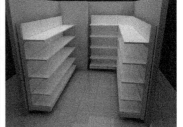

图7-16　改造效果图

第三节　耗材字典及编码方案

随着医用耗材的使用越来越广泛，种类繁多，新品种也在不断地增加，管理的难度越来越大，同物异名、异物同名和一物多名的情况非常常见。长期以来，医用耗材的管理，包括医院招标、采购、收费、财务等管理系统，没有一个完整、统一的分类代码作为行业标准。医疗机构对医用耗材的随意录入，造成医用耗材院内管理的混乱和不准确。通过编制医用耗材的分类与代码，能够达到医用耗材的分类科学、名称规范和代码的三个统一，实现高值耗材院内一物一码，双向可追溯。

一、分类编码的意义

1987年9月，国务院批准了国家标准《全国工农业产品（商品、物资）分类与代码》［GB 7635—87］，其中，68类是医疗器械（图7-17）。

```
R  普通机械
   61  锅炉及原动同
   62  金属加工机械
   63  通用设备
   64  铸锻件及通用零部件
   65  工业专用设备
   66  农、林、牧、渔业机械
   67  建筑工程机械和钻探机械
   68  医疗器械
   69  其它机械产品
```

图7-17　医疗器械68分类

1988年，原卫生部组织专家依据《全国工农业产品（商品、物资）分类与代码》〔GB7635—87〕编制了《全国卫生系统医疗器械、仪器设备（商品、物资）分类与代码》〔WZB01—90〕。

1999年，对上述编码进行修订，形成了《全国卫生行业医疗器械、仪器设备（商品、物资）分类与代码》〔WS/T118—1999〕（以下简称"分类代码"）。

经原卫生部政策法规司批准，将"分类代码"定为中华人民共和国卫生行业标准，它具备与国家标准《全国工农业产品（商品、物资）分类与代码》〔GB 7635—87〕的兼容性，是它的子标准。

2017年，国家原卫生部规划司发函正式修订WS/T118，2018年下发，涵盖新版设备及耗材所有目录。

所使用的医用耗材分类代码就是依据这两个国标和行业标准制定的。

二、分类代码编码规则

援引修订版《全国卫生行业医疗器械、仪器设备（商品、物资）分类与代码》〔WS/T118—1999〕，该分类代码由国家卫生计生委卫生装备协会负责采集、整理和制定标准，协会已于2014—2015年完成了10大类高值医用耗材的集中采购分类编码工作，目前已经在15个省级耗材集中采购平台应用，山东省也在应用中，经实践检验，方便实用。因此，将依照WS/T118规则，制定低值普通易耗品部分耗材及高值耗材分类编码。

高值耗材分类编码规则举例如下。

以血管介入（心脏、外周和神经介入）类耗材分类编码基础规则资料举例（表7-1）。

表7-1 介入治疗类耗材分类和编码基础编制规则

一层	二层	三层	四层	五层	六层	七层	八层
68	51 介入治疗耗材	冠脉10 外周20 神经30 电生理40 起搏器50 结构心脏病60 通用耗材90	支架10 球囊20 导管30 导丝40 鞘组50 附件60 其他90	从上级目录出发继续细分，每个小类别从01开始到99结束	材质对价格无影响的标00，其他按规定顺序编码01—99	由院内编制和维护，可以是规格、形状、功能、消毒方式等等区分不同物类的特有属性	企业名称（配送商）
医疗器械	用途类别	学科类别	品名	物名	材质	备注	

六层十二位编码规则（国家卫生计生委卫生装备协会制定），示例见表7-2。

第一层，大类代码68医疗器械；

第二层，中类—用途代码（协会已经分配好）；

第三层，小类—学科代码从10开始到90结束；

第四层，品名代码从10开始到90结束；

第五层，物名代码从01开始到99结束；

第六层，材质代码从01开始到99结束，固定顺序；

第七层，备注代码从01开始到99结束，可以是规格、形状、功能、消毒方式等等区分不同物类的特有属性。

表7-2 高值耗材分类示例

代码	产品名称
68	医疗器械
高值医用耗材	
6838	人工器官类耗材
683810	人工心脏瓣膜
68381010	机械脉瓣
6838101010	主动脉瓣
683810101003	钛合金主动脉瓣
683810101005	钴铬合金主动脉瓣
683810101099	其他材质机械主动脉瓣
6838101020	机械二尖瓣
683810102003	钛合金二尖瓣
683810102005	钴铬合金二尖瓣
683810102099	其他材质机械二尖瓣
6838101099	其他类型机械瓣膜

三、"一物一码"物流码编码规则

为实现高值耗材一物一码，还必须在上述基础上进行编码的延拓、补充和细化，才能实现精细化管理。

因此，具体的编码规则是：

前12位为国家卫生计生委卫生装备协会编制的医用耗材编码

＋4位规格型号（直径及长度）

＋后2位为企业编码

＋6位当前系统日期（制码时的年月日）

＋3位流水号（序列号）

如685110020203-3343-（01）-150301-001

耗材入院时，SPD系统将根据该商品分类编码，结合企业编码、规格型号、当前日期、流水号，生成如图7-18所示的院内物资条码（一物一码），打印并粘贴在耗材外包装上，并以此为院内双向追溯的标签（图7-19）。

图7-18 院内物资条码示例

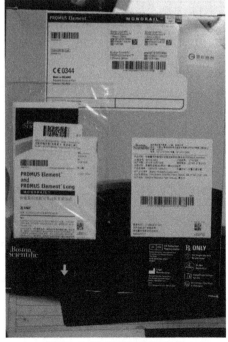

图7-19 院内赋码物资示例

四、耗材目录扩展属性管理（表7-3）

表7-3　耗材目录扩展属性管理

序号	类型	商品属性	信息来源或决定
1	注册信息	物资名称	1. 以医院原HRP系统中的准确信息做参考； 2. 由供应商提供最新注册证及商品对应信息； 3. 必须和产品注册证上信息保持一致
2		品牌	
3		规格	
4		型号	
5		单位	
6		产地	
7		生产厂家	
8		产品注册证	
9		注册证起始效期	
10		注册证截止效期	
11		最小计量单位	
12		最小计量单位单价（元）	
13	业务属性	合同号	以医学工程部提供资料做参考
14		合同有效期	
15		供应商	
16		配送商	
17		参考单价（元）	
18		收费编码	以医学工程部提供资料做参考
19		收费项目	
20		计费类别（转账、现金）	
21		是否收费物资	
22		医保编码	
23		政府统计要求	可扩展
24		授权有效期	取供应商的注册证、代理证或授权证中效期最短的证书效期
25	管理属性	一次性材料分类（手术用、检查用、护理用）	1. 根据临床使用经验； 2. 询问护理部管理要求
26		存储方式（常温、阴凉等）	医工办根据管理和管理要求进行确定
27		是否一次性使用	
28		是否条码管理	
29		是否保质期管理	
30		是否无菌包装	
31		是否专科使用	
32		价值属性（高值耗材、低值耗材）	
33		产地属性（国产、进口）	
34		中标类型（省中标等）	
35		省标目录中的产品编码	即省集采平台流水号
36		财务分类（其他不收费卫生材料、收费介入材料等）	根据财务系统进行分类

第四节　SPD标准化作业流程

一、公共流程（耗材、试剂、办公用品等）

该部分为耗材、试剂、公共物资（含办公用品、清洁物品等）的通用标准流程。SPD标准化作业流程包括公共流程、中心仓库管理业务流程、科室仓库管理业务流程、日清月结作业流程、结算管理流程、高值耗材管理流程、低值耗材管理流程及应急流程等。

（一）主档维护流程

主档维护流程主要是指商品基本信息、企业基本信息维护流程（包括供应商、生产企业、医院等基本信息和组织机构维护）等，它是SPD运行的基础。

流程图及流程说明见图7-20。

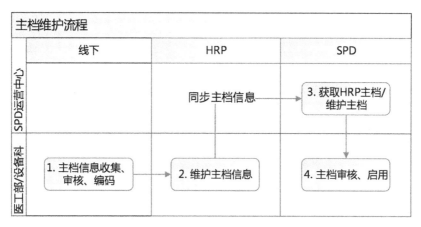

图7-20　主档维护流程

（二）新品准入流程

新品种准入流程是指非该院已有目录耗材，在经院内招标审批后同意引进耗材。需要先完成新品种准入流程，才能纳入采购计划。

1.流程图及流程说明

（1）流程图（图7-21）

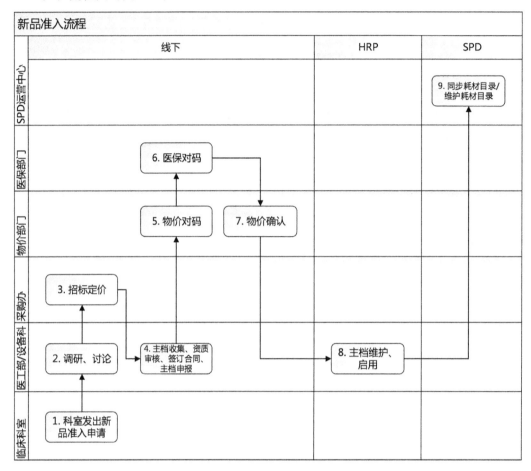

图7-21　新品准入流程

（2）流程说明

①临床科室发起新品的准入申请，填写新品准入申请单。

②设备科对新品种进行调研，并在装备委员会进行开会讨论，通过后做招标授权委托书，并通知招采办，招采办进行产品招标定价。

③招标通过后经设备科审核，并收集证照信息，设备科审核通过后签订合同并建立字典申报。

④医保、物价对码完成后，设备科进行目录启用，SPD运营中心进行目录同步，科室领用。

（3）岗位职责（表7-4）

表7-4　岗位职责

岗位职责	
人员岗位	职能描述
设备科	1. 对临床科室提出的科室新品种耗材进行调研，准备上会资料，会议通过后做招标授权委托书，报招采办； 2. 招标完成后审核供应商证照、签订合同；按照新增产品录入表进行字典录入，并进行发起正常电子维护
医保办	1. 接收字典维护申请，按照设备科、物价目录同步； 2. 进行医保对码工作，对码完成后返回物价
招采办	1. 接收设备科委托，对产品进行招标定价； 2. 向设备科提供招标结果及目录
物价办	1. 根据新增耗材录入表进行耗材字典录入对码工作； 2. 对码完成后提交医保进行医保对码； 3. 医保对码完成后确认对码后返回设备科
SPD运营中心	1. 设备科启用新目录后同步目录； 2. 在HRP录入新增耗材目录
临床科室	填写新耗材申请表，执行新品种审批流程

（4）相关单据/对接内容

① "新入耗材申请表"；

② "新入耗材信息录入表"。

（三）价格调整流程（图7-22）

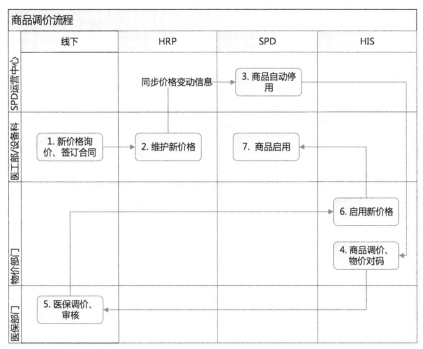

图7-22　价格调整流程

对已有商品进行价格调整，调整过程涉及医工部/设备科、物价部门、医保部门。SPD端在调价审核期间，其商品处于禁用状态，需要医工部或设备科相关人员根据HIS端调价、对码结果进行启用。

二、中心仓库管理业务流程

（一）采购补货流程

SPD中心仓库根据系统库存设定自动生成采购订单，按需向供应商发起采购计划，通过供应链协同平台实现供采协同。

1. 流程图及流程说明

（1）流程图（图7-23）

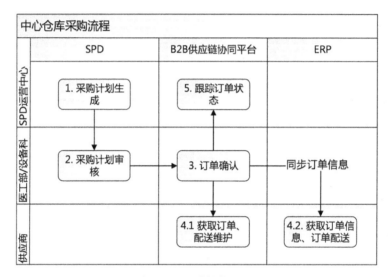

图7-23 采购补货流程

（2）流程说明

①SPD系统根据中心仓库的库存上下限设置，自动生成采购计划单。

②SPD运营人员根据实际情况对采购计划单进行调整、修改后审核。

③SPD运营人员根据实际情况也可手工生成、维护采购计划并提交。

④采购计划单审核通过后发送至供应链协同平台。

⑤供应商在供应链协同平台客户端接收采购订单，处理采购订单，进行按单配送。

⑥供货商的接收订单、系统调整订单处理状态及采购订单的处理状态，运营中心均可实时跟踪。

2.岗位职责（表7-5）

表7-5 岗位职责

岗位职责	
人员岗位	职能描述
采购员	1.制订并生成采购计划； 2.采购的后续跟单
医工部采购员	1.坚持"按需进货、择优采购"的原则，注重医疗器械采购的时效性和合理性，做到质量优、费用省、供应及时、结构合理； 2.负责审核运营中心采购产品是否为院内目录，并在SPD系统中审核运营中心采购订单； 3.对临床急需的耗材优先采购，以保证临床供应； 4.抽查运营中心采购目录，检查数量是否合理
供货商	接收处理SPD系统发来的采购订单

3.相关单据/对接内容

"耗材仓库采购申请单"。

（二）供应商配送流程

供应商通过供应链协同平台获取医院端采购订单数据后，按单进行备货、送货，配送信息上传平台，SPD按配送信息进行验收入库。

1.流程图及流程说明

（1）流程图（图7-24）

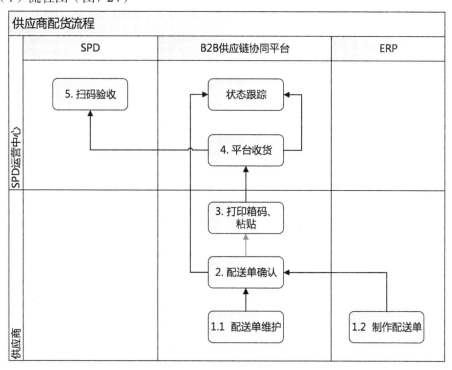

图7-24 供应商配送流程

（2）流程说明

①供货商通过供应链协同平台获取采购订单后，系统处理订单，制作配送单。

②供货商在ERP和WMS端完成采购订单的备货、出库等操作，并在供应链协同平台上完成配送信息接口同步或者手工录入确认。

③供货商从供应链协同平台打印箱码、粘贴，装箱后进行送货。

④SPD运营中心仓库，接收耗材，进行扫码验收，完成供货商配货流程。

⑤SPD运营人员和医工部人员可在供应链协同平台实时监控订单的配送状态。

2. 岗位职责（表7-6）

表7-6　岗位职责

岗位职责	
人员岗位	职能描述
供货商	1. 供货商获取订单，处理订单，制订配送单； 2. 将订单配送信息同步或手工录入到协同平台

（三）验收入库流程

供货商将货送到SPD中心仓库，SPD运营中心仓库开始进行按供应商及配送单验收、入库操作。

1. 流程图及流程说明

（1）流程图（图7-25）

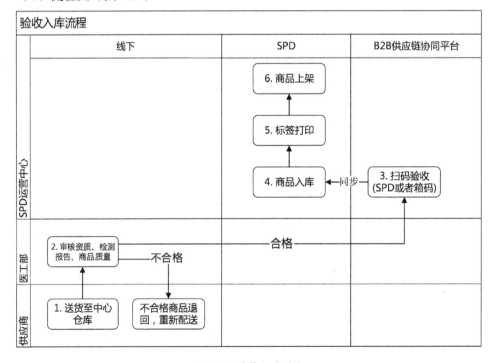

图7-25　验收入库流程

（2）流程说明

①供应商送货至SPD运营中心仓库，待收货验收。

②医工部人员查验供应商相关资质，检验商品质量，合格后打印验收合格单并签字，不合格耗材不予通过。

③SPD仓库验收员查验耗材相关随货资料和商品质量，医工部人员验收合格单。

④SPD仓库验收员查验耗材验收合格后，通过移动手持设备扫描配送单条码，进行配送数据、配送单、实物核对（核对商品、数量、批号、单价、金额等），三者一致，核对完毕后在送货单上签字确认，完成验收。

⑤耗材放置合格区，准备赋码、拆包工作。

2. 岗位职责（表7-7）

表7-7　岗位职责

岗位设置	
岗位	职能描述
SPD验收人员	1. 验收经设备科检验合格产品，按照国家相关规定复核验收医疗耗材； 2. 核对各项医疗耗材资质文件（随货同行、质量检测报告、包装、数量、效期），并留存相关文件； 3. 确保入库医疗耗材符合国家相关规定； 4. 检验各项证照真伪，做到对客户负责，对公司负责； 5. 对各项证照进行查验工作，做到首验收责任制
医工部验收员	1. 在部门有关人员的领导下，努力工作，保证医用耗材验收工作的有序进行，认真仔细，严把产品质量关，坚决按照验收员的工作流程与制度，不符合要求的耗材严禁进入仓库和临床科室，确保临床使用的医用耗材安全可靠； 2. 负责对医疗耗材的外观、包装、标签等外在质量进行逐一检查、核对，出现问题的应上报有关领导处理； 3. 负责审核验收入库产品是否在院内目录； 4. 监督运营中心验收供应商、货物是否符合院方及国家相关规定（包含查验进口产品是否有报关单，各项单据是否按照GSP要求随货，包装是否完好，无菌产品是否有消毒合格标签，追溯标签是否完好）； 5. 对验收合格的耗材在验收单上签字确认，以便及时地办理入库手续，以保证临床科室的使用；不合格产品不得入库，上报领导处理

3. 相关单据/对接内容

"验收单"。

（四）拆包赋码流程

耗材验收合格后，系统自动生成并打印定数标签码，部分商品可根据医院需要拆包后再打码，SPD运营人员赋码、贴码后，再进行扫码上架。

1. 流程图及流程说明

（1）流程图（图7-26）

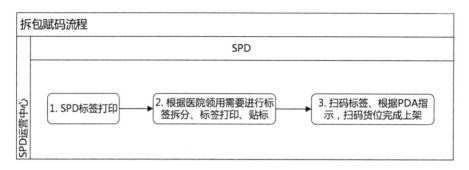

图7-26 拆包赋码流程

（2）流程说明

①验收通过后，SPD系统根据品种定数包设置，自动打印出相应的定数包标签。

②SPD运营人员可根据定数包标签上的商品属性和医院领用包装单位需要，进行商品拆包、二次打包，再粘贴条码。

③上架人员使用PDA扫码，进行上架工作。

2. 岗位职责（表7-8）

表7-8 岗位职责

岗位设置	
岗位	职能描述
SPD运营人员	1. 根据运营要求，拆包耗材商品； 2. 根据设计好的定数包单位，进行商品打包； 3. 打印条码标签，赋码到相应的定数包上

3. 相关单据/对接内容

"耗材仓库定数设置表"。

（五）入库上架流程

耗材赋码完成后，上架到对应货架货位。

1. 流程图及流程说明

（1）流程图（图7-27）

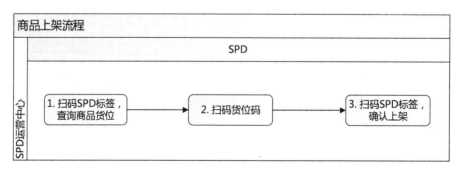

图7-27 商品上架流程

（2）流程说明

①上架人员至合格品区进行扫码，获取货物及货位信息。

②将商品送到指定货位，扫描货位码。

③将货物放入相应货位后，扫描商品信息完成上架工作。

2.岗位职责（表7-9）

表7-9　岗位职责

岗位设置	
岗位	职能描述
SPD运营人员	1. 将打包赋码好的耗材放到指定货位； 2. 确保当前商品已完成上架操作

3.相关单据/对接内容

"耗材仓库上架表"。

（六）拣货下架流程

接到临床科室自动或者应急手动补货订单后，进行按需拣货。

1.流程图及流程说明

（1）流程图（图7-28）

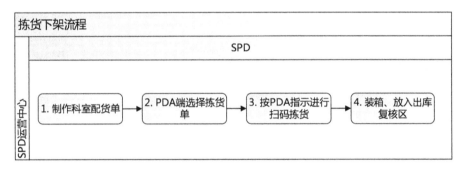

图7-28　拣货下架流程

（2）流程说明

①根据SPD系统提示获取补货单，运营人员制作拣货单。

②运营拣货人员使用手持智能终端（PDA），选择拣货单、货架电子标签指示拣货。

③拣货人员按货位亮灯指示，进行逐一拣货。拣货完成后，将商品放入拣货车。

④将拣货车内商品放入出库区进行复核。

2. 岗位职责（表7-10）

表7-10　岗位职责

岗位设置	
岗位	职能描述
仓库库管	根据科室申领单或主动补货单生成拣货单
拣货员	1. 使用PDA获取拣货任务； 2. 根据电子标签货架指示、PDA上货位显示进行拣货； 3. 拣货商品放入拣货车中，拣货单完成后统一放到出库区

3. 相关单据/对接内容

"拣货单"。

（七）出库复核流程

出库复核是指核对拣货单与拣货实物的一致性、完整性，通过后进行装箱配送。

1. 流程图及流程说明

（1）流程图（图7-29）

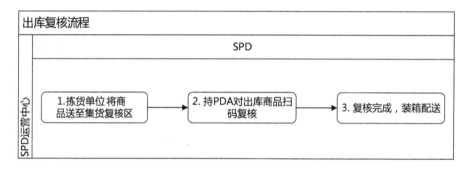

图7-29　出库复核流程

（2）流程说明

①复核人员手持PDA，根据拣货单，逐一扫码复核。

②确认耗材是按需拣货无误后，打印配送单，耗材放入转运箱，进行装箱配送。

2. 岗位职责（表7-11）

表7-11　岗位职责

岗位设置	
岗位	职能描述
仓库库管员	1. 根据出库单核对拣货商品； 2. 核对无误后，商品放入转运箱中，装箱准备配送

3. 相关单据/对接内容

"出库核对单"。

（八）仓库配送流程

运输配送指的是耗材装箱打包后，由物流人员运输至临床科室。

1. 流程图及流程说明

（1）流程图（图7-30）

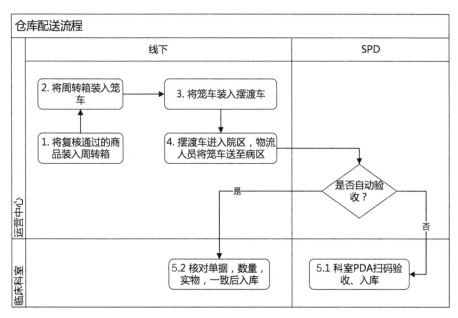

图7-30　仓库配送流程

（2）流程说明

①运营复核人员将复核正确的耗材按科室装入周转箱。

②运营人员使用PDA进行耗材箱码绑定放入笼车，并在配送单上签字。

③运营人员将笼车装入摆渡车，然后送至院区内。

④摆渡车进入院区内，运营物流人员接收耗材，并在配送单上签字，由运营物流人员按照科室进行运送。

⑤耗材送入科室，科室人员用PDA扫码接收，核对无误后在配送单上签字，耗材入库。

2. 岗位职责（表7-12）

表7-12　岗位职责

岗位设置	
岗位	职能描述
物流人员	1.将耗材转运箱放入指定的笼车中； 2.根据配送科室地址，送货到各科室
科室耗材总管	接收相应耗材，并扫码签字确认

3. 相关单据/对接内容

"仓库配送出库单"。

（九）仓库盘点流程

仓库盘点指的是规定日期内，对仓库的耗材商品进行盘点的工作。

1. 流程图及流程说明

（1）流程图（图7-31）

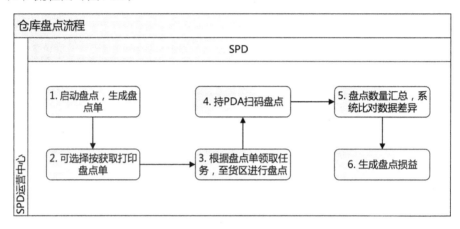

图7-31　仓库盘点流程

（2）流程说明

①仓库运营人员在SPD系统中生成盘点单（按区域盘点）。

②运营人员可根据需要打印盘点单。

③运营人员使用手持设备扫盘点单上的条码或者直接选择盘点单，在PDA上显示盘点任务，前往盘点区域进行耗材盘点。

④使用PDA进行扫码盘点。

⑤盘点完成后，仓库实物与盘点单上的数据进行后台比对，生成盘点损益。

2. 岗位职责（表7-13）

表7-13　岗位职责

岗位设置	
岗位	职能描述
SPD运营主管（盘点主持）	1. 制订盘点计划； 2. 确定盘点时间； 3. 决定盘点方式，如全部盘点、按货架盘点； 4. 安排盘点执行人员
盘点执行人员	1. 执行实际的盘点作业； 2. 按照盘点实际数量使用PDA填写回传盘点数据

3. 相关单据/对接内容

"盘点单"。

（十）临购商品准入流程（图7-32）

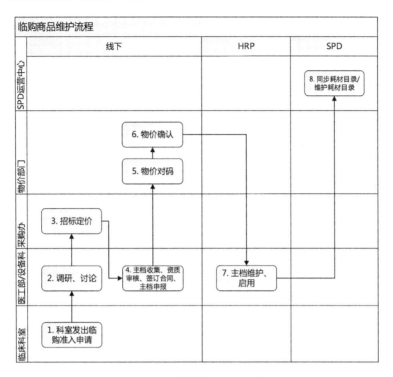

图7-32　临购商品准入流程

（十一）临购管理流程（7-33）

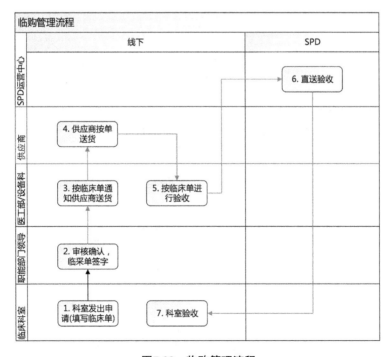

图7-33　临购管理流程

（十二）采购退货流程

耗材退货指的是耗材由仓库退向供应商。验收时的退货，由于未进入仓库，不走该流程，由供应商直接带回。

1. 流程图及流程说明

（1）流程图（图7-34）

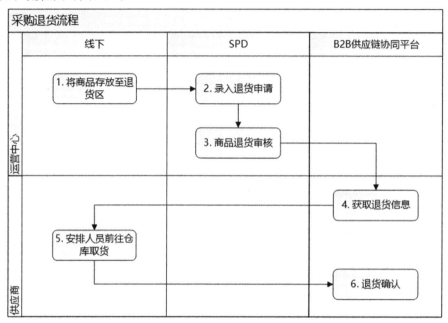

图7-34 采购退货流程

（2）流程说明

①仓库SPD运营人员确认退货商品，并打印退库单，商品放置退货区。

②运营人员在SPD系统进行退货操作，扫描商品条码，填写或者选择退货原因，该退货单将发送至供应链协同平台。

③供应商通过客户端确认退货信息，完成系统操作。

④供应商相关人员来提取退货耗材。

⑤供应商当场确认退货耗材并签字接收，运营人员在SPD完成退货确认操作。

2. 岗位职责（表7-14）

表7-14 岗位职责

岗位设置	
岗位	职能描述
SPD运营人员	1. 确认退货商品，并打印退货单； 2. 商品放置退货区； 3. 在系统中选择商品退货，并确定退货原因，发送到平台，再发送到供货商
供货商	1. 供货商接收到退货信息后，安排相应人员前往医院确认； 2. 确认无误后，接受退货，在系统中完成退货，带回商品

3. 相关单据/对接内容

"仓库采购退货单"。

三、科室仓库管理业务流程

（一）目录新增流程

科室目录为科室日常申领耗材目录，如科室选用非科室目录内的耗材，在系统内发起目录添加申请，审核通过后正式纳入科室采购目录。

1. 流程图及流程说明

（1）流程图（图7-35）

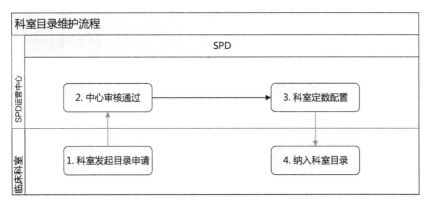

图7-35 科室目录新增流程

（2）流程说明

①科室负责人按需发起耗材目录新增申请。

②SPD运营人员审核科室新增目录，进行科室目录添加。

③运营人员确定科室定数，设定补货下限。

④科室负责人确认正式纳入科室采购目录，由运营中心进行配货。

2. 岗位职责（表7-15）

表7-15 岗位职责

岗位设置	
岗位	职能描述
科室耗材总管	1. 发起耗材目录新增申请； 2. 运营中心添加完后，在系统中查验是否成功
SPD运营人员	1. 审核科室新增目录，进行科室目录添加； 2. 设定科室商品定数，设置补货的下限

3. 相关单据/对接内容

"科室耗材目录申请单"。

（二）科室应急申领流程（图7-36）

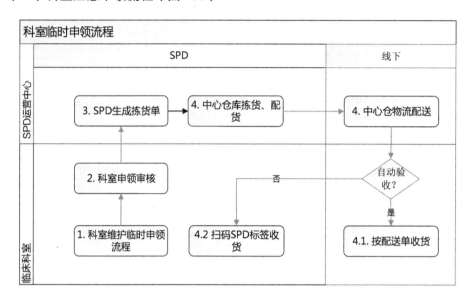

图7-36 科室应急申领流程

（三）科室主动补货流程

科室主动补货流程指的是系统按定数设置和科室消耗自动生成科室申领单流程；科室人员也可根据需要，在系统中进行临时紧急人工申领。

1. 流程图及流程说明

（1）流程图（图7-37）

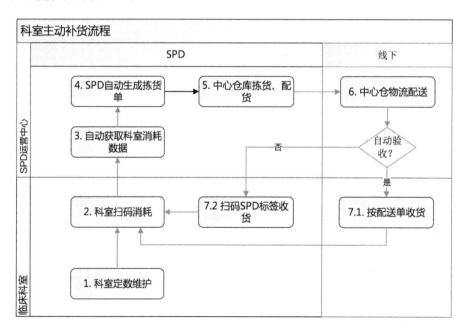

图7-37 科室主动补货流程

（2）流程说明

①运营中心在周期内固定时间，从SPD系统中获取科室消耗数据。

②SPD系统自动计算出本次应配送的商品数据，生成拣货单和配送单。

③安排运营人员拣货、装箱、配送。

④科室人员收货，使用消耗耗材。

2. 岗位职责（表7-16）

表7-16　岗位职责

岗位设置	
岗位	职能描述
科室耗材总管	1. 科室人员根据消耗情况，进行申领； 2. 或SPD系统根据科室商品的基数、消耗数据，自动计算科室申领； 3. 审核耗材申领，发送到耗材仓库

3. 相关单据/对接内容

"科室申领单"。

（四）科室验收流程（图7-38）

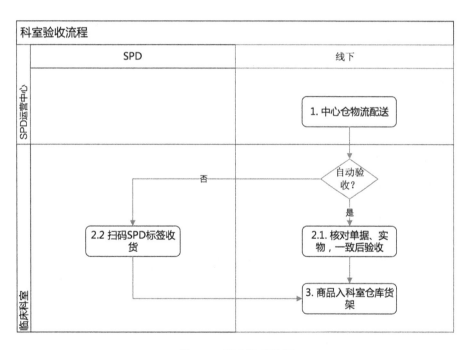

图7-38　科室验收流程

（五）科室使用流程

耗材使用流程指的是耗材在临床科室使用的工作流程，科室人员手持PDA，直接扫描定数标签完成科室消耗。

1. 流程图及流程说明

（1）流程图（图7-39）

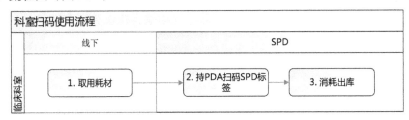

图7-39　科室扫码使用流程

（2）流程说明

①临床护士从科室仓库中取用耗材。

②使用PDA扫描耗材商品上的定数标签，完成消耗使用。

③耗材使用完后，在HIS进行相应计费，完成消耗出库。

2. 岗位职责（表7-17）

表7-17　岗位职责

岗位设置	
岗位	职能描述
科室耗材总管	1. 使用耗材时，扫耗材（定数包）上的标签； 2. 扫码后，在HIS上进行相应计费，完成消耗出库

3. 相关单据/对接内容

"科室耗材消耗单"。

（六）科室退货流程

科室退货流程是指科室将不再使用或者快过期等商品退货院内中心仓库的操作流程。

1. 流程图及流程说明

（1）流程图（图7-40）

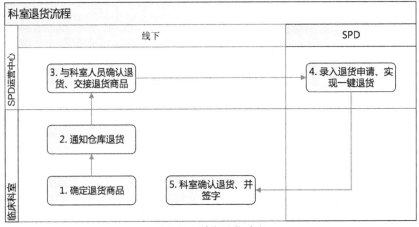

图7-40　科室退货流程

（2）流程说明

①科室人员线下告知SPD运营中心需退货耗材，说明耗材退货原因。

②运营中心线下沟通后，对退货原因无疑义，同意退货。

③中心仓库安排相应物流人员，前往科室交接取回退货耗材，双方退货单签字确认。

④运营中心仓库收到实货后，扫条码录入耗材信息，发起退货申请。

⑤退货耗材放入仓库退货区，完成退货操作。

2. 岗位职责（表7-18）

表7-18 岗位职责

岗位设置	
岗位	职能描述
科室耗材总管	1. 电话或其他方式通知运营中心退货，并说明耗材标签与退货原因； 2. 运营中心安排人员取货时对货物进行检查，并在退货单上签字确认
SPD运营人员	1. 接到科室退货申请后，发起耗材退货申请； 2. 安排运营人员前去取货； 3. 收到实货后，扫码耗材，系统完成确认； 4. 耗材放入退货区，完成退货

3. 相关单据/对接内容

"科室退货单"。

（七）科室限额限量流程（图7-41）

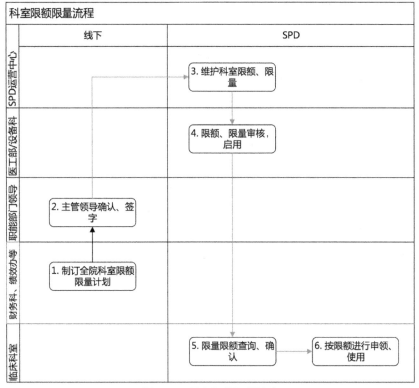

图7-41 科室限额限量流程

（八）科室超额申领流程（图7-42）

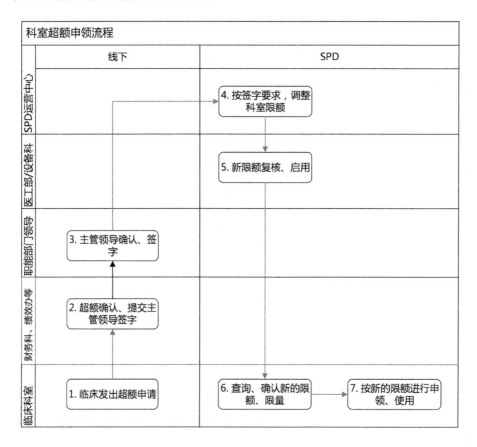

图7-42 科室超额申领流程

（九）科室对账流程（图7-43）

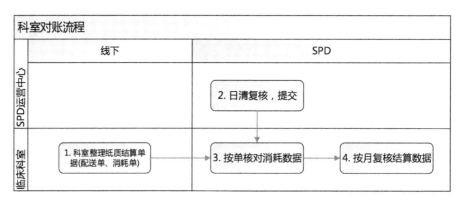

图7-43 科室对账流程

四、日清月结标准作业

（一）低值日清复核流程（图7-44）

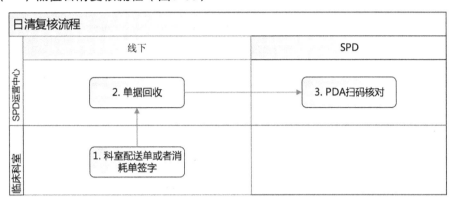

图7-44 低值日清复核流程

（二）月结处理流程（图7-45）

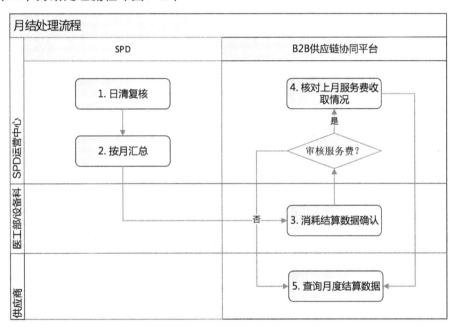

图7-45 月结处理流程

五、结算管理流程

（一）高值消耗对账流程

对账流程指周期性提取医院耗材消耗使用数据，与供应商、临床科室、医工部、运营中心进行对账工作。

1. 流程图及流程说明

（1）流程图（图7-46）

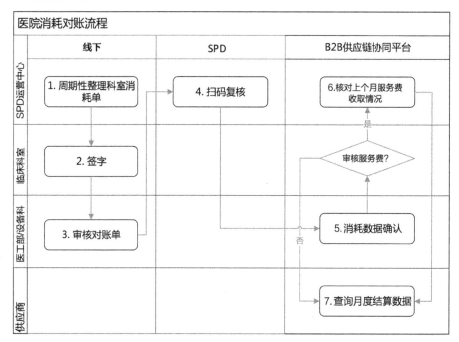

图7-46 高值消耗对账流程

（2）流程说明

①SPD系统获取周期内各科室、供应商的消耗数据。

②消耗数据发送科室，由临床科室人员进行消耗签字确认。

③根据签字的消耗单，生成对账单，交医工部审核。

④医工部审核通过后，运营中心审核上个周期内服务费到款凭证。

⑤审核通过后，运营中心发送对账单给供货商，供应商按照结算单开票。

2. 岗位职责（表7-19）

表7-19 岗位职责

岗位设置	
岗位	职能描述
运营中心财务人员	1. 整理周期内各科室、供应商的消耗数据； 2. 打印成单据； 3. 对最终审核通过的消耗单生成结算单
临床总管	对运营中心发出的消耗单据签字确认
设备科财务专员	审核消耗单
供货商	根据结算单进行开票

3. 相关单据/对接内容

（1）"科室耗材消耗对账单"。

（1）"耗材结算对账单"。

（二）结算流程

结算流程指的是根据医院耗材结算清单，与供应商直接进行结算的相关操作。

1. 流程图及流程说明

（1）流程图（图7-47）

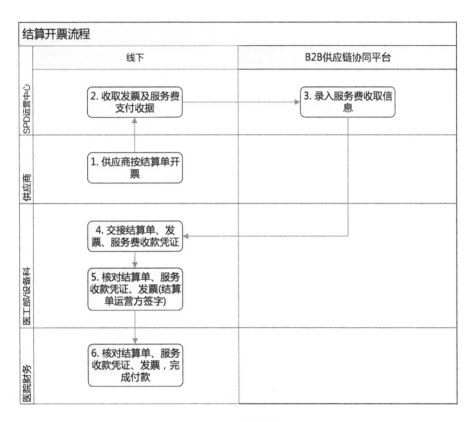

图7-47　结算流程

（2）流程说明

①供应商依据结算单，开具相应发票，并支付SPD服务费。

②SPD运营中心汇总、核对供应商发票，确认无误后提交医工部审核。

③医工部核对结算清单、发票、服务费收款凭证，审核无误后送至财务科。

④财务科核对结算单、发票、服务费收款凭证，审核通过后付款。

2.岗位职责（表7-20）

表7-20 岗位职责

岗位设置	
岗位	职能描述
供货商	1.依据结算单开具相应发票； 2.支付SPD服务费
运营中心人员	1.汇总、核对供应商发票； 2.确认无误后提交医工部审核
设备科财务专员	1.对结算清单、发票、服务费收款凭证进行审核； 2.确认无误后送至财务科
医院财务科	核对结算单、发票、服务费凭证，审核通过后进入付款流程

3.相关单据/对接内容

（1）"结算单"。

（2）"发票单"。

（3）"SPD服务费收款凭证"。

六、高值耗材管理流程

（一）寄售高值补货流程（含智能柜）（图7-48）

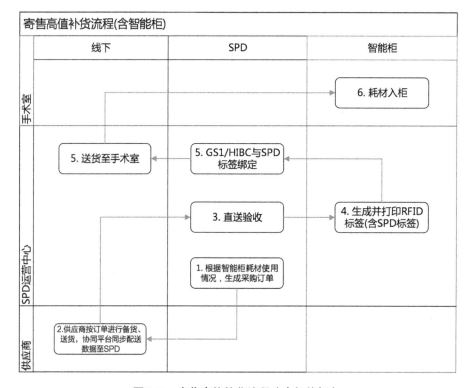

图7-48 寄售高值补货流程（含智能柜）

（二）寄售高值补货流程（无智能柜）（图7-49）

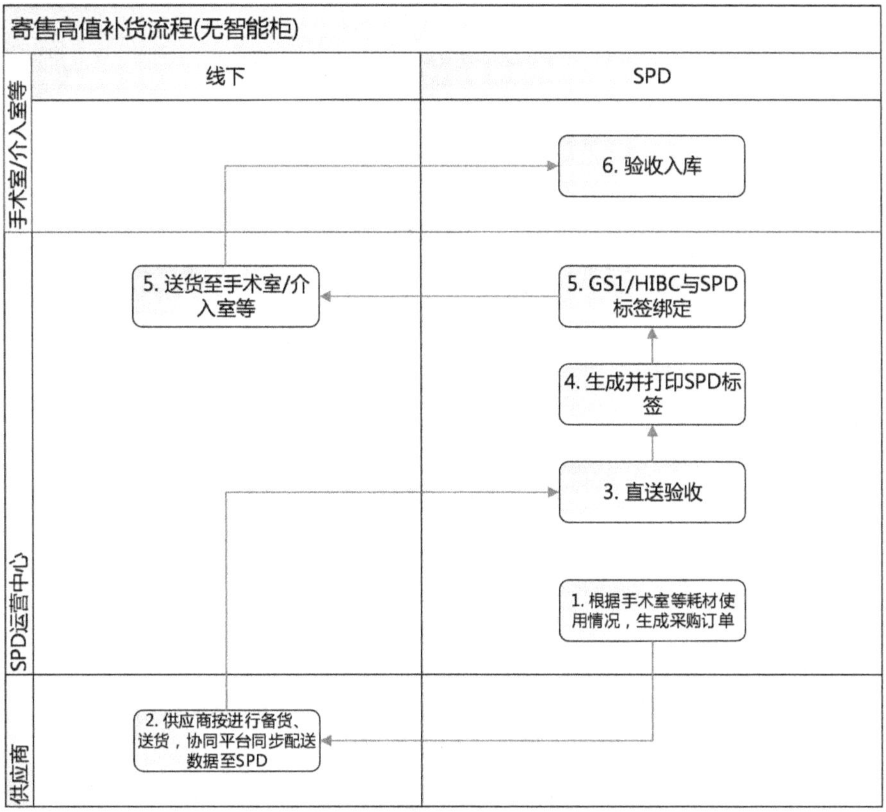

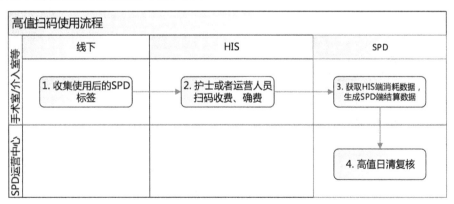

图7-49　寄售高值补货流程（无智能柜）

（三）高值扫码使用流程（图7-50）

图7-50　高值扫码使用流程

（四）跟台高值整体流程（图7-51）

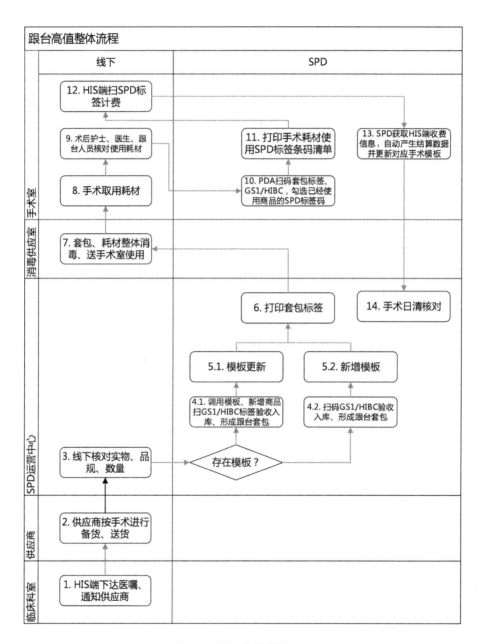

图7-51　跟台高值整体流程

七、低值科室拆零管理流程

（一）低值计费拆零流程

对医院可以单独计费的耗材进行精细追踪管理，完成出入跟踪、账实相符管理。

1. 流程图（图7-52）

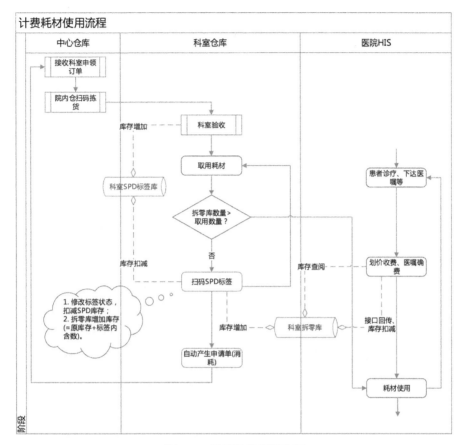

图7-52　低值计费拆零流程

2. 流程说明

（1）线下护士或者护士长取用耗材。

（2）如发现拆零库耗材不能满足使用需要，可手持PDA扫码SPD标签，完成非计费耗材拆零库的入库。

（3）一次可扫多个SPD标签。

（4）获取HIS端已经计费或者收费确认的耗材使用信息（可附带患者信息，便于后续追溯需要）。

（5）SPD端自动扣减拆零库对应耗材库存。

本科室患者耗材使用：科室单独计费耗材拆零库即时库存 = SPD端扫码消耗累计库存 − HIS端医嘱计费收费和确费累计数量。

非本科室患者耗材使用（如A科室患者使用了B科室会诊医生自带的耗材）：

A科室的库存 = A科室SPD端扫码消耗累计库存 − A科室调拨到B科室的耗材数量；

B科室的库存 = A科室调拨到B科室的耗材 − B科室HIS端医嘱计费收费和确费累计数量。

通常情况下，跨科室耗材数量均是通过HIS端收费后同步SPD完成调拨、库存扣减，未使用的耗材原则上由医生或者护士还回原来科室仓库。

门诊使用病区耗材：如果当前耗材收费科室为门诊耗材科室，则成本计入门诊科室，病区库存 = 病区SPD端扫码消耗累计库存 – 调拨至门诊使用的耗材数量，门诊科室库存不变；如果当前收费科室为病区科室，则病区库存 = 病区SPD端扫码消耗累计库存– 收费耗材数量。

通常情况下，拆零库的入、出和当前库存是完全匹配的；如发现不匹配现象，可通过线下线上联动查找原因，从而避免漏记、多记、错记等情况发生。

（二）低值非计费拆零流程

针对低值不可收费耗材，如纱布、棉签等，由于HIS端无对应计费项目，通过标准化医嘱套建设，联动HIS端诊疗项目，在拆零库下统计低值不可收费耗材的消耗数量，实现消耗数量近似准确统计。

1. 流程图（图7-53）

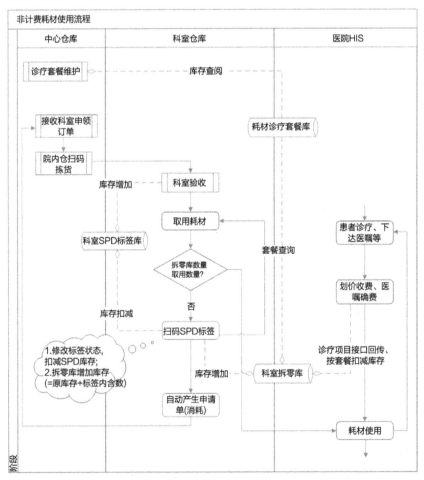

图7-53　非计费耗材使用流程

2. 流程说明

（1）获取HIS端所有诊疗项目。

（2）建立诊疗项目耗材套餐，即诊疗项目与耗材的单项关联。

（3）SPD端扫码SPD标签完成非计费耗材拆零库的入库。

（4）获取HIS端已经计费或者收费确认的诊疗项目。

（5）SPD端根据诊疗项目和诊疗套餐，自动扣减拆零库库存。

（6）周期盘点实物库存，调整诊疗项目耗材套餐品规、数量，作为后续扣减库存的依据，使非计费库存管理更趋合理性。

本科室患者耗材使用：科室非计费耗材拆零库即时库存＝SPD端扫码消耗累计库存−HIS端诊疗项目套餐对应耗材的数量累计。

非本科室患者耗材使用（如A科室患者使用了B科室会诊医生自带的耗材）：

A科室的库存 ＝ A科室SPD端扫码消耗累计库存 − A科室调拨到B科室的耗材数量（即B科室HIS端诊疗项目套餐对应耗材的数量累计）；

B科室的库存 ＝ A科室调拨到B科室的耗材 − B科室HIS端诊疗项目套餐对应耗材的数量累计。

通常情况下，跨科室耗材数量均是通过HIS端收费后同步SPD完成调拨、库存扣减，未使用的耗材原则上由医生或者护士还回原来科室仓库。

门诊使用病区耗材：如果当前耗材收费科室为门诊耗材科室，则成本计入门诊科室，病区库存 ＝ 病区SPD端扫码消耗累计库存 − 门诊科室HIS端诊疗项目套餐对应耗材的数量累计，门诊科室库存不变；如果当前收费科室为病区科室，则病区库存 ＝ 病区SPD端扫码消耗累计库存 − 病区科室HIS端诊疗项目套餐对应耗材的数量累计。

非计费耗材拆零库的管理一般很难实现精确化，主要由于线下使用和线上计费之间出现时间上、数量上的不一致，可通过PDCA，调整、优化诊疗耗材套餐，使其数量管理逐步趋于合理化、科学化。

八、应急流程

（一）条码补打流程

1. 流程图（图7-54）

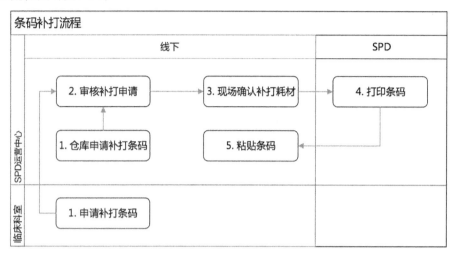

图7-54 条码补打流程

2. 流程说明

为规避因条码丢失导致公司财务风险及科室缺货风险等问题，及时重打条码，特拟定该处理办法。

（1）科室人员填写《定数条码丢失再发行申领单》并签字。

（2）运营中心审核条码是否丢失，先查看科室中是否有该条码，如果科室中没有条码，运营中心配送员在系统中查看条码状态，若条码显示为未回收状态，则条码丢失。

（3）运营中心审核通过后到科室收取《定数条码丢失再发行申领单》，并现场确认耗材。

（4）运营中心取回申请单并签字，补打耗材条码，科室赋码后使用耗材。

3. 岗位职责（表7-21）

表7-21 岗位职责

岗位设置	
岗位	职能描述
临床总管	1. 发起条码补打申请并由护士长签字； 2. 接收补打条码，扫码消耗、计费
运营中心	1. 接收科室补打申请，审核、申请单； 2. 系统内查询申请单条码，是否符合申请标准； 3. 打印完毕后填写条码补打记录，条码送至申请科室

4. 相关单据/对接内容

"定数条码丢失再发行申领单"。

（二）科室调拨流程

1. 流程图（图7-55）

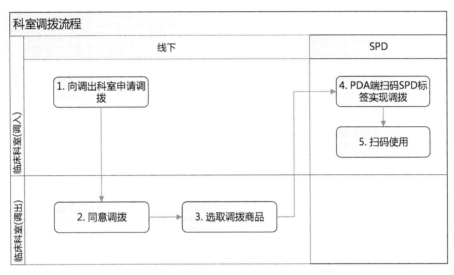

图7-55 科室调拨流程

2. 流程说明

（1）被借货科室同意借货，借入科室拿到耗材。

（2）借入科室拿到耗材后进行扫码做调拨入库。

（3）入库完毕后，科室使用HIS计费。

注：如夜间紧急使用，介入科室可先使用，次日告知原科室。

3. 岗位职责（表7-22）

表7-22 岗位职责

岗位设置	
岗位	职能描述
临床总管	1. 征询耗材所在科室同意，取用耗材； 2. 做调拨入库操作，扫码消耗、计费

（三）紧急出库流程

紧急出库是在耗材无法正常出库的情况下，为了保障科室正常使用而进行的非常规出库操作，具体情况包括但不局限于以下情况：系统问题（包含系统传输错误）、临床紧急使用耗材、系统硬件问题等。

1. 流程图（图7-56）

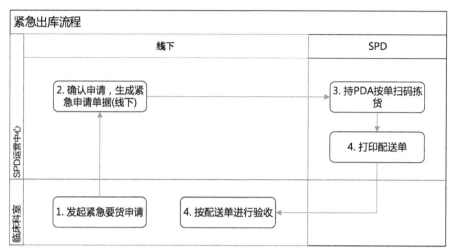

图7-56 紧急出库流程

2. 流程说明

（1）科室人员线下发起紧急用货申请。

（2）运营中心接收科室紧急要货申请需求，办理线下紧急出库。

（3）填写线下紧急出库单，并签字。

3. 岗位职责（表7-23）

表7-23 岗位职责

岗位设置	
岗位	职能描述
临床科室	1. 电话通知运营中心紧急使用耗材及原因； 2. 明确耗材数量、品规、使用时间； 3. 接收耗材并签字确认
运营中心	1. 接收临床科室紧急使用耗材需求，判定使用紧急出库流程； 2. 明确耗材数量、品规、使用时间； 3. 填写线下紧急出库单，并配送耗材

4. 相关单据/对接内容

"紧急出库申领单"。

（四）异常处理流程

在医院院内物流管理信息化过程中，依托于院内物流软件系统的医院项目实施及运维，不可避免地会出现系统使用人员提出的新需求和系统运行异常问题。为实现需求和问题的快速响应及解决，提升医院客户系统使用体验及整体服务满意度，最终使项目的实施圆满成功，项目运维顺利，特制订本办法。

1. 流程图（图7-57）

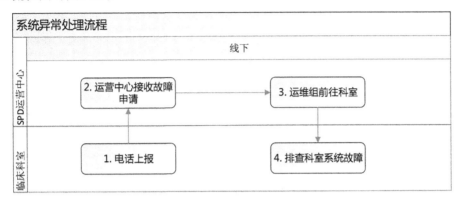

图7-57　系统异常处理流程

2. 流程说明

（1）科室人员线下发起系统异常问题说明。

（2）运营中心接收科室需求，通知运维人员进行处理。

（3）处理完毕后，填写系统异常处理报告单。

3. 岗位职责（表7-24）

表7-24　岗位职责

岗位设置	
岗位	职能描述
临床	发起系统异常说明
SPD运营中心	紧急处理系统异常情况

4. 相关单据/对接内容

"系统异常报告单"。

第五节　运营组织机构及岗位职责

SPD中心仓库组织机构建设为SPD解决方案的重要内容之一，其组织结构采用职能型组织结构进行构建。SPD中心仓库由SPD运营中心经理统筹管理，下辖采购组、库内组、配送组、会计组及维护组5个小组，共同完成医院所有医疗耗材的采购、打包、配送、维护、财务及系统维护方面的工作。

一、SPD运营中心职责

贯彻SPD管理思想，制订SPD管理运营方法，制订运营业务流程，制订标准作业流程（SOP）并指导实施。制订各SPD涉及部门的部门职能、岗位职责，制订KPI考核机制，并对运营中心员工执行KPI考核。建立SPD运营优化PDCA机制，不断发现运营中存在的问题，提出优化方案，协调物流、器械、医院，以及信息供应商等，共同完成优化方案的落地。负责与医院管理层、设备科、科室沟通，解决突发问题，并通过不断优化运营机制，提高满意度。

（一）组织结构（图7-58）

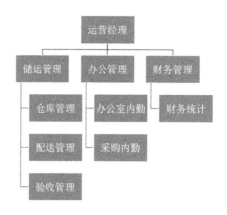

图7-58　组织结构

（二）运营经理职责

1. 岗位名称：运营中心经理。

2. 所属部门：SPD耗材运营部。

3. 直接上级：SPD耗材运营总监。

4. 岗位性质：在运营总监的直接指导下，负责在运营中心各部门员工中贯彻执行国家有关法规和公司的方针目标；负责组织、制订本中心各级人员的职责与权限、工作与服务规范；对各部门负责，对参与的工作质量、服务质量全面负责；对各部门负责的工作有指挥、考核权。全面组织、制订、修订、落实各部门的工作计划和经营预算；督导、检查各营业部门的日常运作，确保为医院及各供应商提供优质高效的服务。通过完善制度与协调能力，完成公司制订的工作要求。

5. 主要职责

（1）负责驻院办的日常管理工作，每周五编制运营周报，每日召开公司运营中心办公例会，支持部门主管会议、协调关系，布置和总结工作。

（2）向设备科主任及SPD专项负责人汇报运营中心情况，出现不良事件及时上报。

（3）做好运营中心运营预测，分析市场动态、动向，保证服务质量的不断提高；严格控制各部门运营流程；加强各种物品管理，降低成本，保证各部门良好有序地运行。

（4）负责处理院内突发事件，做好各项重要工作预案，收集院方、供货商投诉的处理工作，有问题及时采取纠正和预防措施，不断提高运营中心的管理服务水平及美誉度。

（5）协助其他岗位处理应急业务，做好运营中心账目统计、核对工作，负责和供应商按时结款。

（6）订货审核及跟踪，每天下班前统计订货到货率及未到品种，并确认到达时间。

（7）配送跟踪，充分了解科室使用和条码回收情况，并定期对科室长期未使用耗材进行盘查。

（8）加强并组织驻院办所属人员业务技能培训，熟悉品种、价格及科室消耗量。

（9）接受公司安排的其他事项。

（三）办公室管理岗职责

1. 岗位名称：办公室主任。

2. 所属部门：运营中心办公室。

3. 直接上级：部门经理。

4. 岗位性质

（1）负责运营中心档案管理、入职培训、员工考勤等各项管理组织工作。根据公司的发展规划，通过管理与开发，激励员工并提升员工的工作效率，为公司的可持续发展提供人力保障。

（2）完善、健全运营中心各项规章制度，推动运营中心规范化管理，对运营中心的工作现场纪律、会议纪律进行监督，提醒记录，组织并宣传公司的企业文化，提高员工的凝聚力，丰富员工的生活，提升员工的素质。

（3）辅助运营中心经理处理运营中心内部事宜，做到上传下达。审核采购订单、补货单，做到按需采购。

5. 主要职责

（1）生成订货计划，提交订货计划，接收OMS系统下传的配送单，入SPD系统耗材库。

（2）负责各部门考勤、请假记录等工作。

（3）办公室供应商资料管理，以及公司下达各种文件整理归档。

（4）接收设备科耗材库商品资料并维护，包括耗材库新增和减少。

（5）保管各供应商的配送单、退货单等。

（6）科室商品资料配置维护，接收院方通知，维护医院新增和减少的商品目录。

（7）接收设备科临时采购计划通知，维护目录及资料，计划完成后及时关闭目录。

（8）保管耗材库留存的拣货单、随货同行单、入库单、退货单、定数调整单等。

（9）加强业务技能学习，熟悉品种、价格及科室消耗量。

（10）负责运营中心人员入职培训、员工考勤和各项办公用品发放等管理工作等。

（11）接受公司安排的其他事项。

（四）办公室内勤职责

1. 岗位名称：办公室内勤。

2. 所属部门：运营中心办公室。

3. 直接上级：办公室主管。

4. 岗位性质

本岗位工作人员应本着恪尽职守，求真务实的工作作风，严格执行本岗位职责。

5. 主要职责

（1）做好内勤日常事务工作，负责有关行政公文的收发、登记、递送、催办、归档及文档保管等工作；处理、保管一切商务来电、来函及文件；对上级下达的意见和建议要进行及时传递、处理。

（2）掌握运营中心各文件开具，记录和传达重要电话内容，负责收发信函。

（3）负责办公用品的领取、使用、管理和维护，责任到人。

（4）科室采购订单的审核、发送、接收，订单跟踪。

（5）负责耗材中心各项单据保存、汇总工作，负责跟踪每日订单收集。

（6）严格考勤制度，并按时如实上报会计，方便会计核算员工工资。

（7）协助处理运营中心报销单据汇总、登记、采买申请等工作。

（8）每月核对收集供应商发票，供应商资质审核，并提交设备科财务，以及供应商资料维护工作。

9. 协助部门主管完成各项工作，完成上级领导交给的临时任务。

（五）储运管理岗职责

1. 岗位名称：储运主任。

2. 所属部门：运营中心储运。

3. 直接上级：部门经理。

4. 岗位性质

（1）负责运营中心人员院内耗材验收、审核、流通、存储、配送、出库等工作。根据运营中心的发展规划，调整部门员工工作岗位，确保部门工作正常运行。

（2）完善、健全部门运行制度，严格按照运营中心的工作现场纪律，会议纪律进行开展工作，提高部门员工的凝聚力，丰富员工的生活，提升员工的素质。

5. 主要职责

（1）按部门用人需求标准，做好各岗位人员调配工作。

（2）商品来货验收复核，对照调拨出库单检验实到货物，发现不符，联系公司仓库保管员。

（3）组织本部门员工培训，并检查落实培训计划。

（4）确保本部门工作高效、无差别运行。

（5）协调各岗位之间分工，对各岗位进行监督指导工作。

（6）确保各岗位工作符合公司各项规章制度。

（7）确保配送准确无误，工作顺利，照章工作，无违规操作。

（8）审核出库、盘点，保证软件与实货相符。

（六）仓库岗位职责

1. 岗位名称：库管员。

2. 所属部门：运营中心储运。

3. 直接上级：储运主管。

4. 岗位性质

本岗位工作人员应本着恪尽职守，求真务实的工作作风，严格执行本岗位职责。

5. 主要职责

（1）负责货物上架，货位维护。

（2）打印拣货单、配送单，做好仓库日常事务工作，负责耗材上架、核对、打包、发放工作。

（3）做好各项工作记录，准确无误录入系统信息，确保耗材按照GSP规定存放、流通。

（4）拣货，做定数包装，分装商品贴条码、装箱。

（5）拒收公司发错货品种，做退货处理。

（6）登记每日仓库货物入库和出库记录，核对每日发货明细。

（7）负责日常盘点，跟踪，临时处理突发情况。

（8）加强业务技能学习，熟悉品种、价格及科室消耗量。

（9）接受公司安排的其他事项。

（七）物流配送岗职责

1. 岗位名称：配送员。

2. 所属部门：运营中心储运。

3. 直接上级：储运主管。

4. 岗位性质

本岗位工作人员应本着恪尽职守，求真务实的工作作风，严格执行本岗位职责。

5. 主要职责

（1）科室配送商品复核，科室耗材配送的时效性。

（2）给科室送货，科室负责人验收后在单据上签字，留一联给科室负责人，其余带回交给办公室负责人。

（3）科室拒收品种，做退货处理。

（4）向主管反馈科室反映的问题，并跟踪至彻底解决。

（5）送货时动态盘点科室定数库存。

（6）加强业务技能学习，熟悉品种、价格及科室消耗量。

（7）接受公司安排的其他事项。

（八）验收岗职责

1. 岗位名称：验收员。

2. 所属部门：运营中心储运。

3. 直接上级：储运主管。

4. 岗位性质

本岗位工作人员应本着恪尽职守，求真务实的工作作风，严格执行本岗位职责。

5. 主要职责

（1）验收经设备科检验合格产品，按照国家相关规定复核验收医疗耗材。

（2）核对各项医疗耗材资质文件（随货同行、质量检测报告、包装、数量、效期），并留存相关文件。

（3）确保入库医疗耗材符合国家相关规定。

（4）检验各项证照真伪，做到对客户负责，对公司负责。

（5）对各项证照进行查验工作，做到首验收责任制。

（6）加强业务学习，熟悉每一个医疗耗材特性。

（7）负责不合格医疗器械的确认，对不合格医疗器械的处理过程实施监督。

（8）接受公司安排的其他事宜。

（九）财务管理岗职责

1. 岗位名称：财务主管。

2. 所属部门：运营中心财务。

3. 直接上级：部门经理。

4. 岗位性质

本岗位工作人员应本着恪尽职守，求真务实的工作作风，严格执行本岗位职责。

5. 主要职责

（1）负责管理耗材运营中心的日常财务工作。

（2）负责对本部门内部的机构设置、人员配备、选调聘用、晋升辞退等提出方案和意见。

（3）负责对本部门财务人员的管理、教育、培训和考核。

（4）负责耗材中心会计核算和财务管理制度的制订。

（5）严格执行国家财经法规和公司各项制度，加强财务管理。

（6）参与耗材运营中心各项资本经营活动的预测、计划、核算、分析决策和管理，做好对本部门工作的指导、监督、检查。

（7）负责监管财务历史资料、文件、凭证和报表的整理、收集和立卷归档工作，并按规定手续报请销毁。

（8）负责耗材运营中心上游及下游客户对账，和设备科财务对账，核对发票等相关事宜。

（9）审核员工报销费用及采买申请。

（10）负责每日记账金额统计、审核。

（11）完成领导交办的其他工作。

（十）二级库岗职责

1. 岗位性质

本岗位工作人员应本着恪尽职守，求真务实的工作作风，严格执行本岗位职责。

2. 主要职责

（1）做好内勤日常事务工作，负责有、无菌耗材的发放、收集和养护工作。

（2）掌握每天手术耗材使用情况、库存数量。

（3）负责无菌耗材入库验收确认工作，分类存放录入系统，并做手工记录。

（4）负责手术完毕后未破碎无菌耗材回收入库工作，系统消耗录入工作，纸质单据回收留存工作。

（5）协调各岗位做好消耗复核工作，针对库存做出补货计划。

（6）做好库存盘点，做到日清月结，库存无差异。

（7）协助部门主管完成各项工作，完成上级领导交给的临时任务。

（十一）供应室岗职责

1. 岗位性质

本岗位工作人员应本着恪尽职守，求真务实的工作作风，严格执行本岗位职责。

2. 主要职责

（1）做好内勤日常事务工作，负责耗材清点、归类、清洗、验收工作。

（2）做好各项工作记录，准确无误录入系统信息，确保耗材正常流通。

（3）协助二级库人员做好消耗登记、复核工作。

（4）做好耗材验收、消毒工作，严格执行国家及公司制订验收、消毒的各项规章制度。

（5）协助部门主管完成各项工作，完成上级领导交给的临时任务。

二、设备科职责

负责监管库内货品质量；负责核对科室消耗单签字票据，核对供应商发票，完成与供应商的周期性消耗结算；负责考核运营中心关键绩效指标（KPI），主要包括：①科室保供率；②进院货品质量；③科室满意度。监管SPD运营中心人员完成医院仓库的采购、入库、出库、配送、库存管理等日常业务工作。

（一）设备科主任职责

1. 负责设备科、运营中心的日常工作。

2. 监管SPD运营中心，协调院内科室按SOP标准作业流程制度执行。

3. 负责监督和处理SPD运营中心与院方的沟通协调工作。

4. 审核签字科室消耗结算单据。

5. 审核新进供应商及耗材，并签字确认。

（二）设备科SPD项目专项负责人职责

1. 协助主任管理SPD项目整体运营工作。

2. 监督SPD耗材运营工作正常、有序推进。

3. 核对周期性结算单，并签字确认。

4. 审核新进供应商及耗材并签字确认。

（三）设备科采购负责人职责

1. 普耗采购负责人职责

（1）严格执行医院管理规定，做好医院医用耗材的采购供应工作。

（2）坚持"按需进货、择优采购"的原则，注重医疗器械采购的时效性和合理性，做到质量优、费用省、供应及时、结构合理。

（3）负责审核运营中心采购产品是否为院内目录，并在SPD系统中审核运营中心采购订单。

（4）对临床急需的耗材优先采购，以保证临床供应。

（5）抽查运营中心采购目录，检查数量是否合理。

（6）保障医疗、教学、科研所需的耗材能及时采购。

（7）负责协调科室申领、供应商相关采购工作。

2. 普耗采购对接内容

（1）系统审核运营中心对外采购订单，审核完毕后督促运营中心办理采购事宜。

（2）SPD运营中心对外采购出现供应商缺货、停止供应等情况及时向设备科采购汇报。

（3）采购到货后，SPD采购员每日给予到货清单。

3.高值耗材采购负责人职责

（1）严格执行医院管理规定，做好医院医用耗材采购供应工作。

（2）坚持"按需进货、择优采购"的原则，注重医疗器械采购的时效性和合理性，做到质量优、费用省、供应及时、结构合理。

（3）负责审核运营中心采购产品是否为院内目录，并在SPD系统中审核运营中心采购订单。

（4）对临床急需的耗材优先采购，以保证临床供应。

（5）抽查运营中心采购目录，检查数量是否合理。

（6）保障医疗、教学、科研所需的耗材能及时采购。

（7）负责协调科室申领、供应商相关采购工作。

4.高值耗材采购对接内容

（1）系统审核运营中心对外采购订单，审核完毕后督促运营中心办理采购事宜。

（2）SPD运营中心对外采购出现供应商缺货、停止供应等情况及时向设备科采购汇报。

（3）采购到货后，SPD采购员每日给予到货清单。

（四）设备科财务专员职责

1.主要职责

（1）严格执行国家对财务工作的相关要求，认真履行会计的职责。

（2）严格按照流程办理医用耗材与试剂入库、消耗等的确认工作，并接收运营中心消耗结算单一式三份。

（3）做好结算单及其他财务凭证的整理、保管工作，装订整齐，保管完好。

（4）做好运营中心上缴发票的登记，逐张核算，签字审核，收取、整理粘贴及二次核算工作，报给分管领导签字，签字后对发票进行电子版登记。

2.对接内容

每月接收运营中心财务上缴的供应商发票、入库单、结算清单，双方确认交接资料，签字核对。

（五）设备科验收职责

1.高耗验收

（1）在部门有关人员的领导下，努力工作，保证医用耗材验收工作的有序进行，认真仔细，严把产品质量关，坚决按照验收员的工作流程与制度，不符合要求的耗材严禁进入仓库和临床科室，确保临床使用的医用耗材安全可靠。

（2）负责对医疗耗材的外观、包装、标签等外在质量进行逐一检查、核对，出现问题的应上报有关领导处理。

（3）负责审核验收入库产品是否在院内目录。

（4）监督运营中心验收供应商、货物是否符合院方及国家相关规定（包含查验进口产品是否有报关单，各项单据是否按照GSP要求随货，包装是否完好，无菌产品是否有消毒合格标签，追溯标签是否完好）。

（5）对验收合格的耗材在验收单上签字确认，以便及时地办理入库手续，以保证临床科室的使用。不合格产品不得入库，上报领导处理。

2. 普耗验收

（1）在部门有关人员的领导下，努力工作，保证医用耗材验收工作的有序进行，认真仔细，严把产品质量关，坚决按照验收员的工作流程与制度，不符合要求的耗材严禁进入仓库和临床科室，确保临床使用的医用耗材安全可靠。

（2）负责对医疗耗材的外观、包装、标签等外在质量进行逐一检查、核对，出现问题的应上报有关领导处理。

（3）负责审核验收入库产品是否在院内目录。

（4）监督运营中心验收供应商、货物是否符合院方及国家相关规定（包含查验进口产品是否有报关单，各项单据是否按照GSP要求随货，包装是否完好，无菌产品是否有消毒合格标签，追溯标签是否完好）。

（5）对验收合格的耗材在验收单上签字确认，以便及时地办理入库手续，以保证临床科室的使用。不合格产品不得入库，上报领导处理。

3. 对接内容

（1）验收合格产品完毕后打印验收单并签字。

（2）SPD运营验收人员接收货物，并查看设备科验收单，复核验收入库。

（六）设备科档案（数据）员职责

1. 主要职责

（1）招标完成签订合同后，监督运营中心以公司为单位建立档案。

（2）招标完成后，审核运营中心HRP中录入字典的字典目录，严格按照一品一规录入，产品名称、规格，按照合格证标准录入。

（3）临时采购耗材严格执行医院规定，采购完成后应立即停用该目录。

（4）植入（介入）类耗材使用完毕后48 h内，系统打印高值耗材追溯单，由供应商粘贴合格证，单据进行分类保存。

（5）建立电子档案目录，内容包括公司名称、产品名称、申请科室、合同有效期等内容。

（6）审核SPD录入及更新的供应商、厂家、商品证照信息，确保准确无误。

2.对接内容

（1）医院新增耗材及公司招标结束后，通知运营中心办公室人员系统维护供应商及商品信息。

（2）预警资质文件HRP中更新完毕后，监督运营中心办公室在SPD系统中进行更新维护。

（七）设备科临时采购员职责

1.主要职责

（1）在科主任的领导下，做好医院医用耗材的临时采购供应工作。

（2）负责审核临时采购单签字是否完善，并维护临时采购品种目录信息。

（3）监管运营中心临时采购产品目录，确保出入库完成后立即停用临采目录。

（4）对临床急需临时采购耗材优先采购，以保证临床供应。

（5）保障医疗、教学、科研所需的临时耗材能及时采购。

（6）负责协调临时申请科室、供应商相关临时采购工作。

2.对接内容

（1）医院临时采购耗材及公司审核通过后，通知运营中心办公室人员系统维护供应商及商品信息，办理临时采购订单手续。

（2）设备科临时采购专员跟踪临时采购单，采购及出入库完毕后督促运营中心办公室关闭临时采购目录。

（八）设备科新增耗材调研员职责

1.主要职责

（1）接收临床新进耗材申请单。

（2）查询现有耗材目录，审核新增耗材是否有相同产品。

（3）详细填写新品调研表（包含耗材名称、各类分类、价格依据、是否中标、有无同类耗材）。

（4）准备新增耗材资料，并进行查验，准备上会资料。

（5）会议通过后做招标授权委托书，对接招采办。

（6）招标完成后审核产品及供应商资质，并签订合同。

（7）提交数据专员新增耗材信息，确保信息真实有效。

2.对接内容

（1）医院新增耗材及公司审核通过后，通知运营中心办公室人员系统维护供应商及商品信息，办理目录启用手续。

（2）设备科新增耗材调研员负责跟踪字典维护后追踪工作，确定医保、物价商品名称。

三、岗位及主要业务对应表（表7-25）

表7-25　岗位及主要业务对应表

业务		医院领导	设备科人员	运营商库管员	运营商订单员	运营商配送员	科室护士	财务人员
基础数据维护	添加新品种	●		●				
	制订限额计划以及维护定数						●	
	零购申请			●			●	
采购入库	制作采购计划		●		●			
	审核限额计划			●				
	确认入库单		●		●			
	打印条码标签		●		●			
	拆包、分包、贴码		●					
	扫码上架		●					
	打印入库单		●		●			
配送出库	制作出库单		●					
	扫码出库		●					
	装箱		●					
	配送					●		
	出库单签字						●	
	回收签收单					●		
科室退货	申请退货						●	
	检查并确认退货		●	●			●	
	退货上架		●					
	退货单签字		●				●	
退供应商	申请退货		●		●			
	生成退货单		●		●			
	确认退货出库		●		●			
结算	科室消耗单（签字单据）			●				
	打印明细核对单			●				
	核对发票		●					
	明细核对单签字	●	●	●				
	审核单据			●				●

第六节　SPD模式耗材管理规章制度

一、医用耗材申购制度

医院仓库库管须根据安全库存并结合设备科指导，及时备货。

为优化医院耗材的品种，在满足临床需求的前提下尽量压缩品种总量，进一步提高耗材管理水平，制订限量申请和替代制度。

（一）限量申请

各科室负责人于月底日期前在SPD系统提交下月计划单，确定领用数量限额。科室当月领用的医用耗材数必须小于或等于限额数。

科室领用数量超过限额时，系统自动提示超限并停止发放，医院仓库及时通知设备科；设备科库管与临床科室负责人及时沟通，临床科室负责人按超限申领流程重新申领。

（二）替代原则

除科室开展新技术（开展的新技术应由相关部门批准）所需耗材外，原则上不再增加新的耗材品种。要申请使用新规格、品牌的耗材替代现用品种，科室负责人填写《医用耗材申请表》时，应如实说明本科室在用同类（包括相同、相似）产品情况，并由耗材管理委员会进行审批。

供应商若因缺货、注册证更换等原因出现商品替代时，应将新商品编码、老商品编码及商品详细信息（如厂家、品名、规格、单价等）一并提交设备科，设备科确认为同类品种不需要上会讨论的，及时通知相关科室在SPD系统主档维护中停用老商品，同时引用替代品，并维护相关包装单位、定数等信息；若需要讨论，走新品种替代流程，填写《医用耗材申请表》，并由耗材管理委员会进行审批；未及时引用会导致该商品不能发放至科室。

二、医用耗材申请制度

全院临床科室全部通过SPD系统定期请领耗材，不再接受纸质、OA发生或电话通知的请领计划。

（一）定数申领

临床科室维护好各自主档中定数商品信息，包括包装单位、定数值以及货位等。

（二）临时申领

科室出现业务量增大，商品需求突然增大时，为了避免在下一个配送日期到货前断货，可以在SPD系统进行临时申领。

（三）超额申领

科室领用数量超过限额时，医院仓库库管通知设备科库管，设备科库管核实后通知科室线下走超额申领流程，待完成超额申领流程后，可按临时申领模式进行商品申领。

（四）月度大计划单（月度限额）

临床科室在约定日期前在系统录入月度大计划，并由设备科库管审核，并根据实际库存量，指导医院仓库库管录入配送计划。

（五）零购模式

少部分商品不是从医院仓库出库，没有标签也不经过ERP，这部分商品由医院仓库负责在主档中标记出，科室可按以上模式申领，销售人员筛选出订单中此部分商品，通知供应商直接送货至相关科室，科室在供应商送货单签收，并以该供应商送货单签收为依据开具发票。

三、医用耗材发放制度

医用耗材管理，实行库存基数定量管理原则。库存基数为本科室一周业务用量，每周发货数量以补足基数为限。各科室根据业务流量确定耗材存库基数，制订领用计划。

（一）定数发货

医院仓库根据各科室维护的定数信息，按与各科室约定的配送周期和日期，发放定量商品。

（二）紧急请领发货

定数配送无法满足科室使用时，填写临时申领单并通知设备科库管；设备科库管通知医院仓库库管，医院仓库根据科室临时请领单进行发货。

四、医用耗材入库制度

1.医院仓库库管员凭移库单，扫码入库，上架后绑定货架位。

2.医院仓库工作人员须确保标签与实物的一致性，并维护好商品货位。

五、医用耗材出库制度

1.医院仓库库管员每天进行要货申请开单查询，按照约定的配送计划对相关科室进行开单。

2.库管根据开具的拣货单进行拣货，打印送货单。

3.医院仓库库管确保每张送货单对应的商品准确性，并分类标记后交配送工。

4.通知配送工携带送货单进行配送。

5. 配送工配送。

六、医用耗材验收制度

1. 医用耗材到科室时，科室耗材专管员及时对耗材进行验收，包括品名、规格、批号、效期、数量、单价等。

2. 核对无误后签收送货单，并在SPD完成系统验收，保管科室联。

3. 配送工将剩余三联送货单带回，一联交医院仓库库管，两联交设备科库管。

七、医用耗材使用制度

1. 临床科室根据SPD系统要求进行扫码消耗或收集双层标签，集中扫码完成消耗。

2. 使用前发现商品质量问题或商品错发，通知设备科库管进行退货。

3. 设备科库管通知医院仓库，医院仓库配送工回收该商品，库管在SPD系统完成退货流程，并将签字的退货单一联留医院仓库，一联交设备科，一联交对应临床科室。

八、耗材票据管理制度

由于结算模式变更，医院仓库须严格保管配送单、已签收的送货单，以及月结算单，分类保管好近一年票据，以备审查。

（一）要货开单

医院仓库根据要货申请开单打印送货单，配送商品至科室。

（二）商品签收

科室专管员签收商品，配送工将完成签收的送货单三联返回医院仓库，一联交医院仓库库管，一联交设备科库管，一联交设备科会计。

（三）票据钩稽

设备科库管根据已签收的送货单，在SPD中钩稽开票信息，定期提交结算单并打印结算单。

（四）开具发票

销售人员于每月规定日期打印月结算单，交由设备科核对当月周期性结算单和月结算单，核对完成后，设备科库管签字，返回销售人员，销售人员通知总部开具发票。

（五）票据审核

医院仓库库管审核发票总价和单价，确认无误后送设备科库管；设备科库管核对发票明细数量和金额，确认无误后上交领导。

（六）退票处理

发现已钩稽商品出现退医院仓库时，医院仓库库管开具退货单，一联交对应科室，一联交设备科库管；月底设备科汇总后交医院仓库库管，医院仓库库管开具退货票据。

九、耗材存储管理制度

1. 库房实行分类管理，设置"待验区""退货区""成品区""打包区""待发区"，严格按照货位区域摆放耗材。

2. 库房内实行分区管理，耗材码放固定位置，有对应标识，库管根据实际情况设定货位编码，定期盘查，确保耗材实际货位与系统货位一致。

3. 库房内部整洁，通风良好，门窗严密，顶棚无脱落物，地面平整光洁。

4. 库房内设有温湿度计，每日登记温湿度。

5. 每天下班前进行库房清扫、整理，确保库房整洁，并记录。

6. 每月一次检查消防设施，并记录。

7. 耗材出库应根据SPD系统操作，做到先进先出、近效先出、按批次出库。

8. 库管员每天在SPD系统中查询耗材有效期报警提示，处理近效期耗材；对于无法保证在失效前使用的耗材，应及时通知采购员退货。

9. 库房移库单、出库单做到日清日结。

10. 库房耗材与账目做到账物相符；每周不定期抽查常用耗材，及时解决问题。

第七节　SPD管理服务质控考核标准

一、运营商KPI考核

（一）缺货率

系统增加功能：供应商向医院仓库配送时，能够记录未按需发放商品的品规和数量，并对该商品做缺货标记，记录标记时间；当下次配送该品规补足数量后，取消该标记，记录时间。

科室商品增加字段，标记商品延迟；当超过约定发放时间时，标记为延迟，记录标记时间；当按数量足额发放后，取消该标记，记录时间。

供应商缺货率=当月申请的累计被标记过缺货的商品数量/当月医院仓库申请商品品规总数×100%；

医院仓库缺货率=当月被标记延迟商品品规数/商品总申请品规数×100%。

（二）科室收货延迟率

商品平均延迟天数=该科室申领各商品延迟的平均天数。

1. 非定数商品

从订单提交医院仓库起，超过_____天，开始针对每个品规计算延迟天数。

2. 定数商品

系统增加功能：能够设置定数配送科室的配送周期、配送日期。

超出配送日期的天数，为配送延迟天数。

若某商品被标记"延迟"，或下一个配送周期仍未补齐，延迟天数累加。

缺货和延迟商品最终生成报表如表7-26。

若科室申领的该商品本月同时被标记"缺货""延迟"，则原因处同时显示缺货、延迟。

表7-26　缺货/延迟情况报表

科室	商品	延迟状态（延迟天数/延迟数量/申请数量）	原因（缺货/发放延迟）
科室A	商品1	3/12/12	缺货　延迟
	商品n	4/20/40	缺货
科室B	商品2	3/10/10	延迟
	商品n	6/500/1000	延迟
科室C	商品3	10/2/2	缺货
	商品4	5/3/10	缺货　延迟
	商品n	4/3/10	缺货　延迟
备注：××商品，上月标记为缺货，且跨月第一周仍未补齐，本月继续缺货			

（三）科室收货准确率

系统增加功能：在商品退货时，需要输入退货原因。

1. 商品发放错误；2. 商品质量问题；3. 商品过效期；4. 标签出错。

科室收货准确率=（当月实际收货品规数–当月发放错误品规数）/当月实际收货品规数×100%；

商品良品率=（当月实际收货品规数–当月质量问题品规数）/当月实际收货品规数×100%。

商品过期发放商品品规数量。

标签出错率=当月标签出错品规数/当月实际收货品规数×100%；

科室退货率=某科室退货商品品规总数/该科室发货品规总数×100%。

（四）商品替代率

当线下完成商品替代流程时，科室需要修改限额计划，然后库管在要货申请开单中终止原单据，并以手工开单形式将替代商品发放。

商品替代率=当月替代商品品规数（手工输入）/当月实际发放品规数×100%。

若考虑自动统计替代品规数，需要系统增加功能。

完成线下替代流程后，进入替代发货界面，选择替代发货商品，替代发货科室。若属于一次性发放商品，则系统后台直接修改月度限额和要货申请开单；若属于定数商品，则选择需要替换的配送批次，然后系统后台修改月度限额和要货申请开单。

（五）票据准确率

票据准确率=当月发票设备科核实后差额/发票总金额×100%。

（六）科室标签回收率

科室标签回收准确率=该科室标签回收数量/（科室盘点标签丢失数量+标签回收数量）×100%。

系统优化科室盘点功能：由运营组代科室执行标签盘点，盘点结果以报表形式打印，标签丢失数量由科室签字确认。

（七）商品呆滞率

商品呆滞率=呆滞商品总金额/库存商品总金额×100%。

系统增加功能：可按商品类型、商品金额等筛选，批量设置呆滞定义时间，也可逐一设置。

（八）月均库存量

月均库存量=（期初库存金额+期末库存金额）/2。

（九）库存周转率

日均库存量=平均库存金额；

库存周转率=（月出库存金额/日均库存金额）×100%。

（十）医院仓库账物差错率

货位差错率=盘点过程中货位调整数量/库存商品总品规数×100%；

账物差错率=（盘点账物相符金额/存储商品总额）×100%。

该指标需设计相应盘点功能，能够在盘点过程中进行快速货位调整，并统计调整数量；同时，能够生成报表，统计盘点具体差异情况，计算各相应指标。

（十一）签收单返回率

签收单返回率=发货单签收返回数量/发货单总数量×100%。

系统增加功能：在设备科进行签收单钩稽时，自动统计签收单回收数量。

（十二）流程执行效率

院外仓备货效率=院外仓缺货率；

医院仓库收货时间=从开始扫码收货至完成上架所需时间；

医院仓库发货时间=从医院仓库开始要货申请开单中系统发货，到完成拣货、装箱，到最终打印发货单时间；

院内配送时间=打印完发货单至科室在系统完成收货时间（目前部分科室执行出库即收货，无法统计院内配送时间）。

系统增加功能：以上所需时间需进行汇总并计算。

二、运营商月度考核表（表7-27）

表7-27 运营商月度考核表

每月物流综合管理服务质控考核标准				
物流服务商名称：				
评价时间：				
评价项目	分值	评价标准	得分	备注
供应商医院物流综合管理平台维护	10			
管理平台软件、硬件运营正常	5	（1）软件、硬件均无维修，得满分； （2）维修3次减1分，3次一档，不满三次按三次计		
管理平台维修及时	3	（1）接到维修通知后2 h内解决，不扣分； （2）6 h内解决每例扣0.5分； （3）24 h内解决每例扣1分； （4）超过24 h出现一次该项得0分		
对相关人员进行信息系统操作、配送流程等专业培训	2	培训制度健全： （1）不合格扣2分； （2）培训效果：操作不熟练扣1分； （3）培训记录：无记录扣2分		每月不定期考核一次
配送管理	30			
运输过程符合国家安全要求，需冷链运输的耗材及试剂，要冷链运输，并有完整温度记录	8	（1）无冷链运输或冷链运输不符合要求一例，扣2分； （2）无相应记录一例，扣2分		
每周工作日期间科室计划送货率需达到99%以上（厂家缺货除外）	14	每低1%，扣2分，以此类推，直至本项目分数扣完		合同中不构成违约责任的情形除外
急需医用耗材（急需耗材目录内）需在1 h内送达医院指定地点	4	每超过半小时，扣2分，以此类推，直至本项目分数扣完		合同中不构成违约责任的情形除外
主动补货配送频次依据使用部门工作情况确定，配送时限为2 d。	4	每超一天，扣1分，以此类推，直至本项目分数扣完		合同中不构成违约责任的情形除外
质量管理	24			
严格按照医院招标产品的品牌、产地、型号、价格及中标单位进行采购	6	每更改一项扣2分		

续表

不得更改配送材料、试剂的名称、供应商名称、产品规格、价格、计划用量等	4	每更改一项扣2分		
配送产品中出现的破损、不合格产品及不符合国家管理规定的产品	4	每出现一次扣2分		
产品保质期	6	超出有效期产品,每个产品扣2分		
拒绝配送超范围经营医疗器械,或者经营未经注册、未经备案、无合格证明文件以及过期、失效、淘汰的医疗器械	4	每配送一个扣2分		
存储管理(所有库房,包括科室库)	10			
仓库安全	3	(1)仓库有相应的消防安全设施,无设施得0分; (2)仓库有完整的安全检查记录,无记录扣1分		
仓库温湿度等存储要求,并有相应记录	3	(1)仓库温度、湿度符合要求,不符合要求一次扣1分; (2)仓库有完整的温度湿度检查记录,无记录扣1分		
仓库货物存放符合库位管理要求	4	货物不按库位管理要求存放,每例次扣1分		
账目档案管理	16			
账实相符	5	账实不符一处,该项目0分		
每月25日前将上个月的发票和结算清单交给设备科	5	不及时上交该项得0分		
验收资料和高值使用清单的管理	3	按规范管理存放验收资料和高值使用清单,不符合要求该项得0分		
资质档案管理	3	及时更新供应商按时提交的资质证照更新信息。 (1)每迟一日扣1分; (2)提供虚假信息当月考核直接为不合格		
服务应答管理	10			
相关事件应答率	2	突发医用耗材相关事件是否及时应答,应答不合格扣2分		
投诉	2	投诉经查属实一次扣1分		
人员着装上岗	2	未按要求着装及佩戴胸牌,发现一人,扣0.5分		每月不定期考核一次
应急电话24 h有人值班接听	2	发现无人接听一次,此项得0分		每月不定期考核一次
配合度	2	对检查工作给予配合,对查出的问题,在规定的时间及时整改。不配合该项得0分		

第八节　信息系统技术要求

一、具体服务内容及要求

1. 配送材料涵盖范围覆盖医院采购的高值植入类耗材、低值类卫生耗材、试剂、办公用品、后勤类材料等全部类型耗材。SPD运营商应制订出稳步推进的实施方案。

2. SPD运营商对供应商交付验收合格后代储、代管、代运的物资负全责。SPD运营商为医院提供耗材物流的全过程服务，负责配送的产品在交付给患者使用之前的储存、材料分包、赋码并从中心库房运输配送到医院各消耗点，配送产品在交付给患者使用后或消耗点扫码确认消耗后才视为产品的所有权转移给医院，在所有权发生转移之前归SPD运营商代管，医院参与物资的验收工作。

3. 合同期内与SPD项目相关的各级库房改造、各种软硬件投入、人员服务和消耗性支出等一切费用及其建设均由SPD运营商免费提供（含信息系统接口费用、升级费用、人员培训费用及日常维护等费用）。SPD运营商应提供切实可行的服务运营方案，方案中应包括收取服务费比例以及人员、软件、硬件成本费用数据，客观、公正地测算收取服务费比例范围或确定其上限。

4. SPD运营商免费提供能满足供应商、运营商、医院三方供应链管理、医院综合管理需求的物流SPD信息化管理系统，与医院HIS、LIS、OA、物流管理系统等在用系统对接，实现院内院外互联互通、适度融合、高效工作。系统功能必须涵盖在用信息系统的所有功能，并根据医院需求进行二次开发，二次开发软件著作权归双方共同所有。

5. SPD运营系统应支持多院区管理，既能支持多院区统一管理，也能支持各院区独立管理，即既能支持同一产品目录、供应商目录、统一结算等管理模式，也能支持各院区不同产品目录、不同供应商目录、单独结算等管理模式；支持集中采购及集中配送管理，可同时处理多院区订单。

6. 由SPD运营商负责在院外或院内设立符合医疗器械仓储管理标准的医院中心仓库，SPD运营商负责改造的医院各级耗材库房应能够满足智能化模式的配送运行需求和科室日常工作需要，具备监控、电脑、扫描、自动读取消耗数据等系统终端设备及配套设施（如货架、周转箱、PDA、智能柜、看板等），所有设备需与医院系统无缝对接，技术参数和配置不低于医院现有要求。

7. 各级耗材库房应按照7S标准统一管理，即整理、整顿、清扫、清洁、素养、安全、节约，做到统一标识，标识清晰，实现定物、定量、定位管理。

8. SPD运营商应与医院各科室共同论证，设置物品配送上下限，实现波次补货并为各科室上架。要求可每周每科室多次配送，也可每日补货配送。要求利用医院电梯空闲时间错时配送。应急物资应在2 h内配送到医院指定地点。

9. SPD运营商要为医院提供驻院服务人员，其人数要能够满足日常系统运维服务和院内物流推送服务需求，保障医院医用物资供给安全。派驻人员包括院内物流配送服务人员、信息技术运维人员等，人员要求专业化、年轻化，而且技术熟练，服务热情，素质过硬。其中，物流配送人员要求：（1）全日制专科以上学历。（2）年龄原则上不超过35岁。（3）遵纪守法，无不良刑事记录。（4）品行端正、责任心强，具备良好的团队协作精神。（5）具备良好的心理素质和正常履行职责的身体条件，每年体检合格，有健康证。信息技术运维人员要求：（1）本科及以上学历，计算机等相关专业。（2）1年以上系统软件项目实施经验。（3）有系统运维部门管理经验，精通Oracle及Sql server数据库操作，熟悉各种操作系统及服务器硬件。（4）工作细致严谨，认真负责，有良好的沟通能力。医院不定期对驻院服务人员的出勤情况、岗位履职情况等进行抽查。

10. SPD系统中所有数据归医院所有，SPD运营商不得将其用作其他任何用途。SPD运营商应提供数据保密方案和保密措施，签订保密承诺书，在提供运营服务过程中，确保医院耗材数据安全和不泄密，并对泄密行为及产生的后果承担一切法律和经济责任。

11. SPD运营商应具备良好的组织架构和管理团队，制订完善的管理制度和质量保证体系。承诺对配送到医院的产品的质量负全责。如因产品质量出现问题，给医院造成纠纷和经济损失及其他责任和影响的由SPD运营商全部负责。

12. SPD运营商负责对医院相关人员进行信息系统使用、设备操作、配送流程等专业内容进行培训，直至熟练掌握。

13. SPD运营商软硬件投入应满足医院发展的需要，其软硬件投入应随医院耗材支出额的增长同比例增加。服务期结束后，所投入软件使用权、硬件所有权归属医院。

14. SPD运营系统功能及流程设计应符合国家《医疗器械监督管理条例》《医疗器械使用质量监督管理办法》《医疗机构医用耗材管理办法（试行）》等相关法律法规的规定和要求。如出现违犯规定事件，应承担全部责任。

15. 合同执行过程中如遇国家政策调整或与国家或上级规定相抵触，按国家相关规定执行。

二、SPD物流综合管理信息系统建设要求

医院SPD物流综合管理信息云平台，通过实现对医院医用物资的采购计划管理、订单管理、供应商管理、院外SPD服务中心库管理（包括附码、验收、上架、波次、拣货、加工等）、院内周转库和应急仓库管理、二级库的管理（上架、扫码消耗等）、三级库应用、票据状态管理以及基础数据、档案资料管理，物资多种分类及编码维护，物

价管理等功能，并实现与院内的HIS系统等信息系统的对接，实现医用耗材的向前可追溯、向后可追踪，有效提升医用耗材的精细化管理水平，保障各二级库的供给安全，同时能够实现医院医用耗材库存零资金占用，降低医院运营管理成本。

（一）功能概述

1. 外部供应链：实现医院与运营商之间的货、款、票线上管理，主要包括订单在线通知、订单在线接收、运营商在线配送、结算单在线通知、发票在线制作、订单全流程状态跟踪等管理。

2. 内部供应链：实现院内院外各级库房的智能补货管理，主要包括中心库采购、验收、上架、波次、拣货、加工、配送、科室库上架、扫码消耗等管理；实现医院与供应商之间的消耗结算管理及供应商与运营商之间的服务结算管理，主要包括补货单制作、结算单制作、结算单通知、发票接收、应付款进度全过程状态跟踪管理。

3. 证照管理：实现运营商、代理商、生产厂家、产品注册证、产品外观、产品说明书、购销合同等证照电子化管理。

4. 主数据管理：实现医院医用物资目录标准化管理，实现数据源统一维护管理，数据一致性管理。

5. 数据集成引擎：实现医院智能化医用物资综合管理平台与院内HIS、LIS、财务、OA等其他系统对接，数据无缝传输。

（二）效果概述

1. 智能验收：通过扫描医用物资条码，实现验收自动调用相关电子证照，系统自动判断证照是否完整及是否过期等。

2. 智能补货：系统自动获取科室消耗，实现智能补货管理。中心仓库自动判断库存，智能生成采购计划，进行中心库补货管理。

3. 条码追溯管理：通过条码管理，实现医用物资全流通环节的监控，实现医用物资院内、院外追溯管理。

4. 批号效期管理：实现医用物资全流程环节的批号效期管理。

5. 控量管理：实现医院部分特殊医用物资智能控制使用量管理，超量使用重新授权管理。

6. 领用权限管理：实现医院部分耗材领用范围权限管理，此类耗材限定科室使用，无权限的科室不能查看和领用。

7. 预警管理：证照到期提前预警；耗材批号效期预警管理；科室补货预警管理；日平均消耗超量预警；低于安全库存下限预警；特殊物资控量使用预警管理；重点监控物资预警管理及其他需要特别关注和管理项目的预警。

8. 消耗后结算：耗材实行三级库管理，医院与供应商按科室实际使用或扫码确认数量进行结算。

9. 移动终端：系统支持手机微信审批、运营商微信接收订单，支持PDA扫码上架、拣货，科室消耗管理。

10. 数据集成：通过数据集成引擎系统，实现与医院其他业务系统直接数据集成同步，方便数据挖掘、统计分析。

（三）物流综合管理平台功能需求

医院物流综合管理平台是以医院医疗物资管理部门为主导，以物流信息技术为工具，通过合理使用社会资源，对全院医疗物资在医院内的供应、加工、配送等院内物流的集中管理方法。医院物流综合管理平台各系统功能模块，通过数据集成引擎实现各系统间数据的分发同步对接，实时和异步实现各系统间数据同步与互动，数据传输效率高，基于事物处理，保证数据一致性。该平台应包括但不限于以下系统功能。

（1）外部供应链供采协同服务平台模块。

（2）院内物流精益化管理模块。

（3）BI医院智能分析报表。

（4）资质证照管理模块。

（5）主数据模块。

（6）通知服务模块。

（7）微信应用及移动办公模块。

（8）高值医用耗材管理及智能柜模块。

（9）试剂管理模块。

（10）智能手术室行为管理模块。

各系统功能模块基本功能要求如下。

1. 外部供应链供采协同服务平台模块

实现外部协同商务，是供应链的外部延伸，主要实现院内物资的采购计划自动推送和供货商配送单制作及供应数据挖掘等功能（表7-28）。

表7-28　外部供应链供采协同服务平台主要功能列表

子功能	功能描述
物资订单功能	（1）院方选择供应商及产品手动下达物资采购订单。（2）系统自动接收院内物流精益化管理模块和外部采供平台确认发送的采购订单自动进行订单通知操作，支持平台电脑客户端和移动客户端发送，也支持手机短信或微信通知
物资订单确认功能	供货商登录系统进行订单接收，完成产品、批号效期、灭菌日期、数量等信息的录入及确认操作，并输入计划配送日期
手术订单通知功能	支持手术耗材订单关联患者信息进行订单推送
订单状态跟踪功能	院方可以对订单进行全方位的跟踪，包括订单状态：未通知、已通知、已确认、已配送、已验收以及对应的数量，和相关单据查询

续表

子功能	功能描述
配送单制作功能	支持同一商品不同批号在一个配送单制作。支持配送单单独打印、批量打印功能
待配订单查询功能	供货商可以查看自己没有配送的订单明细信息
未配送订单作废功能	院方可以对供货商没有配送的订单进行作废，并支持相关查询功能
结算单确认功能	供货商通过结算单可以知晓本月医院使用消耗物资明细信息，及本月配送信息、医院在库信息、本月退回供货商物资明细信息等
发票制作功能	供货商可以调取消耗信息进行登记发票信息，支持一张结算单开具多张发票
统计分析功能	院方可以查询供货商配送效率；支持对一种或多种医用物资使用量及库存量查询统计、打印、导出等
供应商绩效评价	基于供应商配送时效、配送准确率、缺货率等数据进行在线考核，能够对接企业舆情系统，对于与医院有业务关联的生产商、供应商的信用评估，及时推送至管理人员手机
权限管理	院方可以查看所有订单信息，供货商只能操作及查看自己的订单信息

2. 院内物流精益化管理模块

实现医院物资在院内的精益化物流管理，主要包括一级库房、病区二级库、手术室、导管室、内镜室、检验科等作业区域物流管理（表7-29）。

表7-29　院内物流精益化管理模块主要功能列表

子功能	功能描述
基础资料	支持多院区管理、商品管理支持多计量单位管理、支持商品与供货商对照管理、支持商品与库房对照管理、库房支持多货区管理
一级库管理	赋码管理：供货商在中心库扫描配送单自动打印对应货物码管理。 验收管理：验收人员扫描配送单，扫描医用物资码进行验收管理。 上架管理：扫描货物码和货位码进行上架管理。 波次管理：系统根据科室补货报警时间、科室补货优先级及科室所在区域释放拣货任务。释放拣货任务判断当前库存是否满足，不满足不打印拣货标签，轮到下一次进行释放。 拣货管理：扫描拣货标签系统自动提示拣货库位及拣货明细。支持手工补货管理。 加工管理：按照科室对商品的要求进行定数包加工，并打印定数包标签，科室加工任务完成打印配送清单。支持多加工台同时加工管理及相关加工任务查询。 采购管理：系统自动生成采购计划，每次生成的采购计划短信通知工作相关人员进行处理，采购计划进行审核生成订单，订单确认后自动发送供采平台并通知各供应商。订单审批短信通知相关负责人。支持订单在供采平台进行审批。支持采购订单全程状态跟踪管理、采购计划作废管理。 退货管理：实现科室及周转库退货管理。 节假日补货管理：具备科室补货节假日管理功能，系统自动判断节假日期间使用量并进行波次释放。 库存管理：支持库存设置安全库存、补货点、最大库存管理；支持采用移动手持终端进行盘点操作。特定物资支持唯一码管理。 特定物资领用范围管理：自定义单个物资允许领用的科室范围，不允许使用的科室无查看及领用权限。 特定物资支持控量管理：达到管控数据，不进行常规补货，走相关审批流程。 智能补货管理：支持二级库自动补货功能

续表

子功能	功能描述
二、三级库管理	库位管理：二级库设置专属库位。物资库位调整管理。 消耗管理：科室使用移动手持终端进行扫描定数包标签进行消耗。支持相关查询。 定数包管理：根据科室商品设置定数包数量。 二级库库存管理：支持科室定数包库存设置、库存盘点、管控商品库存设置。支持科室上架确认管理。 高值耗材按需支持多种分类管理：常备常供、急备急供、特备特供等。备货类高值耗材系统可自动生成计划，定制类高值耗材系统上可手工请领。 系统上需具备以下高值耗材管理功能模块：（1）高值耗材接收确认管理。（2）拆零库管理。（3）医嘱收费记录查询。（4）高值耗材使用确认管理。（5）系统制作医嘱核销单管理，核销单支持批量核销，核销单展现当前期间接收明细、消耗明细、库存明细、货物码等相关信息。（6）货物码耗材收费再退费确认管理。 支持科室在紧急情况下的申领补货。 支持科室进行退货管理：定数包商品退货、货物码管控商品退货。耗材效期管理，能针对库内耗材进行预警设置，近效期触发报警提示功能。 临床科室三级库管理：临床科室低值医用物资根据诊疗项目打包管理。 可收费的低值医用物资：对于可单独收费的低值医用物资，实行进、消、存的精确管理，对每一个物资消耗做到可追溯，月末生成进、消、存报表，理论上三级库系统库存应当等于三级库实物库存，根据报表实际情况得出系统库存与实物库存差额。 不可收费低值医用物资：在三级库下统计低值不可收费医用物资消耗量，梳理HIS诊疗项目和SPD医用物资的单向关联，通过建立标准化的诊疗打包医用物资的医嘱项目，联动HIS实现与诊疗项目打包收费，近似准确地统计医用物资消耗数量，月末盘点三级库系统库存与三级库实物库存，得出差异率。 要求招标现场演示三级库功能模块
手术室管理	手术室管理人员通过手术管理对医院的手术分类及定义、手术明细和手术类型进行个性化设置。对于非常规备货的高值耗材，有临时采购的耗材管理流程。 套包维护功能：手术室管理人员通过对套包进行手术对照、库位设置、箱号维护、箱号对照等完成套包在手术室管理全流程操作节点的设置。 套包领取管理功能：该功能通过对接手术室手麻系统，提前接收手术排程及手术信息，套包领用时能够准确定位患者姓名、住院号、术间、台次、巡回护士、洗手护士、主刀医生等信息，使得被领取的套包能够实现全程追溯。 套包回库功能：手术结束，套包进行回库，系统自动展现套包明细、使用明细、回库明细，与手术巡回单进行核对，使得回库操作更加快捷、有序、无误。 套包补货功能：系统根据已回库套包的使用明细作为该套包的补货明细，方便补货操作。 术式套包更换ID号功能：该功能主要针对手术临时更换患者，方便巡回护士无须再次到手术室、无菌室进行套包的回库和领用操作，直接在术间进行更换ID号。 高值耗材及植介入类耗材的追溯管理：收货登记、标签绑定、手术消耗登记、手术消耗复核、手术消耗对账、手术消耗发票录入。 手术间管理：实行手术间三级库管理。要求招标现场演示三级库功能模块

子功能	功能描述
结算管理	支持周期结算：根据全院各个科室的物资消耗数据进行对应供货商生成结算单，支持结算单审核，结算单通知供货商。结算单展现供货商本月到货信息、消耗信息、库存剩余信息等功能。 支持发票接收：供货商制作的发票单据自动同步院内物流系统，相关人员进行发票接收、发票审核功能。生成医院入库单据及科室消耗出库单据。实现发票、入库单、订单三单关联。 支持通过国税接口进行发票验真
查询汇总	各类医用物资进销存查询、结算单状态跟踪查询、入出库发票查询、结算单数据核对查询、控量医用物资剩余量查询等功能。支持医院管理人员按照权限分工查询、调阅系统数据
系统管理	系统参数管理：结算日期设置、波次时间设置、权限管理、审批管理、日志管理、公告管理、打印模板设置管理、网络打印机设置等

3. BI医院智能分析报表

基于医院现有数据，为医院引入BI智能系统，可进行基础报表、领导驾驶舱系统、多维分析、分析报告、移动应用、数据挖掘等工作。实现医用物资精细化管理，各项统计表单应按照医院要求进行二次开发，如自动统计耗占比、每月出库额（消耗额）对比分析、环比分析以及趋势分析等。

具体分析内容包括但不限于以下内容（表7-30）。

表7-30　BI分析报表内容清单

子功能	功能描述
基础报表	全院用耗、科室用耗、品种用耗、术式用耗、库存分析等
领导驾驶舱系统	功能包括但不限于：对数据进行整合加工，向决策者提供决策支持。通过时间维度的建立，能够实现不同时间段各项指标的同比、环比、趋势等信息；科室维度的逐级挖掘分析体系，有助于管理层从上至下了解医院各个机构人员的完成情况，通过多维聚合机制，科室维度结合时间维度，能够实现某时间各科室的同比、环比、总费用、人均材料费用、每床日材料费、科室超额、预警值的提醒及涨幅等情况，辅助管理层从宏观到微观全局掌握医院运营状况
多维分析	功能包括但不限于：支持全院的耗材（高值耗材、低值耗材、重点管控耗材等），根据医生、医疗组、科室、病种、时间、手术名称、重点材料等条件以图表、图形展示使用数据信息及环比、同比分析等；支持科室耗材使用数据的多维分析（如单品种科室的用耗趋势分析、治疗类耗材的用耗趋势分析等）、人均材料费等的统计，用耗异常预警；从品种维度，支持管控品种、耗材品种、耗材管理类型等出库额分析等；从手术耗材使用角度，统计分析手术耗材的数据，如治疗小组耗材用量分析、单病种耗材用量分析、医生手术用量分析等；支持对在院库存的耗材数据做品种、库存分析、效期管理及预警的数据统计分析等
SPD运营物流数据分析	供应商到货率、保供率分析、仓库库存周转率分析、科室保供率分析、库存效期分析等
运营人员工作量绩效分析	仓库验收工作量、打包工作量分析、拣货工作量分析、配送工作量分析等
数据挖掘	基于多维分析数据，为管理者进一步数据挖掘提供支撑

4.资质证照管理模块

资质证照管理系统主要是为了实现对厂家、配送商、销售人员、产品证照的有效管理，通过供货商资质证照信息化管理来增强证照管理水平。由供应商在外网供采平台进行上传。要求资质证照管理系统支持供应商证照电子化管理及智能档案管理，提供电子档案柜，支持相关资质图片的存储和调阅，支持证件动态管理。主要用于产品图片、说明书、厂家资质文件的影像文件的上传以及证件效期的管理与预警等（表7-31）。

表7-31　资质证照管理模块主要功能列表

子功能	功能描述
供货商、生产厂家、上游代理商证照管理功能	由供货商按照系统文件格式要求对公司、生产厂家、上游代理商等的资质证照进行上传和信息录入；医院管理部门对提交的信息进行查验、审核，符合要求的纳入智能档案，验收、采购时可直接关联查看此电子依据，不合格的退回并提醒公司重新上传
产品证照管理功能	供应商根据合同目录维护产品注册证等信息，并按照系统文件格式要求上传产品注册证及附页、说明书、具体商品外观及包装等图片，确保基础资料的一致性和时效性
产品授权销售代理管理功能	以产品为主体，根据代理证书将医院、供货商、生产厂家串联起来，使每个产品的销售链路清楚明了，实现无纸化医用物资验收和单品种往上追溯的需要
效期预警功能	能够针对单一的证照进行效期预警设置，近效期系统触发报警功能，同时会以电脑界面、短信、邮件等方式提醒使用者和管理者，来保障证照在使用过程中的安全问题，同时实现证照全生命周期管理。对于过期证照，系统可自动提醒，且可设置延期停用时间
招标合同管理	实现招标纸质合同与原物流管理系统对接，记录上传时间，实现合同与产品目录的关联，合同到期预警提醒、到期失效归档等

5.主数据模块

实现院内基础数据统一管理，方便HIS、财务、信息数据平台等院内其他系统统一调用，保障数据一致性，实现数据高度集成和标准化。要求数据模块功能支持对耗材物资分类进行自定义维护，满足耗材国家标准分类的使用，如68分类、2018新分类、医保分类、省采购平台分类等，以及医院多种自定义分类，如财务分类、核算分类、物资管理分类、国产进口分类等。系统应实现对耗材物资的品名及规格等各项信息的维护定义功能：耗材品名信息与上述各种医疗器械标准分类信息、耗材品名信息与耗材规格信息进行对应管理，对耗材物资规格的基础属性如价格、厂商、耗材类型、条码类型、包装信息等进行维护管理，并能进行新增、编辑、查询、删除、启用/禁用等维护操作。上述耗材信息作为平台产品基础数据，供医院相关系统直接获取使用等（表7-32）。

表7-32　主数据模块功能列表

子功能	功能描述
商品管理	物资多种分类管理
	物资档案维护管理
供货商管理	供货商分类管理
	供货商档案管理
	企业商品对照管理
基础资料	用户管理
	字典管理
合同目录管理	产品在用目录及合同期限、停用目录管理等
系统管理	修改信息、修改密码

6. 通知服务模块

支持短信、微信、QQ等多种手段，减少人工通知工作量，提高信息服务效率。

主要通知功能有：院内采购计划审批通知、采购订单供货商院外通知、证照效期报警供货商通知、供货商到货验收交接完成通知、供货商结算开票通知及院内院外SPD项目工作中其他需要及时进行通知、提醒的功能。医院可根据需要，在平台向各供应商发布公告等消息通知功能。

7. 微信应用及移动办公模块

通过微信端应用系统建设，以实现智能化系统用户随时、随地智能办公，实现移动办公需要（表7-33）。

表7-33　微信应用及移动办公功能列表

子功能	功能描述
采购订单管理	实现医院管理人员通过微信端进行采购计划查看，支持多级采购计划审批，并通过微信端进行采购订单推送运营商，支持微信查询订单，具备延时接收报警，历史订单查询功能
科室消耗管理	实现授权的临床科室医务人员通过微信端进行查询科室库存，扫描消耗等功能
供应商订单接收	实现微信端供应商接受采购订单、订单查询等功能，供应商历史订单查询功能
我的工作台	每个用户显示自己微信端工作内容明细，可以查询已经处理的工作，提醒需要处理的工作

8. 高值医用物资管理及智能柜模块

在手术室区域、介入放射科、消化内镜室、门诊手术室等科室，引入先进的院内物流智能柜设备。高值医用耗材基于产品出厂码（GS1码）及院内SPD码的形式，通过RFID电子芯片的使用，通过SPD集成设备建立的智能化院内物流系统，利用智能硬件设施，支持高值医用耗材单件管理，通过对高值医用耗材实行一物一码一收费的管理，系统能产生日结清单及对账单，并自动汇总月消耗数额、月收费金额及供应商明细，便于按月结算，即实现高值耗材的日清月结。同时建立完善的植入类医用耗材全流程追溯系统，满足法律法规相关要求。

智能柜要实现如下功能：柜内存放物品进行实时盘点管理，物品实时在位监控管理，物品的取出和放入实时监控管理（表7-34）。

表7-34　高值医用物资智能柜功能列表

子功能	功能描述
智能入出库	通过RFID技术自动感知医用物资存取，对应增加、减少库存，存放在260个品种内精准度应达到100%
智能补货	可以根据智能补货数据模型，实时监测柜体内库存，可以实现智能补货功能
效期管理	具备对柜体内货品进行效期监管功能，对货品效期进行自动预警
追溯管理	通过唯一标识，实现商品追溯管理
自动盘点	具备医用物资准确自动盘点（通过RFID），做到日清月结
自检功能	具备自检功能，对柜子本身运行进行检测，并具备短信或微信报警功能
UPS电源	智能柜自带UPS备用电源
触屏操作	具备触摸屏操作查询智能柜库存及入出库信息
权限控制	具备医用物资取用的权限访问控制，支持IC卡、指纹、密码控制开门
访问控制台	智能柜人员权限管理，如添加或删除智能柜使用人员、用户权限调整；配置智能柜门相关参数；对数据库进行备份、还原、初始化；监控智能柜门开启状态
应急开门	设备故障、断网、断电情况时具备紧急情况下快速开门功能
技术要求	要求医用物资拿出柜子即能被感知到，要求设备之间不能串读
系统接口	提供标准化接口，可以与院内各系统对接
系统二次开发	系统平台支持二次开发，根据用户需求优化

9. 试剂智能管理模块

医院试剂管理模式采用高值耗材备货模式，在各班组实际消耗时确认物权转移。通过对检验试剂进行定数管理，主动将试剂推送到检验科、病理科、生殖中心、血液实验室等库房的冷链存储智能冰箱内。试剂在院外中心冷库验收后进行拆包加工、赋码，装箱冷链运送至医院科室二级库复验合格后，在冷链状态下进行扫码上架，二级库扫码出库送至下属班组试剂智能冰箱。试剂智能柜次日根据预设基数产生补货报警，SPD运营商服务人员按照各智能柜预设基数补充试剂。试剂高级智能柜作为医院试剂信息化闭环管理硬件支撑的必要工具，要求运营商对医院原有的冷藏冰箱43台、容积约22 800 L全部更换为试剂高级智能柜。

要求系统支持智能冰箱自带系统与医院LIS系统、SPD系统无缝链接，将试剂消耗数据与检验设备做一一对照，便于多维度分析检验工作量、设备运行效率、试剂使用情况及异常、趋势等（表7-35）。

表7-35　试剂高级智能柜功能参数列表

子功能	功能描述
RFID功能模块	通过平台自动统计箱内物品种类、库存信息、出入信息、箱内温度记录
库存管理	实时了解存储物品的库存情况
订单管理	可根据预设值自动生产意向订单，确认后发送到SPD运营供采平台
设备管理	可实时查看设备的运行状态以及设备运行的温度数据及运行曲线
盘点	支持自动盘点和手动盘点
管理模式	支持在系统同时查看及管控多个设备信息
登录	可按照不同管理人员的职责分配不同的权限
消息提醒	支持安全库存提醒，有效期提醒，机器断电报警、超温报警等故障报警提醒
自关门结构	防止用户开门后忘记关门
质量资质	制造厂家通过ISO9001、ISO13485认证，具有医疗器械生产许可证。产品具有医疗器械注册证，并能提供相应的国家级检测中心出具的检测报告
取用权限记录	产品配备电磁锁功能，通过NFC卡开门，实现开门记录，真正实现储物安全管理
故障报警	多种故障报警（高低温报警、开门报警、传感器故障报警、断电报警，带远程报警接口），两种报警方式（声音蜂鸣报警，显示屏闪烁报警）
断电应急	断电报警功能满足产品断电后继续显示箱内的实时温度大于48 h
温度控制精度	微电脑控温，箱内温度数字显示，温度控制精度0.1℃
多层设计	多层搁架设计，每层都可以进行扫描，且每个搁架都自带价目条设计，方便用户放置标签
门体设计	门体双层钢化玻璃，采用电极式加热防凝露设计，32℃环温、85%湿度下门体无凝露，物品清晰可见

第九节　高值耗材柜管理要求

一、实现目标和预期效果

（一）建设SPD中心和综合存储管理平台，实现医院现代化院内物流

建设院内SPD中心和物流综合存储管理平台，平台具有医院货品信息共享和相关医疗物品追溯、存储管理、盘点、消耗结算、查询统计、监管指挥、应急预警调度等功能。同时对医疗单位信息系统进行功能补充、升级，并集成整合新技术，如SPD综合存储管理技术、RFID电子标签自动识别技术、RFID货品追踪定位技术、RFID全过程追溯

技术等，一方面使得医疗单位信息系统与SPD综合存储管理平台实现系统对接与信息共享，同时也进一步提升医疗服务单位信息化水平，提高健康医疗服务功能与职能。

（二）医院货品全程追溯系统

采用SPD综合存储管理平台及RFID自动识别等技术，实现医疗服务单位对人员、医院货品（药品、耗材、医疗物品、器械等）目标物的实时跟踪、定位、查询、存储、信息反馈、统计与追溯等功能。

（三）提高医院专业化服务效能

在现有医院服务基础上，建设SPD综合存储管理平台和托管运营平台，根据医院服务功能需求，医院单位在平台上新增服务子项目，同时提升标准内部SPD服务流程、SPD设备操作标准、SPD管理人员培训等专业服务级别，提高健康医疗服务水平。

（四）项目的预期效果

1. 经济方面：医院释放了库存积压资金，减少耗材"跑冒滴漏"。

2. 人员方面：物流人员托管，护士减少物流工作量。

3. 社会效益方面：高值耗材全程追溯，低值耗材成本核算精细化。

二、系统主要特点

（一）利用RFID UHF技术优势

本系统利用RFID UHF超高频技术特性（例如身份唯一性、快速大批量读取识别、多次读写、可回收重复使用、无人自动操作扫描等），在系统设备中配置多组UHF超高频读写器与天线，可数秒内实时完成对病区货品大批量扫描识别和对货品的实时监控、盘点、库存与报警等功能。

（二）实现SPD管理标准流程

采用标准尺寸SPD定数盒等多种标准容器，再配合标准尺寸的存储托盘与相关货品消耗数量，本系统可实现从医院中心库至二级库、护士站等医院科室的标准定数化SPD管理流程，实现货品标准化存储管理与全程追踪管理的目标。同时，在每个定数盒内放置单批次的货品，即可实现单批次的产品追踪。

（三）医院结算点前移（消耗点结算）

耗材的物权属于医药公司，实现医院"零"库存。病区护士站或手术室设置RFID智能柜，低值消耗及高值领用信息，系统实时统计消耗结算并通知SPD中心、货品供应商、医院及相关人员。设备全部采用无人值守的设计理念，可以实现在病区和手术间不需要物流或护士人员操作即可实现产品的进、销、存的自动统计。这样就可以实现供应商托管所有库存，当护士取用的时候设备自动统计消耗数量，实现消耗点结算。物权在没有被消耗前属于医药公司，实现医院"零"库存。

（四）货品实时盘点与库存统计

本系统集成整合RFID电子标签无线射频技术与SPD定数化管理，利用货品或定数盒RFID电子标签，可在短时间完成病区货品的实时盘点与库存统计需求，并上传给医院中心库、二级库、供应商和病区护理人员。

（五）补货与自动订单流程

本系统在自动扫描综合存储设备货品库存后，若货品数量降低到补货水平，系统可自动生成订单表格并依订单管理规则，实现对中心耗材SPD中心库自动补货通知。

（六）人员安全管理与操作权限控制

系统登陆依照人员RFID工作卡扫描结果或用户名/密码输入等方法。工作人员在操作时，系统依据工作人员权限控制工作人员的操作范围，保护货品与信息的不正当修改或流失。

三、RFID智能管理

医院高值耗材智能管理系统是利用物联网技术对耗材进行标识和管理，结合射频识别技术（RFID）、传感技术、数据加密技术、计算机网络技术、无线通信技术、自动控制技术等先进技术，对高值耗材从一级库、二级库、三级库使用的全生命周期的各个环节进行实时动态追踪和信息处理。对医院高值耗材的智能管理，解决了传统人为监管手段的不足，为医院、监管部门、供货商提供了全新的技术手段，有助于保障耗材安全性、院内流通可靠性、消费者使用安全性，可加快流通效率，及时补货，减少库存，避免减少人为差错，减少纠正差错所需的成本，防范杜绝已有和可能的漏洞。

本智能化项目完成后，医院和货品SPD供应商可实现与加强以下优势。

（1）院内货品流通自动化管理和提高信息化水平。

（2）实现货品可追溯的智能化管理。

（3）实现高值耗材无人值守下存取管理模式。

（4）提升医院信息可视化水平。

（5）减轻医院护士对耗材管理的工作难度和强度。

（6）提高货品配送效率与消耗结算准确率。

（7）减少货品院内物流运营成本。

（8）降低人工失误、减少损失、提高工作效率。

四、系统网络架构（图7-59）

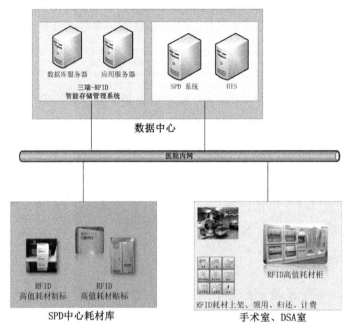

图7-59 系统网络架构

系统网络利用有线局域网LAN链接以下主要区域：院内后台数据中心、SPD中心耗材库、手术室、介入室、内镜中心等。

智能存储管理后台服务器平台建立在机房中，服务器可利用机房局域网络与SPD中心和综合存储管理子系统进行链接，另外，也和院内的SPD系统进行链接和数据交换。

RFID耗材配送管理平台建立于SPD中心耗材库内，系统服务器通过局域网LAN链接后台服务器平台与智能存储管理子系统。

RFID高值耗材智能存储管理单元（智能柜）系统通过局域网LAN链接多个单元，也链接RFID耗材配送管理平台与后台服务器平台。

五、系统工作流程（图7-60）

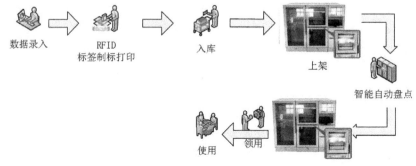

图7-60 系统工作流程

每个高值耗材（寄售类）在进入医院耗材库时，在SPD中心库经过验收后将被赋予唯一的具备防伪追溯功能的RFID电子标签并进行粘贴，经过高值耗材医院中心库、介入室库房、手术室库房、消化内镜中心室等环节，最终使用到病患。

在耗材的使用过程中，针对入库、出库、使用、归还等每一个环节，使用RFID高值耗材智能柜自动扫描耗材上的RFID标签，将RFID标签所代表的高值耗材产品信息、操作时间、操作人员和操作类型等上传到后台服务器和SPD系统，后台服务器和SPD系统记录并存储。

操作流程如图7-61所示。

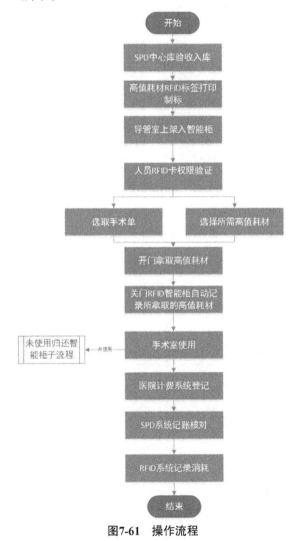

图7-61 操作流程

（一）验收入库

1.SPD运营商接收供应商送过来的高值耗材，操作SPD软件系统选择供应商、目标科室。

2.SPD运营商使用扫描枪扫描高值耗材条形码校检品种是否准入。

3.SPD运营商校验批号、效期等信息，确认数量。

4.扫描高值耗材外包装的条码，系统会根据条码识别相应的批号效期等信息，所有耗材信息输入完毕后，确认完成系统收货。

5.SPD运营商打印收货清单并将高值耗材上架信息通过接口发送耗材柜系统。

（二）赋码贴标

SPD运营商在RFID系统中打印标签，并在高值耗材外包装上贴标签（图7-62）。

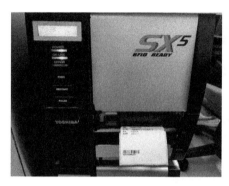 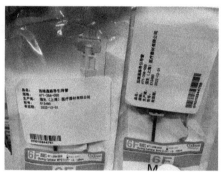

图7-62　RFID标签打印赋码

（三）科室上架入库（图7-63）

1.高值耗材由SPD中心经过收货和制标后，根据科室库存需定时补货，SPD人员将高值耗材配送到各科室，需将高值耗材货品放入RFID智能柜。

2.使用授权RFID人员卡刷卡登录RFID智能柜客户端。

3.选择上架并点击相应的柜门图标进行开门操作。

4.将SPD中心配送到的高值耗材放入智能柜相应的货品分类柜子中，关闭柜门。

5.RFID智能柜自动进行扫描，数秒内完成，智能柜系统实时显示入柜上架数量并更新柜中的库存，完成上架入柜。

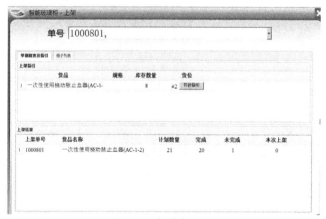

图7-63　智能柜上架

（四）领用（图7-64）

1. 当术前、术中需要按手术单进行取用智能柜内货品时，可按手术单领用或者紧急领用（无手术单情况下）。

2. 点击按手术单领用图标按钮。

3. 选择手术单号，打开柜门拿取高值耗材。

4. 关闭柜门，RFID智能柜自动进行扫描读取，相应领用的高值耗材数量和明细将显示在下架领用结果栏中。

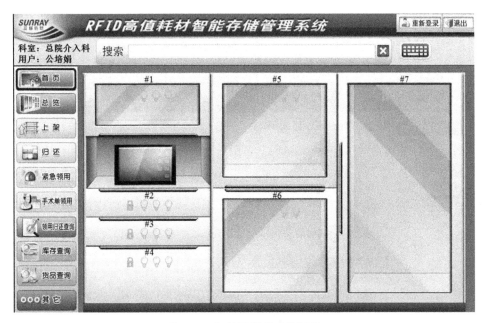

图7-64 智能柜领用功能界面

（五）归还

1. 领用后未实际使用的高值耗材如需归还入库，只须刷卡登录后点击所需要打开柜门的图标，放入相应指定的柜中即可。

2. 关闭柜门，RFID自动进行扫描读取，柜内高值耗材库存相应增加，原高值耗材领用状态变为归还状态。

（六）计费

1. 术后由护士对所用的高值耗材在计费系统中进行扫描计费。

2. SPD软件系统自动拉取每日计费信息。

3. SPD运营商在SPD系统中确认手术消耗信息，并发送至医院对账系统和RFID智能柜系统。

（七）消耗结算

1. SPD运营商SPD系统中将医院已审核完毕的消耗信息确认，并发送到RFID智能柜系统，智能柜系统更新库存信息。

2.同时确认消耗信息后，将信息发送至B2B平台，进行后续结算流程。

六、系统功能说明

医院耗材管理系统包括RFID标签制作管理功能、耗材收发管理功能、耗材盘点功能、耗材监控功能、耗材流向追踪、统计报表管理功能。

1.标签制作管理模块主要是完成高值耗材入库前的标签制作打印和贴标工作。入库的高值耗材包装上首先需要贴RFID电子标签作为耗材的唯一标识，然后才能真正纳入系统管理（图7-65）。

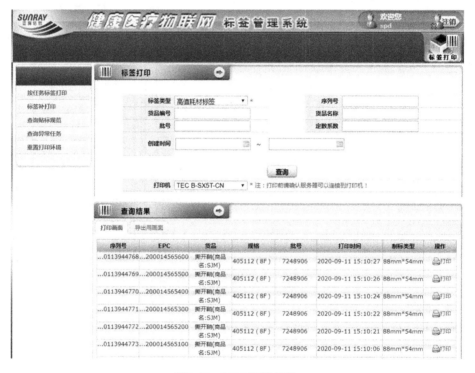

图7-65　RFID标签打印

2.耗材收发管理模块主要是完成耗材货物的出入库及上架管理工作，耗材收发管理模块可以执行收货、拣货、发货等程序的工作。

3.仓储货物盘点管理模块主要是完成系统数据库中的库存信息的盘点功能，统计查询和库存信息的核对工作。

4.耗材流向追踪模块主要是根据耗材RFID编号、条码、耗材名称、批号等条件查询每个耗材出入库记录、使用消耗记录，进行全流向追踪。

5.统计报表模块主要完成库存、领用、归还、消耗的统计报表工作。

七、RFID高值耗材智能存储管理设备

RFID高值耗材智能存储管理设备（图7-66）包含电脑单元（主柜）、存储管理单元（子柜），各功能单元可灵活配置。

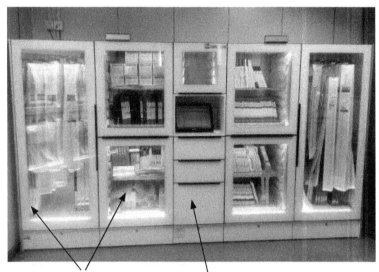

存储管理单元　　　　电脑单元

图7-66　RFID高值耗材智能存储管理设备

存储管理单元（图7-67）包括竖柜、X型竖柜和横柜，并支持不同柜间的组合。

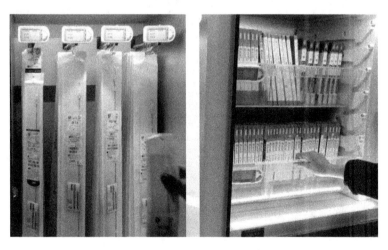

图7-67　RFID高值耗材智能存储管理单元

采用超高频RFID技术对高值耗材进行唯一实时管理。

智能自动实时快速批量扫描盘点，掌握智能柜内实际高值耗材各品规、数量、效期信息，并可自动生成补货单。

RFID批量读取，读取准确率达99.99%。

RFID人员卡（UHF或HF）登录识别及权限控制管理。

具有智能电子牌显示，实现电子牌货品显示和货位提示。

管理单元具备电子锁刷卡权限安全控制出入，并可形成追踪记录。

耗材在智能柜的出入库操作自动实时追踪记录并可查询。

存储管理单元支持悬挂类单件货品储存和盒装类等多类高值耗材单件货品的存储管理。

支持高值耗材全品种（图7-68），包括介入金属外包装支架类、导丝、导管、吻合器的摆放和自动识别。耗材领用或归还后，关闭柜门自动扫描读取，无须人工扫描。

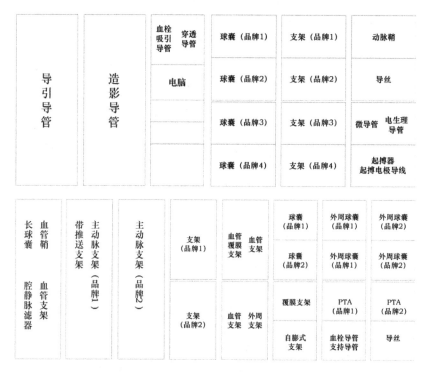

图7-68　高值耗材品种摆放布局图

异常自动报警，支持多种异常报警包括库存自动预警、近效期失效期预警，消除耗材缺货风险和保证耗材使用安全。

标准化存储，智能柜空间内支持使用标准化托盘，可插入、卸下，并可当作抽屉，便于操作使用。

每个柜组均支持独立身份识别功能，单柜组可自行控制柜门的打开，身份识别功能支持员工卡；多组柜组时能够同时支持多人操作，系统可同时监控并记录多人操作痕迹。

智能存储管理系统具有系统自动实时监控功能，异常事件信息系统会自动报警，从而保证系统运行安全性和稳定性。

可配置智能柜视频监控系统，保障耗材安全。

支持多科室共用智能柜，并控制身份开门权限。

支持24 h异人异柜取还耗材，不同人员身份登录后可操作耗材归还到任意柜内。

配置RFID打印机，支持RFID标签打印，并可查询历史标签打印信息。

实时统计报表（图7-69），包括日/周/月/年消耗、库存统计报表，上架报表，领用归还消耗综合报表。

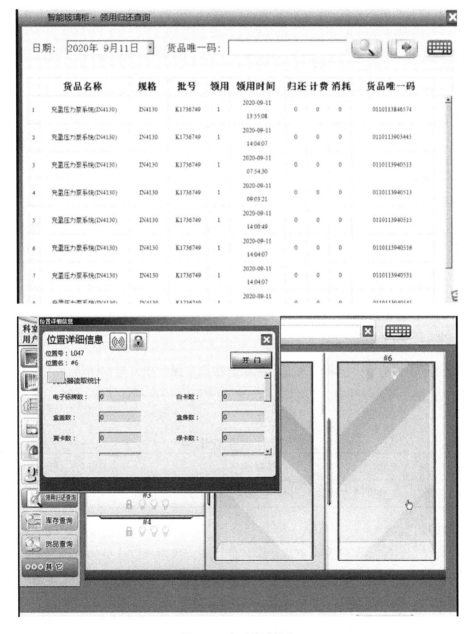

图7-69 实时统计报表

第十节 服务器、网络设备软硬件要求

一、网络方案设计

（一）内部网络

SPD系统服务与系统应用

（1）利用防火墙设备，以对外发布域的形式控制外部访问SPD系统的WEB服务器、以数据中心安全域的形式控制没外网的数据交互，对全网流量进行双向深入数据内容层面的全面透析，制订双向的安全访问策略，使安全策略更精细、更有效，且满足业务的合规性。

（2）建立安全审计监控体系，全面保障SPD系统数据库的安全，强化操作访问的规范性，完善数据库操作访问的管理，降低数据库资产安全风险，加固数据库资产的安全性与合规性建设。

（二）外部网络

目前，需要从外部对SPD系统进行访问的用户主要有两类：各级监察单位和相关业务单位。目前各级监察单位可以通过放防火墙进行访问。据统计，相关业务单位将不低于400家，这就对负责对外发布域的防火墙的性能有一定的要求。

二、网络安全保障

采购服务与监管信息系统的外网业务将引入药企来自Internet区域的访问，并且需要较高的业务操作权限，这将带来安全风险。根据等保要求，应在网络边界部署访问控制设备，启用访问控制功能，同时通过安全隔离网站与内网业务平台隔离，具体见表7-36。

表7-36 网络访问控制

项目	具体要求	安全措施	实现方式
网络访问控制	应在网络边界部署访问控制设备，启用访问控制功能	部署防火墙	防火墙

注意事项：

近几年来，越来越多的安全事故告诉我们，安全风险比以往更加难以察觉。随着网络安全形势逐渐恶化，网络攻击愈加频繁，客户对自己的网络安全建设变得越来越不自信。到底怎么加强安全建设？安全建设的核心问题是什么？采用什么安全防护手段更为合适？已成为困扰用户安全建设的关键问题。

（一）看不看得到真正的风险

一方面，只有看到L2～L7层的攻击才能了解网络的整体安全状况，而基于多产品组合方案大多数用户没有办法进行统一分析，也就无法快速定位安全问题，同时也加大了安全运维的工作量；另一方面，没有攻击并不意味着业务就不存在漏洞，一旦漏洞被利用就为时已晚。好的解决方案应能及时发现业务漏洞，防患于未然。最后，即使有大量的攻击也不意味着业务安全威胁很大，只有针对真实存在的业务漏洞进行的攻击才是有效攻击。看不到有效攻击的方案，就无法让客户看到网络和业务真实的安全情况。

（二）防不防得住潜藏的攻击

一方面，防护技术不能存在短板，存在短板必然会被绕过，原有设备就形同虚设；另一方面，单纯防护外部黑客对内网终端和服务器的攻击是不够的，终端和服务器主动向外发起的流量中是否存在攻击行为和泄密也需要检测，进而才能找到黑客针对内网的控制通道，同时发现泄密的风险，最后通过针对性的安全防护技术加以防御。

（三）单一的应用层设备是否能满足

1. 入侵防御设备

应用安全防护体系不完善，只能针对操作系统或者应用软件的底层漏洞进行防护，缺乏针对Web攻击威胁的防御能力，对Web攻击防护效果不佳。缺乏攻击事后防护机制，不具备数据的双向内容检测能力，对未知攻击产生的后果无能为力，如入侵防御设备无法应对来自Web网页上的SQL，XSS漏洞，无法防御来自内网的敏感信息泄露或者敏感文件过滤等等。

2. Web应用防火墙

传统Web防火墙面对当前复杂的业务流量类型处理性能有限，且只针对来自Web的攻击防护，缺乏针对来自应用系统底层漏洞的攻击特征，缺乏基于敏感业务内容的保护机制，只能提供简单的关键字过滤功能，无法对Web业务提供L2～L7层的整体安全防护。

（四）串糖葫芦式的组合方案

由于防火墙功能上的缺失，使得企业在网络安全建设的时候，针对现有多样化的攻击类型采取了打补丁式的设备叠加方案，形成了"串糖葫芦"式部署。通常我们看到的网络安全规划方案的时候都会以防火墙+入侵防御系统+网关杀毒+……的形式，这种方式在一定程度上能弥补防火墙功能单一的缺陷，对网络中存在的各类攻击形成了似乎全面的防护。

（五）更精细的应用层安全控制

1. 贴近国内应用、持续更新的应用识别规则库。

2. 识别内外网多种应用、多种动作。

3. 支持包括AD域、Radius等多种用户身份识别方式。

4.面向用户与应用策略配置，减少错误配置的风险。

（六）更全面的内容级安全防护

1.基于攻击过程的服务器保护，防御黑客扫描、入侵、破坏三部曲。

2.强化的Web应用安全，支持多种SQL注入防范、XSS攻击、CSRF、权限控制等。

3.完整的终端安全保护，支持漏洞、病毒防护等。

4.双向内容检测，功能防御策略智能联动。

（七）更高性能的应用层处理能力

1.单次解析架构，实现报文一次拆解和匹配。

2.多核并行处理技术提升应用层分析速度。

3.Regex正则表达引擎提升规则解析效率。

4.全新技术架构实现应用层万兆处理能力。

（八）更完整的安全防护方案

可替代传统防火墙/VPN、IPS所有功能，实现内核级联动。

三、服务器与存储构架

（一）服务器需求分析

服务器的选型对于整个SPD系统建设的成败具有决定性的意义，所以安全性、可靠性、先进性都需要保证。在方案设计中应充分考虑针对SPD系统的应用及业务的具体特点作出合理的选择。

按照对SPD系统的理解以及结合未来服务网络的情况，需要对SPD进行统一的规划，并对服务器的架构进行调整和优化。

对于SPD系统这种重要的应用系统，对并发性和实时性的要求非常高，这就要求服务器具备非常高的整体处理性能。同时，为确保SPD系统7×24 h连续不断地运转，就必须保证服务器的可靠性与连续可用性，并在单点出现故障时，构架具备高可用性，便于在业务正常运行的情况下，进行设备的维修与更换。

（二）存储需求分析

存储设备保存着SPD系统的所有业务数据，所以存储设备对于SPD系统来讲是最为关键的部件之一，随着计算机信息系统的进一步发展，系统逐渐从以服务器为中心变成以存储系统为中心。

数据存储设备是SPD系统的数据中心，将利用8GB SAN技术构建存储区域，通过采用中高端的SAN存储设备，根据数据生命周期的分类管理要求，构建包含在线、近线、离线等三类存储的统一存储平台，实现数据分类分层的管理模式，进行数据的统一管理。

第八章　透过"新冠"看SPD对耗材供应链效率的影响

第一节　新冠背景下医用防疫物资管控需求

新冠疫情期间，各医疗机构的人员安排和医疗物资管理面临极大的挑战，如何通过SPD模式实现对防护类医用物资进行科学配置、慈善捐赠物资的追溯管理，以及院内物资流通的安全防护，是医院在疫情期间面临的比较突出的问题。

一、高效配置发放是难点

结合数家医疗机构调研数据，在疫情暴发期间，因防护类医用物资需求爆发式增长，同时无法预知疫情持续时间，各医疗机构均出现医用防护物资较为紧缺的情况。如何科学配置有限的物资资源，给予临床一线医护人员有效的防护支持，是医用物资管理部门面临的巨大难点。传统管理模式下，仅能粗略统计指定时间段内物资入库及出库的数量，无法实时追踪物资拆分发放后的精准流向，也无法通过数据分析来科学判断物资是否流向需求更迫切的临床使用单元。

二、全程追溯管理是要求

疫情期间，各类社会团体及慈善机构乃至个人捐赠至医疗机构的医用物资进入医疗机构的时间并不固定，且数量巨大、种类庞杂，大部分物资来源于多家供应终端或生产厂家，存在多批次、混合批次的情况。但在使用手工登记等传统管理的模式下，即时实现数据透明公开管理，如进行各类捐赠物资的总量汇总，追溯每笔物资的来源及去向等，难度极大。

三、顺畅院内流转是保障

传统管理模式下，医用物资在医疗机构的物资仓库及各临床使用单元之间发放流转，主要依靠有限的仓储管理人员及部分临床医护人员兼顾此部分工作，在疫情防控的紧张形势之下，医疗机构均面临医护人员资源紧张的困境。此外，医疗机构原有的有限的仓储管理人员和临床医护人员在进行物资领用发放及院内流转的过程中，如防护措施出现松懈情况也将增加病毒交叉感染的风险。

第二节　SPD智能调配模型设计

一、搭建数据模型

在SPD管理模式下，临床使用单元二级库医用物资自动补货数量，依靠阶段性物资消耗规律计算得出，数据模型参数设计如表8-1。

表8-1　数据模型参数表

模型参数	参数含义
Q_n	二级库医用物资现有库存量
Q	科室二级库补货量
Q_l	特定周期内医用物资累计消耗量
Q_{max}	二级库最高库存量
Q_s	二级库警戒库存量
S_S	二级库安全库存量
T	特定周期天数
T_n	最高库存预计使用天数
T_s	警戒库存预计使用天数

SPD运营中心根据临床使用单元二级库特点制订配送周期，由此确定最高库存预计使用天数，当计时器监测已达到配送周期时点，即触发自动补货，补货量：

$$Q=Q_{max}-Q_n$$

根据系统固定的配送周期实现自动补货时的最高库存Q_{max}为一相对固定常量，其值由二级库库存初始化设定时沟通确认。

当医用物资使用因突发疫情事件出现暴发式增长时，医用物资消耗速度远远超出原有消耗规律，将出现医用物资在到达固定配送周期时点之前已消耗殆尽的情况，此情况下当二级库现有库存量≤警戒库存值时，系统会触发紧急补货，警戒库存量：

$$Q_s=\frac{Q_l}{T_n}T_s$$

其中$Q_s \geq S_S$（二级库安全库存量），此时补货最高库存Q_{max}由特定周期内医用物资消耗量及可消耗天数决定，即

$$Q_{max}=\frac{Q_l}{T_n}T$$

则补货量

$$Q=\frac{Q_l}{T_n}T-Q_n$$

该警戒库存值以及最高库存值均将按照特定周期内的物资消耗量变化自动调整，以满足临床使用单元在特殊时期的物资使用。

二、追溯细分重塑

将捐赠物资纳入SPD标签管理，可实现物资从捐赠来源至临床使用单元消耗的全流程追溯管理，详见图8-1；同时通过SPD的拆分加工工作，物资管理的颗粒度由传统模式的整箱管理细分为定数包管理，详见图8-2。

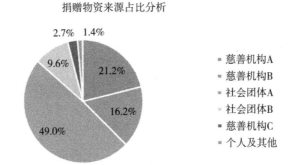

图8-1 捐赠物资来源占比分析

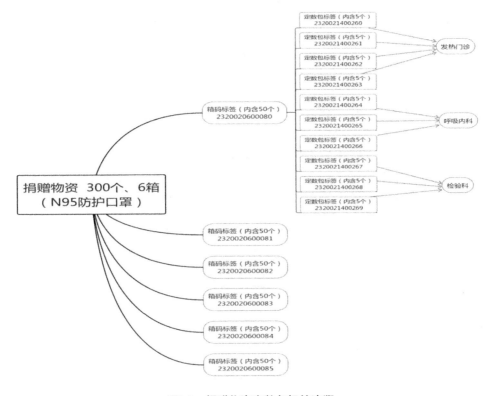

图8-2 捐赠物资定数包标签追溯

三、运营流程再优化

SPD新型医疗服务模式配备专业运营团队，全天候7×24 h在线服务，全面托管医疗机构的医用物资院内物流流转，在医用物资自验收入库直至临床使用单元扫码消耗的8个工作环节中，需临床医护人员参与的工作仅为二级库物资签字验收及扫码消耗两个环节，传统模式下需医护人员进行的物资申领、物资转运、拆箱上架、库内盘点、近效期监控等物资管理工作全部由SPD专业运营团队人员完成，有效缓解临床医护人员在疫情期间人员紧张压力，令医护人员可以为患者提供更优质的医疗服务，详见图8-3。

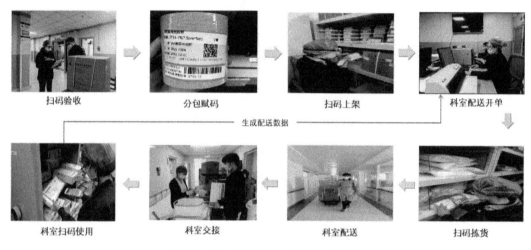

图8-3　SPD模式下院内物资流转流程

结合医院人流量大、物资种类多、物资运输量大、场景复杂等特点，SPD智能平台引入了将人工智能技术与机器人技术深度融合开发的智能物流机器人，可实现物流路线自动规划、医用物资全封闭转运、自动避让障碍物等功能。疫情期间，为避免交叉感染和防控病毒传播，根据各临床使用单元的专科特点，区分病毒感染的风险程度，面向感染风险程度较高的一线科室，SPD运营中心通过智能物流机器人进行医用物资的定点物流配送及转运，并通过识别物资RFID标签自动生成转运清单，实现智能无人转运，减少人员在疫情防控高风险区域的暴露时间，降低接触性交叉感染的风险。

第三节　从数据分析结果看影响

SPD系统中数据报表可实现对医用物资使用合理性的分析，疫情期间，医疗机构可对重点防疫物资进行品种管控，主要包括一次性医用口罩（非外科），一次性使用医用外科口罩、N95防护口罩、防护衣等，按照不同重点科室、分类别、分时间、控数量，达到精准管控效果。结合防护物资各品种消耗总量及值守人员人次数据，指导医用物资在全院的科学合理配置，详见图8-4。

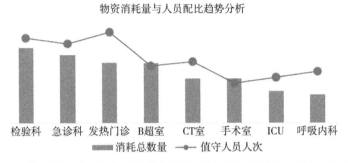

图8-4 防护物资（医用外科口罩）消耗量与使用单元人员配备趋势分析

同时，医疗机构物资管理部门可以物资消耗量的增长趋势评估当前防护物资采购量的使用周期，在物资较为缺乏的情况下，可在SPD信息系统中对非疫情一线科室设定补货量限制，优先保障疫情一线科室人员物资供应。物资消耗增长趋势分析详见图8-5。

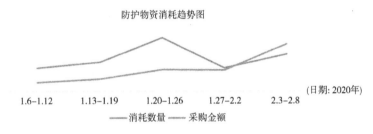

图8-5 全院防护物资消耗趋势图（周）

通过统计数据进行智能化分析，SPD专业运营人员通过提供主动配送服务及二级库管理工作，承担医用耗材配送补货、科室耗材盘点、近效期提醒等工作，平均每周可为医护人员节约物资管理耗费时间3~4h，详见图8-6。

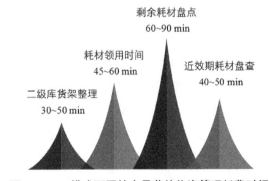

图8-6 SPD模式下医护人员节约物资管理耗费时间

新冠疫情期间，通过SPD智能管控模型的应用，在医疗防护物资、捐赠物资的智能化管控及科学配置方面取得了明显成效，同时有效缓解了医务人员紧张，控制了接触性交叉感染的风险。

第九章　SPD管理对医院耗材管理成本的影响

医院成本管理关系到各个科室的基本利益，也是开展科室联系的重要方式，能够为科室的发展提供基本的物资保障。随着医疗事业的不断发展，各项新业务持续进行，医院成本管理中的办公用品、卫生材料等耗费状况不断地增加。医院采用传统成本管理方式并不能够满足当前的工作需求，需要构建零库存管理模式提升物资管理效率，这样才能够及时地保证各个科室供应不间断，避免浪费情况的出现，又能减少医院流动资金，最主要是减少了流通环节，更关键是缩短了医疗物资供应周期，降低耗材管理成本，规范这类耗材的采购管理。

第一节　"零库存"是降低采购成本的有效方法

随着医疗机构将工作重心逐渐转移至医院核心业务上，并通过改造传统的医院采购供应体系，转移医疗采购配送环节中的非主营业务，也就是医院将非核心主营业务的物流配送以外包的方式，改变医院医用耗材的采购—仓储—配送的供应链形态，建立"零库存"管理模式，这需要在物流的供应上进行准确把握，降低物流供应的各个环节，简化操作流程，医院可专营核心主营业务。

物资的集中招标采购制度能最大限度降低医院的成本，使物资供货企业之间的竞争由过去的地下、灰色，转变为阳光的竞争；同时也切断了物资营销同医院之间的直接经济利益关系，使医院的物资供应公平有序。医院零库存管理方式将会使采购、运输、搬运等环节更加简化，能够强化医院功能职责的体现。通过与第三方医疗物流配送公司确立合作联盟关系，签订医院耗材托管合同，实现医院的医用耗材供应链上下端的整合。医院主要面对第三方医疗物流配送商，通过供应方式的改变，为医院取消医用耗材库提供了前提条件。引进第三方物流配送实施集中采购、库房托管、临床配送一体化的医院物流配送外包委托，给医院带来很大的效益。

医院成本管理是日常建设过程中的重要部分，是贯穿于整体医疗服务全过程的重要内容，能够为医院的发展提供基本的物资保障和供应。成本管理包括预算、计划、核算等方面，对于医院管理质量的提升发挥着关键作用。

医院传统成本管理注重事后控制，内部成本效率上有着明显的体现。但是管理效果只能够表现为内部系统，不能够对整体供应进行系统体现，局限性较为明显。现代医院成本管理要开展分层管理，将控制措施渗透到各个环节中，保证供应活动能够对核算、成本控制等进行深入性分析，制订最大限度的保障成本措施，实现医院经济效益持续增长。医院经济效益体现在市场竞争过程中，对于价格和质量的影响较大。市场差额对医院成本消耗具有一定的影响，医院负担较大将会影响到服务质量。患者就诊负担也对医院成本管理控制起到一定的导向作用。保证控制有效的差额强化医院经济效益，这样才能够使更多的患者接受治疗，保证医院在激烈的市场竞争中占据有利的位置，不断地开拓进取，医院能够吸引到更多的患者，维持医院的运行。

随着社会医疗需求的不断增长，医用耗材的种类呈现出专业化、多样化的发展趋势。医用耗材的用量以也随之增长，成为医疗机构主要的经费投入，医用耗材在总体支出中占据重要的部分，并且正日益成为患者医疗支出增长的主要部分，总消耗量已经与人力成本和运营成本相当。医院开展零库存管理能够节省更多的资源投入，完成医院资源整合，同时根据不同科室的需求进行采购，将会为医院的发展创造更多的经济价值。零库存下的医用耗材将会提升有效的利用率，不断地促进医院的发展。降低生产成本建设，节省更多的空间资源，降低管理人员的投入。同时，根据医院信息数据进行临床科室的配置，在临床科室需求上满足要求，根据需要的数量进行实际配额进行配送，其特点实现了库存资金为"零"周转，也就是医院盘活了资产，就会腾出更多的资金融入医院的周转。

实行零库存管理模式，而且采取委托外包第三方医疗物流配送中心实施医院的耗材采购、库管、临床配送，尝试具有不可比拟的优越性，这也正是医院所要求的和追求的。对医用耗材的使用与采购加强管理，一方面可以为患者减轻一部分医疗费用负担，也可以为医院节省医用耗材采购支出，增加医院收益。社会主义市场经济下的医院发展要充分保障患者能够接受准确的治疗，不断地提升自身的医疗优质服务。

第二节　低值三级库管理能精确核算科室成本

三级库的管理，指的是从二级库库房扫码的定数包，计入三级库库存中，对三级库的医用物资在病区的具体使用进行追溯体系的建立。在病区的定数包耗材中的可收费耗材可使用三级库管理，其耗材的销售数据可直接由HIS系统中拉取计费获取，将销售数据与定期盘点的实物数据进行对比，则可规范医院人员使用耗材的准确性和规范性。不可收费耗材则是通过耗材绑定的诊疗项目（套餐）进行成本配比预估（图9-1）。

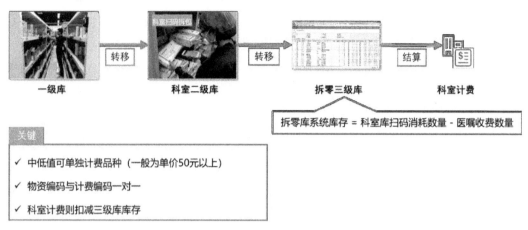

图9-1　三级库管理

一、拆零三级库流程及功能描述

主要完成诊疗项目对应可收费耗材和不可收费耗材套包品规、数量维护，作为拆零库按HIS端诊疗收费项目进行扣减库存的依据。

（一）诊疗项目套包维护

系统界面如图9-2。

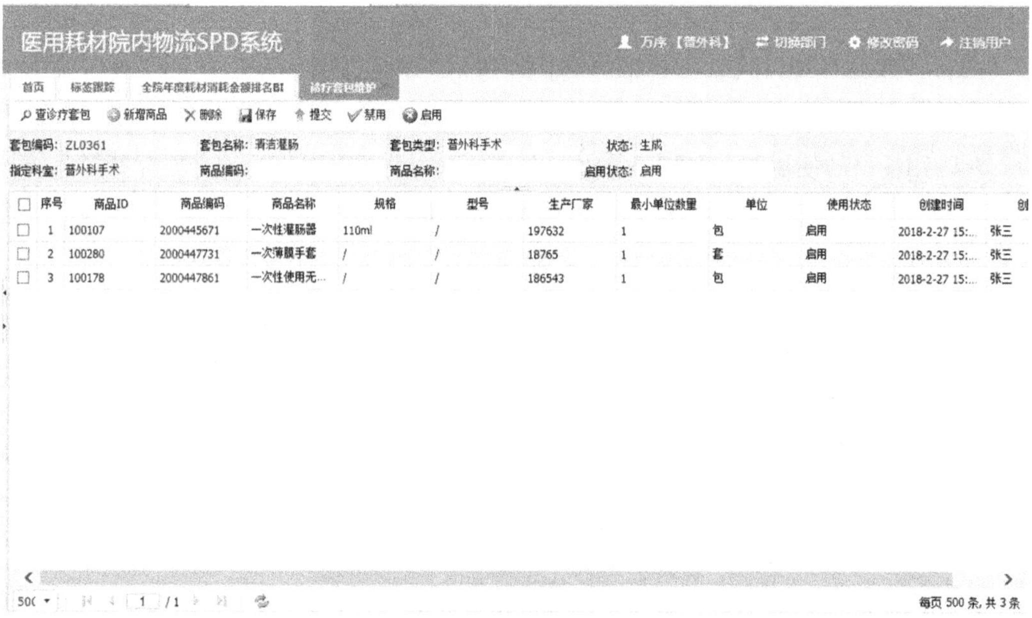

序号	商品ID	商品编码	商品名称	规格	型号	生产厂家	最小单位数量	单位	使用状态	创建时间	创
1	100107	2000445671	一次性灌肠器	110ml	/	197632	1	包	启用	2018-2-27 15:...	张三
2	100280	2000447731	一次性薄膜手套	/	/	18765	1	套	启用	2018-2-27 15:...	张三
3	100178	2000447861	一次性使用无	/	/	186543	1	包	启用	2018-2-27 15:...	张三

图9-2　诊疗项目套包维护

（二）科室拆零库入库

完成科室二级库扫码SPD标签后，拆零库入库操作。商品库存数量 ＝ 在库库存 ＋ 扫码标签数 × 内含数（图9-3）。

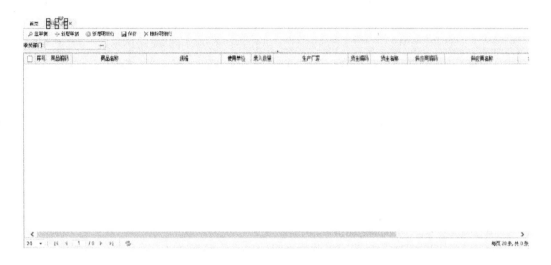

图9-3　科室拆零库入库

（三）科室拆零库出库

HIS同步单独收费耗材品规和数量或者HIS端收费诊疗项目，SPD根据该诊疗项目对应的套包数量，完成对应计费、非计费耗材库存的扣减处理。

系统界面如图9-4。

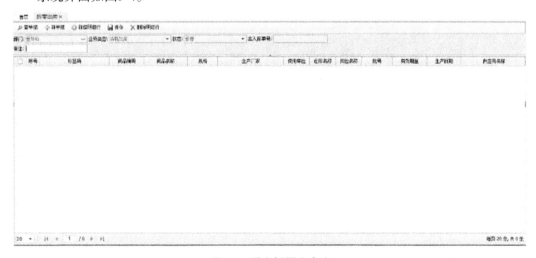

图9-4　科室拆零库出库

（四）科室拆零库存查询

查询当前拆零库存商品的在库即时库存。

在库即时库存 ＝ 月度期初库存 ＋ 扫码标签数量 × 内含数 － 使用库存。

系统界面如图9-5。

序号	部门名称	商品编码	商品名称	规格	含税进价	零售价	科室拆零库库	科室二级库库存	HIS锁定数量	院内仓数量	包装单位	生产厂家
2	门诊材料室	M00000001412	下肢牵引带	无规格	7	7.7	3	5		6	个	衡水
3	门诊材料室	M000000002346	锁定接骨板（胫...	微创	4500	4692	-2			0	套	微创脊柱创...
4	门诊材料室	M00000000722	胫腓骨夹板	无规格	6.5	7.15	27	2		53	套	衡水恒益医疗器...
5	门诊材料室	M00000003026	聚氨酯泡沫敷料	15*15*0.5CM	188	206.8	46	45	19	150	个	威高
6	门诊材料室	M00000003027	聚氨酯泡沫敷料	10*20*0.5CM	188	206.8	27	20	9	90	个	威高
7	门诊材料室	M00000003025	聚氨酯泡沫敷料	12.5*12.5*0.2CM	75	82.5	2	13	1	126	个	威高
8	门诊材料室	M00000002257	静脉留置针	22，24号	13.5	14.85	50	0	1	1050	支	上海锦泽夏本医...
9	门诊材料室	M00000001003	可控式吸痰管	DRE型(20根)	4.21	4.63	20	0	20	980	根	宝鸡市德尔医疗...
10	门诊材料室	M00000001190	中心静脉导管双腔	国产	219	239.76	3	0	1	25	根	佛山特种医用导...
11	门诊材料室	M00000000713	硅凝胶贴膜	赛琅	335	360.4	4	13	2	1	片	上海赛琅医药科...
12	门诊材料室	M00000000847	透明质酸修护生...	80g	120	132	48	72	40	0	支	滇虹药业
13	门诊材料室	M00000000733	肋骨固定带	无规格	102	112.2	29	28	8	24	个	长沙市华丰康城...
14	门诊材料室	M00000000770	前臂支具	无规格	195	214.5	15	17		3	个	长沙市华丰康城...
15	门诊材料室	M00000000735	铝合金指骨夹	无规格	79.9	87.89	16	23	8	19	支	长沙市华丰康城...
16	门诊材料室	M00000000734	铝合金指骨板	无规格	79.9	87.89	14	20	4	2	支	长沙市华丰康城...
17	门诊材料室	M00000000765	前臂吊带	无规格	53.9	59.29	34	27	17	56	个	长沙市华丰康城...
18	门诊材料室	M00000001411	全弹力腰围	无规格	99.9	109.89	43	25	17	26	个	长沙市华丰康城...
19	门诊材料室	M00000000779	塑料超踝托支具	无规格	296	319.84	17	23	7	35	个	长沙市华丰康城...
20	门诊材料室	M00000000763	前臂超关节支具	无规格	236	257.44	14	14	2	8	个	长沙市华丰康城...

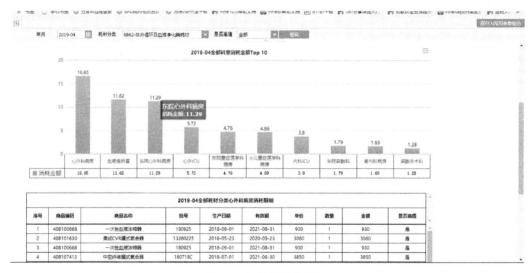

图9-5 科室拆零库库存查询

（五）不同病区耗材差异率分析

通过对耗材（或耗材分类）在不同病区的差异率进行分析。对比出不同点，对临床的数据分析做出判断（图9-6）。

2019-04全部耗材分类心外科病房消耗明细

序号	商品编码	商品名称	批号	生产日期	有效期	单价	数量	金额	是否高值
1	408100668	一次性血液浓缩器	180925	2018-09-01	2021-08-31	930	1	930	是
2	408101630	集成CVR膜式氧合器	13260225	2018-05-23	2020-05-23	3060	1	3060	是
3	408100668	一次性血液浓缩器	180925	2018-09-01	2021-08-31	930	1	930	是
4	408107413	中空纤维膜式氧合器	180718C	2018-07-01	2021-06-30	3850	1	3850	是

图9-6 耗材差异率分析

二、手术套包管理能精确核算手术效益

（一）手术套包管理流程

手术套包是一种新环境、新模式下的标准化、规范化耗材使用包，即根据医院诊疗需要或者手术医生习惯，将某种或者某类手术所使用或者可能使用到的中低值收费耗材，按一定品规及数量组合包装到一个套包中，从而形成类似“手术器械包”的可供台

手术一次性领用的耗材标准套包，其目的是满足手术高效领用需要、可闭环追溯需要、准确计费等管理需要。

套包在使用过程中将关联到相应的科室、患者、术间、手术台次等信息，使用套包有以下几方面优点。

1. 方便手术使用，一个套包在设计时已经考虑了手术使用耗材情况，手术前领用方便、快捷。

2. 有利于科室核算，套包型管理，盘点、清点都将简化，更加清晰明了。

3. 提高耗材使用安全，多环节审核、校对，确保了耗材与手术的一致性，套包与手术的一致性，手术与患者的一致性。

4. 对耗材的管理更加科学有效，减少了失误产生的损失。

5. 解放了相关人员工作，使得医护人员回归临床。

（二）手术套包设计

根据各科室对各个手术使用消耗的耗材情况不一，建立相应的知识体系，由医院设立专业人员维护套包内容，并且定期更新套包。

1. 手术套包维护功能：手术室管理人员通过对手术套包进行手术对照、库位设置、箱号维护、箱号对照等完成套包在手术室管理全流程操作节点的设置。

2. 手术套包领取管理功能：该功能通过对接手术室手麻系统，提前接收手术排程及手术信息，套包领用时能够准确定位患者姓名、住院号、术间、台次、巡回护士、洗手护士、主刀医生等信息，节约护士单独配取一台手术所有耗材的时间，同时记录信息，使得被领取的套包能够实现全程追溯。

3. 手术套包回库功能：手术结束，套包进行回库，系统自动展现套包明细、使用明细、回库明细，与手术巡回单进行核对，使得回库操作更加快捷、有序、无误，从而确保耗材流通安全。

4. 手术套包补货功能：系统根据已回库套包的使用明细作为该套包的补货明细，方便手术室操作，套包循环利用，使得套包在手术室能够高效运转。

5. 手术套包更换住院号功能：该功能主要针对手术临时更换，方便巡回护士无须再次到手术室、无菌室进行套包的回库和领用操作，直接在术间进行更换住院号，节省巡回护士时间，提高工作效率。

（三）业务流程及说明

1. 流程图（图9-7）

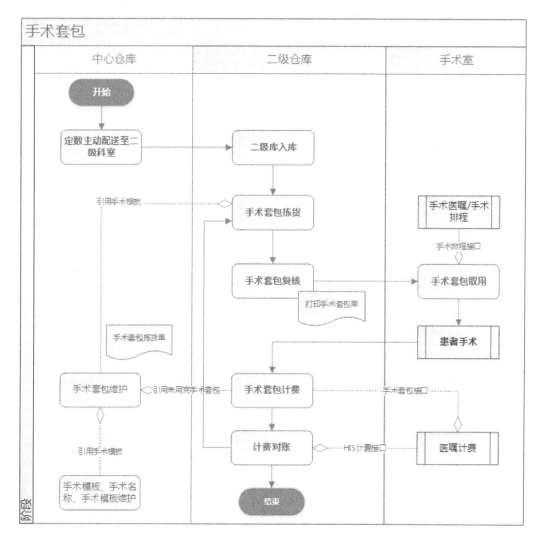

图9-7 手术套包管理流程

2. 流程描述

（1）二级库补货

①系统根据二级仓库耗材定数消耗信息，自动产生补货信息；

②仓库物流人员根据配送周期，拣货下架、复核，并配送至二级仓库；

③二级仓库按照SPD标准流程进行验收、上架。

（2）套包维护

①仓库运维人员收集医院手术信息、手术对应耗材信息；

②在手术管理系统中维护手术类型、手术名称、手术模板等基本信息；

③维护手术套包信息；

④引用模板，修正模板对应信息，形成手术套包数据；

⑤引用未使用完的手术套包，在其基础上，根据原模板形成新的手术套包数据和待拣货数据；

⑥同样套包可一键复制，产生多个新的手术套包数据；

⑦打印待手术套包拣货单。

（3）手术套包拣货

①拣货单包括新的拣货单和审核退货的拣货单；

②手持纸质拣货单，至仓库货架处拣货，然后到PC端进行拣货信息录入；

③手工录入；

④扫码录入；

⑤手持移动设备（PDA），选择某套包，进行扫码录入和手工录入；

⑥套包拣货支持订数标签拣货和拆零拣货；

⑦拣货时，需要制订当前定数包的周转箱；

⑧同模板的套包可以放置在同一周转箱内；

⑨一个周转箱只能放同一模板手术套包。

4）手术套包复核

①对新生成的手术套包进行复核。

②复核内容包括品规一致性，数量一致性。

③复核结果包括通过；退回，退回需要填写退货理由。退回需要重新修改套包内容和实物，满足账实相符后再进行提交审核。

④打印手术套包清单：手术单二维码；手术名称、科室；套包内耗材基本信息；拣货人、拣货时间；审核人及审核时间等。

（5）手术套包取用

①系统通过接口提前获取手术医嘱信息；

②手术前在PC端选择手术医嘱号后，再选择手术套包或者扫描套包二维码，系统对医嘱和套包的一致性进行自动核对并提醒，核对依据包括手术编码、手术科室、手术名称；

③如发现手术医嘱与套包出现关联错误，可人工调整或者取消；

④护士也可通过移动设备（PDA）完成套包扫码取用。

（6）患者手术使用

①手术过程中，打开耗材进行手术耗材使用；

②手术结束后，将未使用的耗材原包退回。

（7）手术套包计费

①选择套包，查询条件包括套包信息，如套包编码，扫描套包二维码等；患者信息，患者基本信息，扫描患者腕带信息等；

②根据退货耗材，调整耗材的使用数据：拆零的，调整其数量；标签退货的，直接扫描退货标签；

③系统根据退回情况，自动计算出本次手术实际消耗数据，可将该消耗数据通过接口同步给HIS端，作为HIS端的与患者的计费依据。

（8）实物退回再次利用

未使用完毕的耗材，可通过实物回收，结合系统根据套包数量计算确认的新手术套包，进行新一轮拣货和使用。

（四）某大型三甲医院术式套包数据（表9-1）

表9-1　某大型三甲医院术式套包数据

手术名称	耗材名称	规格	厂家	手术台次	使用量	平均每台使用量
垂体瘤切除术，经蝶窦	消融电极	JBW/X-B（B10）双极电凝镊子	武汉金柏威光电技术有限公司	416	419	1
	可吸收止血纱	1962	美国强生	320	326	1
	消融电极	JBW/X-A（A1）乌针	武汉金柏威光电技术有限公司	203	205	1
	医用胶	2.0 mL/支 喷涂型	北京康派特医疗器械有限公司	167	167	1
	消融电极	JBW/X-B（B1）可伸缩电刀	武汉金柏威光电技术有限公司	161	162	1
	硬膜修补材料	ID-3305-I	美国Integra Lifesciences Corporation	133	133	1
	生物膜	人工硬脑膜φ85	天新福（北京）医疗器材股份有限公司	99	105	1
	硬膜修补材料	ID-4501-I	美国Integra Lifesciences Corporation	86	115	1
	生物膜	人工硬脑膜φ60	天新福（北京）医疗器材股份有限公司	77	77	1
	骨动力系统-磨头	5820-012-050	史赛克	56	56	1
ESD	一次性高频止血钳	FD-410LR	日本奥林巴斯	402	404	1
	一次性黏膜切开刀	KD-650Q	奥林巴斯	196	199	1
	一次性黏膜切开刀	KD-650L	日本奥林巴斯	166	171	1
	一次性使用黏膜切开刀	KD-611L	日本奥林巴斯	141	144	1
	一次性使用黏膜切开刀	AMH-EK-O-2.4×2300（4）	安瑞	126	127	1
	一次性使用黏膜切开刀	AMH-EK-O-2.4×2300（4）-N	安瑞	113	114	1
	带有推送器的一次性使用止血夹	M00522600	波士顿科学公司	109	453	4
	热活检钳	AMH-HF-A-2.4×2300	安瑞	99	101	1
	带有推送器的一次性使用止血夹	M00522610	波士顿科学公司	90	370	4
	一次性使用高频切开刀	DK2618JB-20	日本富士	54	54	1

续表

手术名称	耗材名称	规格	厂家	手术台次	使用量	平均每台使用量
扁桃体伴腺样体切除术	一次性射频等离子手术电极 一次性使用射频等离子手术刀头	G33E51	北京杰西惠中	386	386	1
	一次性射频等离子手术电极	MC401	成都美创医疗科技股份有限公司	245	245	1
	等离子体手术系统一体化等离子射频刀头/针	EIC5874-01	美国ArthroCare	82	82	1
	一次性双极射频等离子体手术电极	SDJA03-ESL632	优尼特	51	51	1
玻璃体切割+晶状体摘除术	黏弹物质控制管路	8065750957	美国爱尔康	71	71	1
	（25GA）联合手术套包	8065751468	美国爱尔康	58	58	1
	眼科手术用硅油	VRI.600	美国博士伦	55	55	1
	全套玻切套包	8065750828	美国爱尔康	51	51	1
房间隔缺损补片修补术	一次性使用无菌中心静脉导管套件	SCW-CVCP-2（7F）	深圳益心达	68	70	1
	一次性使用无菌中心静脉导管套件	SCW-CVCP-2（4F）	深圳益心达	61	63	1
	一次性血液浓缩器	CX×HCO5S	日本泰尔茂	60	61	1
	涤纶心脏修补材料	DKS-P-1010	上海契斯特	59	60	1
	集成CVR膜式氧合器	541	美国美敦力	53	55	1
肺叶切除术	医用胶	2.0 mL/支 腔镜型	北京康派特医疗器械有限公司	102	109	1
	一次性使用腔镜下切割吻合器	CEAA30	中法派尔特	68	68	1
	一次性使用腔镜下切割吻合器组件	CADB-45T	北京派尔特医疗科技股份有限公司	67	186	3
	一次性使用腔镜下切割吻合器组件	CADB-60N	北京派尔特医疗科技股份有限公司	52	95	2

续表

手术名称	耗材名称	规格	厂家	手术台次	使用量	平均每台使用量
	一次性使用无菌中心静脉导管套件	SCW-CVCP-1（16 G）	深圳益心达	371	371	1
	结扎血管夹	WD-JZM（中号紫色）	浙江微度	300	648	2
	超声高频外科集成系统超声刀头	HARH36	美国强生	298	298	1
	穿刺器	FQ-D3型12 mm×110 mm	安徽奥弗医疗设备科技股份有限公司	274	306	1
	穿刺器	FQ-D2型10.5 mm×110 mm	安徽奥弗医疗设备科技股份有限公司	203	203	1
	一次性内窥镜穿刺器	ATRKFS 5 mm×100 mm	联合微创医疗器械（深圳）有限公司	161	475	3
	一次性使用腔镜下切割吻合器	CEAA30	中法派尔特	128	128	1
	内镜用切割吻合器及一次性钉匣	030449	Covidien（柯惠医疗）	116	116	1
	连发施夹器和钛夹	LT300	美国强生	115	149	1
	一次性使用腔镜下切割吻合器组件	CADB-60N	北京派尔特医疗科技股份有限公司	103	155	2
	一次性腔镜切割缝合（器）及套件	HD1010303	湖南瀚德	90	98	1
	医用胶	1.5 mL/支腔镜型	北京康派特医疗器械有限公司	86	141	2
	一次性腔镜切割缝合（器）及套件	HD1010203	湖南瀚德	81	81	1
	非吸收高分子结扎夹	0301-03 L	United Kingdom	71	211	3
	一次性腔镜切割缝合（器）及套件	HD1010301	湖南瀚德	70	70	1
腹腔镜结肠癌根治术	穿刺器	FQ-D1型5.5 mm×100 mm	安徽奥弗医疗设备科技股份有限公司	70	204	3
	一次性使用直线型切割吻（缝）合器及钉仓组件	XLCB-75	南京嘉威医疗器械有限责任公司	69	78	1

续表

手术名称	耗材名称	规格	厂家	手术台次	使用量	平均每台使用量
腹腔镜结肠癌根治术	一次性使用管型吻合器	XWH-29（M）	南京嘉威医疗器械有限责任公司	68	71	1
	医用胶	2.0 mL/支 腔镜型	北京康派特医疗器械有限公司	65	111	2
	内镜用切割吻合器及一次性钉匣	030458	Covidien（柯惠医疗）	65	85	1
	一次性内窥镜穿刺器	12 mm×100 mm	联合微创医疗器械（深圳）有限公司	60	62	1
	一次性内窥镜穿刺器	ATRKFS10 mm×100 mm	联合微创医疗器械（深圳）有限公司	57	58	1
	一次性使用管型吻合器	XWH-26（M）	南京嘉威医疗器械有限责任公司	52	52	1
	一次性套管穿刺器（套管穿刺针）	II型套装A	杭州康基	68	69	1
	医用胶	2.0 mL/支 腔镜型	北京康派特医疗器械有限公司	65	65	1
	一次性腹腔镜切割缝合（器）及套件	HD1010303	湖南瀚德	64	68	1
	一次性腹腔镜切割缝合（器）及套件	HD1010301	湖南瀚德	61	64	1
腹腔镜阑尾切除术	穿刺器	FQ-D2型10.5 mm×110 mm	安徽奥弗医疗设备科技股份有限公司	55	56	1
	穿刺器	FQ-D3型12 mm×110 mm	安徽奥弗医疗设备科技股份有限公司	100	106	1
	穿刺器	FQ-D1型5.5 mm×100 mm	安徽奥弗医疗设备科技股份有限公司	99	150	2
	穿刺器	FQ-D2型10.5 mm×110 mm	安徽奥弗医疗设备科技股份有限公司	98	99	1
	医用胶	2.0 mL/支 腔镜型	北京康派特医疗器械有限公司	71	158	2
	非吸收高分子结扎钉	0301-03XL	United Kingdom	68	95	1
	超声高频外科集成系统超声刀头	HARH36	美国强生	65	65	1
	非吸收高分子结扎夹	0301-03 L	United Kingdom	65	148	2
	一次性腹腔镜切割缝合（器）及套件	HD1010502	湖南瀚德	60	60	1

续表

手术名称	耗材名称	规格	厂家	手术台次	使用量	平均每台使用量
腹腔镜肾囊肿去顶减压术	55K超声止血刀具	HS5P	北京速迈医疗科技有限公司	94	94	1
	一次性套管穿刺器（套管穿刺针）	Ⅱ型套装F	杭州康基	83	83	1
	一次性腔镜切割缝合（器）及套件	HD1010502	湖南瀚德	77	77	1
	穿刺器	FQ-D1型5.5 mm×100 mm	安徽奥弗医疗设备科技股份有限公司	76	110	1
	穿刺器	FQ-D2型10.5 mm×110 mm	安徽奥弗医疗设备科技股份有限公司	73	73	1
	一次性腔镜切割缝合（器）及套件	HD1010303	湖南瀚德	69	69	1
	穿刺器	FQ-D3型12 mm×110 mm	安徽奥弗医疗设备科技股份有限公司	67	69	1
	医用胶	2.0 mL/支腔镜型	北京康派特医疗器械有限公司	66	119	2
	外科术中止血装置	SM0002	美国巴德	63	76	1
	超声切割止血刀刀系统	CS3605H	天津瑞奇外科器械股份有限公司	56	56	1
	医用胶	2.0 mL/支腔镜型	北京康派特医疗器械有限公司	99	228	2
	超声高频外科集成系统超声刀头	HARH36	美国强生	71	71	1
腹腔镜肾上腺肿瘤切除术	一次性腔镜切割缝合（器）及套件	HD1010502	湖南瀚德	71	71	1
	穿刺器	FQ-D3型12 mm×110 mm	安徽奥弗医疗设备科技股份有限公司	69	80	1
	穿刺器	FQ-D1型5.5 mm×100 mm	安徽奥弗医疗设备科技股份有限公司	69	98	1
	结扎血管夹	WD-JZM（中号紫色）	浙江微度	68	82	1
	一次性套管穿刺器（套管穿刺针）	Ⅱ型套装F	杭州康基	66	66	1
	穿刺器	FQ-D2型10.5 mm×110 mm	安徽奥弗医疗设备科技股份有限公司	64	65	1
	非吸收高分子结扎夹	0301-03 L	United Kingdom	54	86	2

续表

手术名称	耗材名称	规格	厂家	手术台次	使用量	平均每台使用量
腹腔镜肾脏部分切除术	穿刺器	FQ-D3型12 mm×110 mm	安徽奥弗医疗设备科技股份有限公司	99	103	1
	穿刺器	FQ-D2型10.5 mm×110 mm	安徽奥弗医疗设备科技股份有限公司	97	97	1
	穿刺器	FQ-D1型5.5 mm×100 mm	安徽奥弗医疗设备科技股份有限公司	97	141	1
	医用胶	2.0 mL/支 腔镜型	北京康派特医疗器械有限公司	92	172	2
	一次性腔镜切割缝合（器）及套件	HD1010502	湖南瀚德	89	90	1
	超声高频外科集成系统超声刀头	HARH36	美国强生	87	87	1
	结扎血管夹	WD-JZM（中号紫色）	浙江微度	67	83	1
	一次性腔镜切割缝合（器）及套件	HD1010303	湖南瀚德	51	51	1
	一次性腔镜切割缝合（器）及套件	HD1010203	湖南瀚德	51	51	1
腹腔镜下前列腺癌根治术	超声高频外科集成系统超声刀头	HARH36	美国强生	103	103	1
	穿刺器	FQ-D3型12 mm×110 mm	安徽奥弗医疗设备科技股份有限公司	81	124	2
	一次性腔镜切割缝合（器）及套件	HD1010502	湖南瀚德	78	78	1
	穿刺器	FQ-D1型5.5 mm×100 mm	安徽奥弗医疗设备科技股份有限公司	76	147	2
	医用胶	2.0 mL/支 腔镜型	北京康派特医疗器械有限公司	71	142	2
	穿刺器	FQ-D2型10.5 mm×110 mm	安徽奥弗医疗设备科技股份有限公司	65	72	1
	外科中止血装置	SM0002	美国巴德	54	65	1
	一次性套管穿刺器（套管穿刺针）	II型套装F	杭州康基	54	54	1

续表

手术名称	耗材名称	规格	厂家	手术台次	使用量	平均每台使用量
腹腔镜下肾部分切除术	一次性腔镜切割缝合（器）及套件	HD1010502	湖南瀚德	72	72	1
	医用胶	2.0 mL/支 腔镜型	北京康派特医疗器械有限公司	60	148	2
	穿刺器	FQ-D3型12 mm×110 mm	安徽奥弗医疗设备科技股份有限公司	60	64	1
	超声高频外科集成系统超声刀头	HARH36	美国强生	58	58	1
	穿刺器	FQ-D1型5.5 mm×100 mm	安徽奥弗医疗设备科技股份有限公司	58	95	2
	穿刺器	FQ-D2型10.5 mm×110 mm	安徽奥弗医疗设备科技股份有限公司	57	59	1
	结扎血管夹	WD-JZM（中号紫色）	浙江微度	51	73	1
腹腔镜下右肾部分切除术	55K超声止血刀具	HS5P	北京速迈医疗科技有限公司	56	56	1
	一次性套管穿刺器（套管穿刺针）	Ⅱ型套装F	杭州康基	55	55	1
	一次性腔镜切割缝合（器）及套件	HD1010502	湖南瀚德	53	53	1
	外科术中止血装置	SM0002	美国巴德	51	51	1
腹腔镜下右肾上腺切除术	一次性套管穿刺器（套管穿刺针）	Ⅱ型套装F	杭州康基	109	109	1
	55K超声止血刀具	HS5P	北京速迈医疗科技有限公司	106	106	1
	一次性腔镜切割缝合（器）及套件	HD1010303	湖南瀚德	101	104	1
	微创筋膜闭合器	AF-BHQ型15 mm	安徽奥弗医疗设备科技股份有限公司	97	97	1
	一次性腔镜切割缝合（器）及套件	HD1010502	湖南瀚德	92	92	1
	医用胶	2.0 mL/支 腔镜型	北京康派特医疗器械有限公司	91	91	1
	外科术中止血装置	SM0002	美国巴德	81	83	1
	非吸收高分子结扎夹	0301-03 XL	United Kingdom	63	71	1
	结扎血管夹	WD-JZL（大号金色）	浙江微度	63	67	1

续表

手术名称	耗材名称	规格	厂家	手术台次	使用量	平均每台使用量
腹腔镜下左侧肾上腺切除术	一次性套管穿刺器（套管穿刺针）	II型套装F	杭州康基	148	148	1
	医用胶	2.0 mL/支 腔镜型	北京派派特医疗器械有限公司	142	145	1
	微创筋膜闭合器	AF-BHQ 型 15 mm	安徽奥弗医疗设备科技股份有限公司	141	141	1
	一次性腔镜切割缝合（器）及套件	HD1010303	湖南瀚德	138	138	1
	55K超声止血刀具	HS5P	北京速迈医疗科技有限公司	118	118	1
	外科术中止血装置	SM0002	美国巴德	117	117	1
	一次性腔镜切割缝合（器）及套件	HD1010502	湖南瀚德	104	104	1
	非吸收高分子结扎夹	0301-03 XL	United Kingdom	91	95	1
	结扎血管夹	WD-JZL（大号金色）	浙江微度	61	61	1
腹腔镜直肠癌根治术	一次性使用无菌中心静脉导管套件	SCW-CVCP-1（16G）	深圳益心达	505	506	1
	结扎血管夹	WD-JZM（中号紫色）	浙江微度	414	811	2
	超声高频外科集成系统超声刀头	HARH36	美国强生	405	406	1
	穿刺器	FQ-D3型12 mm × 110 mm	安徽奥弗医疗设备科技股份有限公司	403	450	1
	穿刺器	FQ-D2型10.5 mm × 110 mm	安徽奥弗医疗设备科技股份有限公司	294	294	1
	一次性内窥镜穿刺器	ATRKFS5 mm × 100 mm	联合微创医疗器械（深圳）有限公司	229	676	3
	一次性使用腔镜下切割吻合器	CEAA30	中法派尔特	208	208	1
	一次性使用腔镜下切割吻合器组件	CADB-60N	北京派尔特医疗科技股份有限公司	180	339	2
	内镜用切割吻合器及一次性钉匣	030449	Covidien（柯惠医疗）	166	168	1

续表

手术名称	耗材名称	规格	厂家	手术台次	使用量	平均每台使用量
	一次性腔镜切割缝合（器）及套件	HD1010303	湖南瀚德	139	151	1
	医用胶	1.5 mL/支 腔镜型	北京康派特医疗器械有限公司	134	227	2
	一次性腔镜切割缝合（器）及套件	HD1010203	湖南瀚德	125	126	1
	穿刺器	FQ-D1型5.5 mm×100 mm	安徽奥弗医疗设备科技股份有限公司	117	349	3
	连发施夹器和钉夹	LT300	美国强生	114	118	1
	腔镜关节头直线型切割吻合器和钉仓	EC45A	美国强生	113	114	1
	一次性腔镜切割缝合（器）及套件	HD1010301	湖南瀚德	109	109	1
腹腔镜直肠癌根治术	内镜用切割吻合器及一次性钉匣	030458	Covidien（柯惠医疗）	107	135	1
	非吸收高分子结扎夹	0301-03 L	United Kingdom	102	228	2
	医用胶	2.0 mL/支 腔镜型	北京康派特医疗器械有限公司	100	181	2
	一次性内氮镜穿刺器	12 mm×100 mm	联合微创医疗器械（深圳）有限公司	77	78	1
	胸普外科修补膜	TP-S100150	广东冠昊生物科技股份有限公司	76	76	1
	消融电极	JBW/X-B（B4）照明刀	武汉金柏威光电技术有限公司	72	89	1
	弯型和直型腔内吻合器	CDH29A	美国强生	71	71	1
	一次性内氮镜穿刺器	ATRKFS10 mm×100 mm	联合微创医疗器械（深圳）有限公司	68	70	1
	胸普外科修补膜	TB-S80120	广东冠昊生物科技股份有限公司	66	66	1
	一次性使用套管穿刺针	10 mm	佛山特种医用导管有限公司	64	64	1
	一次性使用端端吻合器	RCS31C	瑞奇外科器械（中国）有限公司	64	65	1
	55K超声止血刀具	HS5P	北京速迈医疗科技有限公司	61	61	1
	一次性使用管型吻合器	XWH-29（M）	南京嘉威医疗器械有限责任公司	60	60	1

续表

手术名称	耗材名称	规格	厂家	手术台次	使用量	平均每台合使用量
腹腔镜直肠癌根治术	腔镜直线型切割吻合器和钉仓	ECR45D	强生	59	125	2
	腔镜直线型切割吻合器和钉仓	ECR45B	美国强生	58	91	2
	内镜用切割吻合器及一次性钉匣	030455	Covidien（柯惠医疗）	55	84	2
	外科术中止血装置	SM0002	美国巴德	55	108	2
	内镜用切割吻合器及一次性钉匣	030455（ENDOGIA453.5旋转头）	Covidien（柯惠医疗）	53	76	1
	一次性使用管型吻合器	XWH-32（M）	南京京嘉威医疗器械有限责任公司	52	52	1
	医用胶	2.0 mL/支 腔镜型	北京康派特医疗器械有限公司	61	98	2
	外科术中止血装置	SM0005	美国巴德	59	68	1
	超声高频外科集成系统超声刀头	HARH36	美国强生	57	57	1
肝血管瘤切除术	非吸收高分子结扎夹	0301-03 L	United Kingdom	57	123	2
	可吸收止血纱	1962	美国强生	56	67	1
	一次性套管穿刺器（套管穿刺针）	FQ-D3型12 mm×110 mm	安徽奥弗医疗设备科技股份有限公司	53	56	1
	非吸收高分子结扎夹	II型套装F	杭州康基	53	53	1
肝肿瘤切除术	非吸收高分子结扎夹	0301-03 ML	United Kingdom	53	150	3
	可吸收止血纱	1962	美国强生	266	321	1
	外科术中止血装置	SM0005	美国巴德	263	293	1
	医用胶	2.0 mL/支 腔镜型	北京康派特医疗器械有限公司	249	405	2
	一次性套管穿刺器（套管穿刺针）	II型套装F	杭州康基	145	145	1
	非吸收高分子结扎夹	0301-03 ML	United Kingdom	143	375	3

续表

手术名称	耗材名称	规格	厂家	手术台次	使用量	平均每台使用量
肝肿瘤切除术	穿刺器	FQ-D3型12 mm×110 mm	安徽奥弗医疗设备科技股份有限公司	142	156	1
	非吸收高分子结扎夹	0301-03 L	United Kingdom	139	297	2
	一次性使用无菌中心静脉导管套件	SCW-CVCP-1（16G）	深圳益心达	133	134	1
	一次性腔镜切割缝合（器）及套件	HD1010502	湖南瀚德	126	127	1
	一次性腔镜切割缝合（器）及套件	HD1010303	湖南瀚德	118	119	1
	超声高频外科系统集成超声刀头	HARH36	美国强生	114	115	1
	超声高频外科系统集成超声刀头	HARH23	美国强生	54	54	1
骨折切开复位内固定术	同种异体骨修复材料	皮质骨碎块状10 ML	北京科健生物技术有限公司	309	455	1
	消融电极	JBW/X-B（B4）照明刀	武汉金柏威光电技术有限公司	256	258	1
	消融电极	JBW/X-B（B10）双极电凝镊子	武汉金柏威光电技术有限公司	253	255	1
	医用胶	2.0 mL/支 喷涂型	北京康派特医疗器械有限公司	154	157	1
	外科术中止血装置	SM0002	美国巴德	144	155	2
	骨牵引针	1.0 mm～250 mm	天津新中医疗器械公司	110	181	2
	金属骨针	克氏针 锥三角刃 φ2×250无菌	上海金钟手术器械厂	99	171	2
	一次性使用贮血器系统（带过滤器）	205	美国唯美	90	91	1
	一次性使用吸引管路	208	美国唯美	90	99	1
	消融电极	JBW/X-B（B1）可伸缩电刀	武汉金柏威光电技术有限公司	87	87	1
	骨牵引针	1.5 mm～250 mm	天津新中医疗器械公司	85	192	2
	金属骨针	克氏针 锥三角刃 φ1.5×250无菌	上海优科骨科器械有限公司	82	132	2
	骨牵引针	1.2 mm～250 mm	天津新中医疗器械公司	68	133	2

续表

手术名称	耗材名称	规格	厂家	手术台次	使用量	平均每台使用量
骨折切开复位内固定术	金属骨针	克氏针 锥三角刃 φ2.5×250无菌	上海优科骨器械有限公司	65	130	2
	一次性使用血细胞分离器	261	美国唯美	64	65	1
	金属骨针	克氏针 锥三角刃 φ2×250无菌	上海优科骨器械有限公司	61	118	2
	消融电极	JBW/X-A（A1）弯针	武汉金相威光电技术有限公司	58	58	1
	同种异体骨修复材料	松质皮质混合骨颗粒状3 ML	北京科健生物技术有限公司	55	112	2
	医用胶	0.5 mL/支 涂抹型	北京康派特医疗器械有限公司	51	52	1
冠状动脉搭桥	一次性使用无菌中心静脉导管套件	SCW-CVCP-2（7F）	深圳益心达	263	269	1
	结扎钉	1205	美国泰利福	259	490	2
	结扎钉	1204	美国泰利福	257	327	1
	静脉血管鞘	I300F85	Edwards Lifesciences LLC	205	205	1
	结扎钉	2204	美国泰利福	200	204	1
	漂浮导管	774F75	美国爱德华	200	200	1
	心脏稳定器	TS-185FS	北京心诺普	189	189	1
	TINI环抱式接骨器	2H7-15	兰州西脉记忆合金股份有限公司	103	136	1
	可吸收止血纱	1962	美国强生	93	103	1
	钛金属缝合线	T10600D	成都太合生物材料有限公司	61	142	2
	TINI环抱式接骨器	2H6-15	兰州西脉记忆合金股份有限公司	58	69	1
	心脏固定器	Stable-PVA-2	北京米道斯医疗器械有限公司	56	56	1
冠状动脉旁路移植术	一次性使用无菌中心静脉导管套件	SCW-CVCP-2（7F）	美国泰利福	247	321	1
	结扎钉	1205	深圳益心达	247	261	1
	钛金属缝合线	T10600D	美国泰利福	246	477	2
	心脏固定器	Stable-PVA-2	成都太合生物材料有限公司	207	456	2
	心脏固定器	Stable-PVA-2	北京米道斯医疗器械有限公司	203	204	1

手术名称	耗材名称	规格	厂家	手术合次	使用量	平均每台使用量
冠状动脉旁路移植术	静脉血管鞘	I300F85	Edwards Lifesciences LLC	164	166	1
	漂浮导管	774F75	美国爱德华	160	163	1
	TINI环抱式接骨器	2H7-15	兰州西脉记忆合金股份有限公司	136	176	1
	TINI环抱式接骨器	2H6-15	兰州西脉记忆合金股份有限公司	87	105	1
	TINI环抱式接骨器	2H8-15	兰州西脉记忆合金股份有限公司	79	90	1
	一次性使用无菌中心静脉导管套件	SCW-CVCP-1（16G）	深圳益心达	65	76	1
	一次性使用吸引管路	208	美国唯美	52	53	1
	一次性使用贮血器（带过滤器）	205	美国唯美	51	51	1
甲状腺癌良根治术	超声切割止血刀系统	CS2305H	天津瑞奇外科医疗股份有限公司	531	531	1
	55K超声止血刀刀具	HS5P	北京速迈医疗科技有限公司	100	100	1
	医用胶	2.0 mL/支 腔镜型	北京康派特医疗器械有限公司	67	67	1
	结扎钉	1205	美国泰利福	55	67	1
	一次性使用无菌中心静脉导管套件	SCW-CVCP-1（16G）	深圳益心达	113	113	1
	超声高频外科集成系统超声刀头	HARH36	美国强生	78	79	1
结肠癌根治术	穿刺器	FQ-D3型12 mm×110 mm	安徽奥弗医疗设备科技股份有限公司	70	78	1
	一次性使用腔镜下切割吻合器	CEAA30	中法派尔特	67	68	1
	一次性内氮镜穿刺器	ATRKFS 5 mm×100 mm	联合微创医疗器械（深圳）有限公司	64	183	3
	一次性使用腔镜下切割吻合器组件	CADB-60N	北京派尔特医疗科技股份有限公司	63	99	2
	结扎血管夹	WD-JZM（中号紫色）	浙江微度	57	122	2
	穿刺器	FQ-D2型10.5 mm×110 mm	安徽奥弗医疗设备科技股份有限公司	53	54	1

续表

手术名称	耗材名称	规格	厂家	手术台次	使用量	平均每台使用量
经腹腔镜胆囊切除术	一次性腔镜切割缝合(器)及套件	HD1010502	湖南瀚德	878	882	1
	一次性腔镜切割缝合(器)及套件	HD1010303	湖南瀚德	735	741	1
	医用胶	2.0 mL/支 腔镜型	北京康派特医疗器械有限公司	610	782	1
	一次性套管穿刺器(套管穿刺针)	II型套装F	杭州康基	563	563	1
	非吸收高分子结扎夹	0301-03 L	United Kingdom	520	543	1
	一次性腔镜切割缝合(器)及套件	HD1010203	湖南瀚德	511	513	1
	结扎血管夹	WD-JZM(中号紫色)	浙江微度	480	495	1
	穿刺器	FQ-D3型12 mm×110 mm	安徽奥弗医疗设备科技股份有限公司	431	441	1
	外科术中止血装置	SM0005	美国巴德	421	436	1
	穿刺器	FQ-D2型10.5 mm×110 mm	安徽奥弗医疗设备科技股份有限公司	411	416	1
	穿刺器	FQ-D1型5.5 mm×100 mm	安徽奥弗医疗设备科技股份有限公司	403	736	2
	微创闭筋膜闭合器	AF-BHQ型 15 mm	安徽奥弗医疗设备科技股份有限公司	386	386	1
	可吸收止血纱	1962	美国强生	376	389	1
	一次性内窥镜穿刺器	ATRKFS 5 mm×100 mm	联合微创医疗器械(深圳)有限公司	55	66	1
	非吸收高分子结扎夹	0301-03 XL	United Kingdom	54	54	1
	一次性内窥镜穿刺器	ATRKFS 10 mm×100 mm	联合微创医疗器械(深圳)有限公司	54	54	1
	一次性内窥镜穿刺器	12 mm×100 mm	联合微创医疗器械(深圳)有限公司	54	55	1
经腹腔行胆镜大部分切除术	结扎血管夹	WD-JZM(中号紫色)	浙江微度	684	1468	2
	超声高频外科集成系统超声刀头	HARH36	美国强生	680	680	1
	一次性使用无菌中心静脉导管套件	SCW-CVCP-1(16G)	深圳益心达	657	659	1

续表

手术名称	耗材名称	规格	厂家	手术台次	使用量	平均每台使用量
	穿刺器	FQ-D2型10.5 mm×110 mm	安徽奥弗医疗设备科技股份有限公司	561	575	1
	一次性腔镜切割缝合（器）及套件	HD1010502	湖南瀚德	501	501	1
	穿刺器	FQ-D3型12 mm×110 mm	安徽奥弗医疗设备科技股份有限公司	484	712	1
	一次性腔镜切割缝合（器）及套件	HD1010203	湖南瀚德	469	470	1
	可吸收止血纱	1962	美国强生	450	734	2
	外科术中止血装置	SM0005	美国巴德	445	704	2
	结扎血管夹	WD-JZS（小号绿色）	浙江微度	377	571	2
	一次性腔镜切割缝合（器）及套件	HD1010303	湖南瀚德	367	396	1
	结扎血管夹	WD-JZL（大号金色）	浙江微度	361	596	2
经腹腔镜行大部分切除术	内镜用切割吻合器及一次性钉匣	030449	Covidien（柯惠医疗）	322	322	1
	穿刺器	FQ-D1型5.5 mm×100 mm	安徽奥弗医疗设备科技股份有限公司	281	597	2
	医用胶	2.0 mL/支 腔镜型	北京康派特医疗器械有限公司	238	385	2
	一次性套管穿刺器（套管穿刺针）	II型套装F	杭州康基	233	233	1
	微创筋膜闭合器	AF-BHQ 型 15 mm	安徽奥弗医疗设备科技股份有限公司	227	227	1
	连发施夹器和钉夹	LT300	美国强生	218	297	1
	腔镜关节头直线型切割吻合器和钉仓	EC45A	美国强生	169	169	1
	一次性内氟镜吻合器	ATRKFS 5 mm×100 mm	联合微创医疗器械（深圳）有限公司	167	426	3
	内镜用切割吻合器及一次性钉匣	030458	Covidien（柯惠医疗）	157	292	2
	腔镜直线型切割吻合器和钉仓	ECR45W	美国强生	143	280	2

续表

手术名称	耗材名称	规格	厂家	手术台次	使用量	平均每台使用量
	一次性腔镜切割缝合（器）及套件	HD1010301	湖南瀚德	136	136	1
	非吸收性高分子结扎夹	0301-03 ML	United Kingdom	134	265	2
	内镜用切割吻合器及一次性钉匣	030458（ENDOGIA60.3.5旋转头）	Covidien（柯惠医疗）	122	221	2
	内镜用切割吻合器及一次性钉匣	030457（ENDOGIA60.2.5旋转头）	Covidien（柯惠医疗）	120	193	2
	腔镜直线型切割吻合器和钉仓端端吻合器	ECR45B	美国强生	119	199	2
经腹腔镜行大部分切除术	内镜用切割吻合器及一次性钉匣	111985	Covidien（柯惠医疗）	114	126	1
	内镜用切割吻合器及一次性钉匣	030457	Covidien（柯惠医疗）	103	146	1
	非吸收性高分子结扎夹	0301-03 L	United Kingdom	84	141	2
	一次性使用管型吻合器	XWH-26（M）	南京嘉威医疗器械有限责任公司	77	100	1
	一次性使用套管穿刺针	10 mm	佛山特种医用导管有限责任公司	73	73	1
	一次性使用直线型切割吻合器及合器及钉仓组件	XLCB-75	南京嘉威医疗器械有限责任公司	73	77	1
	医用胶	1.5 mL/支 腔镜型	北京康派特医疗器械有限公司	71	130	2
	一次性内氙镜穿刺器	12 mm×100 mm	联合微创医疗器械（深圳）有限公司	69	136	2
	一次性内氙镜穿刺器	ATRKFS 10 mm×100 mm	联合微创医疗器械（深圳）有限公司	68	69	1
	弯型直型腔内吻合器	CDH21A	美国强生	52	52	1
经皮肾镜碎石术	J型医用导管套件（输尿管支架套件）-斑马导丝	0.63 mm（0.032）	济南凯特工贸有限公司	302	303	1
	外科术中止血装置	SM0002	美国巴德	219	219	1
	微创扩张引流套件	F16（6扩2鞘套包）	张家港市沙工医疗器械科技发展有限公司	126	126	1
	输尿管支架	4.8F×26 cm	Boston Scientific Corporation	118	139	1
	微创扩张引流套件	F18（6扩2鞘套包）	张家港市沙工医疗器械科技发展有限公司	59	59	1

续表

手术名称	耗材名称	规格	厂家	手术台次	使用量	平均每台合使用量
颈椎后路减压植骨融合内固定术	消融电极	JBW/X-B（B10）双极电凝镊子	武汉金柏威光电技术有限公司	239	239	1
	骨动力系统-操作简易型磨头	5820-010-135	史赛克	70	70	1
	消融电极	JBW/X-B（B10）双极电凝镊子	武汉金柏威光电技术有限公司	186	189	1
	同种异体骨制品-冻干松质骨条	T001	上海安久生物科技有限公司	106	109	1
	消融电极	JBW/X-B（B10）双极电凝镊子	武汉金柏威光电技术有限公司	598	619	1
	一次性使用骨钻头-锥形钻头	F2/8TA23	美国美敦力	480	486	1
	可吸收止血纱	1962	美国强生	462	469	1
	医用胶	2.0 mL/支 喷涂型	北京康派派特医疗器械有限公司	413	417	1
	硬膜修补材料	ID-4501-I	美国Integra Lifesciences Corporation	329	337	1
	人工骨修复材料	SM-S/16D	北京奥精	322	675	2
	经外周中心静脉导管	瓣膜基丁格型4F	山东百多安	239	240	1
	胶原基骨修复材料	S2型3×6×40	天津赛宁	223	403	2
	颅颌骨内固定螺钉	HE2.0×5	上海双申医疗器械股份有限公司	197	591	3
	颅颌骨内固定夹板	EZ58	上海双申医疗器械股份有限公司	197	591	3
颅内肿瘤探查切除术	生物膜	人工硬脑膜膜φ85	天新福（北京）医疗器材股份有限公司	161	170	1
	人工骨修复材料	SM-B1.0	北京奥精	151	329	2
	同种异体骨修复材料	皮质骨碎块状10 ML	北京科健生生物技术有限公司	103	320	3
	胶原基骨修复材料	S5	天津赛宁	94	129	1
	外科术中止血装置	SM0002	美国巴德	89	89	1
	颅颌骨内固定螺钉	HE 2.0×5	上海双申医疗器械股份有限公司	79	237	3
	颅颌骨内固定夹板	EZ58	上海双申医疗器械股份有限公司	79	237	3
	消融电极	JBW/X-B（B1）可伸缩电刀	武汉金柏威光电技术有限公司	67	67	1
	同种异体骨制品-冻干松质骨条	T001	上海安久生物科技有限公司	61	62	1

续表

手术名称	耗材名称	规格	厂家	手术台次	使用量	平均每台使用量
脑肿瘤切除术	消融电极	JBW/X-B（B10）双极电凝镊子	武汉金柏威光电技术有限公司	346	357	1
	一次性使用钻头—锥形钻头	F2/8TA23	美国美敦力	289	289	1
	可吸收止血纱	1962	美国强生	280	283	1
	医用骨修复材料	2.0 mL/支 喷涂型	北京康派特医疗器械有限公司	270	270	1
	人工骨修复材料	SM-S/16D	北京奥精	189	331	2
	生物膜	人工硬脑膜φ85	天新福（北京）医疗器材股份有限公司	155	162	1
	胶原基骨修复材料	S2型3×6×40	天津赛宁	134	194	1
	经外周中心静脉导管	瓣膜鉴丁格型4F	山东百多安	127	127	1
	颅颌骨内固定螺钉	HE2.0×5	上海双申医疗器械股份有限公司	116	348	3
	颅颌骨内固定夹板	EZ58	上海双申医疗器械股份有限公司	116	348	3
	生物膜	人工硬脑膜φ60	天新福（北京）医疗器材股份有限公司	107	110	1
	外科术中止血装置	SM0005	美国巴德	88	88	1
	胶原基骨修复材料	S5	天津赛宁	71	107	2
	外科术中止血装置	SM0002	美国巴德	69	70	1
	颅颌骨内固定夹板	EZ58	上海双申医疗器械股份有限公司	62	186	3
	颅颌骨内固定螺钉	HE 2.0×5	上海双申医疗器械股份有限公司	62	186	3
	硬膜修补材料	ID-4501-I	美国Integra Lifesciences Corporation	55	56	1
内固定取出术	消融电极	JBW/X-B（B4）照明刀	武汉金柏威光电技术有限公司	150	151	1
	消融电极	JBW/X-B（B10）双极电凝镊子	武汉金柏威光电技术有限公司	124	124	1
	外科术中止血装置	SM0002	美国巴德	77	79	1
	消融电极	JBW/X-B（B1）可伸缩电刀	武汉金柏威光电技术有限公司	77	77	1
	医用胶	0.5 mL/支 涂抹型	北京康派特医疗器械有限公司	70	70	1
	医用胶	2.0 mL/支 喷涂型	北京康派特医疗器械有限公司	63	65	1

续表

手术名称	耗材名称	规格	厂家	手术台次	使用量	平均每台使用量
	消融电极	JBW/X-B（B4）照明刀	武汉金柏威光电技术有限公司	388	392	1
	外科术中止血装置	SM0002	美国巴德	262	284	1
	同种异体骨修复材料	皮质骨碎块状10 ML	北京科健生物技术有限公司	251	317	1
	医用胶	2.0 mL/支　喷涂型	北京康派特医疗器械有限公司	196	199	1
切开复位内固定术	金属骨针	克氏针 锥三角刃 φ2×250无菌	上海金仲手术器械厂	77	152	2
	金属骨针	克氏针 锥三角刃 φ1.5×250无菌	上海优科骨科器械有限公司	76	136	2
	金属骨针	克氏针 锥三角刃 φ2.5×250无菌	上海优科骨科器械有限公司	62	108	2
	金属骨针	克氏针 锥三角刃 φ1.2×230无菌	上海优科骨科器械有限公司	61	107	2
	金属骨针	克氏针 锥三角刃 φ2×250无菌	上海优科骨科器械有限公司	59	98	2
	胶原基骨修复材料	S2型3×6×40	天津赛宁	52	53	1
	一次性使用无菌中心静脉导管套件	SCW-CVCP-2（4F）	深圳益心达	239	246	1
	中空纤维膜式氧合器	CX×RX05RW	日本泰尔茂	157	158	1
	一次性血液浓缩器	CX×HCO5S	日本泰尔茂	127	127	1
	胸普外科修补膜	TB-S4060	广东冠昊股份科技有限公司	99	102	1
室间隔缺损补片修补术	聚左旋乳酸可吸收骨固定系统-胸骨固定钉	BPD-1510	刚子	91	256	3
	中空纤维膜式氧合器	CX×RX15RW30	日本泰尔茂	85	86	1
	涤纶心脏修补材料	DKS-P-1010	上海契斯特	84	84	1
	涤纶心脏修补材料	DKS-P-0303	上海契斯特	70	72	1
	一次性使用体外循环配套动脉插管	ZX型10FR	常州市康心医疗器械有限公司	55	56	1
输尿管镜检查+碎石术	J型医用导管套件（输尿管支架套件）-斑马导丝	0.63 mm（0.032）	济南凯特工贸有限公司	304	305	1
	结石回收篮	M0063901030	波士顿科学公司	192	192	1
	输尿管支架	4.8F×26 cm	波士顿科学公司	66	82	1
	结石回收篮	M0063901050	波士顿科学公司	52	53	1

续表

手术名称	耗材名称	规格	厂家	手术台次	使用量	平均每台使用量
胃癌根治术	一次性使用无菌中心静脉导管套件	SCW-CVCP-1（16G）	深圳益心达	698	700	1
	超声高频外科集成系统超声刀头	HARH36	美国强生	543	545	1
	穿刺器	FQ-D3型12 mm×110 mm	安徽奥弗医疗设备科技股份有限公司	507	619	1
	结扎血管夹	WD-JZM（中号紫色）	浙江微度	476	1410	3
	一次性使用腔镜下切割吻合器	CEAA30	中法派尔特	461	463	1
	一次性使用腔镜下切割吻合器组件	CADB-60N	北京派尔特医疗科技股份有限公司	429	1059	2
	穿刺器	FQ-D2型10.5 mm×110 mm	安徽奥弗医疗设备科技股份有限公司	406	408	1
	一次性内窥镜穿刺器	ATRKFS 5 mm×100 mm	联合微创医疗器械（深圳）有限公司	383	1112	3
	连发施夹器和钉夹	LT300	美国强生	361	540	1
	一次性使用管型吻合器	XWH-26（M）	南京嘉威医疗器械有限责任公司	269	350	1
	一次性使用直线型切割吻合（缝）合器及钉仓组件	XLCB-75	南京嘉威医疗器械有限责任公司	241	404	2
	非吸收高分子结扎夹	0301-03 L	United Kingdom	221	727	3
	医用胶	1.5 mL/支 腔镜型	北京康派特医疗器械有限公司	201	312	2
	穿刺器	FQ-D1型5.5 mm×100 mm	安徽奥弗医疗设备科技股份有限公司	130	379	3
	内镜用切割吻合器及一次性钉匣	030458	Coridien（柯惠医疗）	124	214	2
	内镜用切割吻合器及一次性钉匣	030449	Coridien（柯惠医疗）	123	123	1
	医用胶	2.0 mL/支 腔镜型	北京康派特医疗器械有限公司	113	215	2
	一次性腔镜切割缝合（器）及套件	HD1010303	湖南瀚德	107	110	1

续表

手术名称	耗材名称	规格	厂家	手术台次	使用量	平均每台使用量
	一次性腔镜切割缝合（器）及套件	HD1010301	湖南瀚德	103	103	1
	消融电极	JBW/X-B（B4）照明刀	武汉金柏威光电技术有限公司	102	103	1
	一次性使用直线型切割吻合（缝）合器及钉仓组件	XLC（B）-75-DC	南京京威医疗器械有限责任公司	101	112	1
	一次性腔镜切割缝合（器）及套件	HD1010203	湖南瀚德	101	101	1
	一次性内氩镜穿刺器	12 mm×100 mm	联合微创医疗器械（深圳）有限公司	96	109	1
	一次性内氩镜穿刺器	ATRKFS 10 mm×100 mm	联合微创医疗器械（深圳）有限公司	89	89	1
	微创用筋膜闭合器	AF-BHQ型 15 mm	安徽奥弗医疗设备科技股份有限公司	85	87	1
	一次性使用端端吻合器	RCS25C	瑞奇外科器械（中国）有限公司	82	90	1
	外科术中止血装置	SM0002	美国巴德	80	161	2
	一次性使用管型吻合器	XWH-29（M）	南京嘉威医疗器械有限责任公司	76	77	1
	内镜用切割吻合器及一次性钉匣	030457	Covidien（柯惠医疗）	76	103	1
	55K超声止血刀具	HS5P	北京速迈医疗科技有限公司	73	74	1
	一次性使用管型吻合器	MCS-23	南京迈迪欣	71	73	1
	一次性双手柄自动线形吻合器	SZH-60-4	常州智业	66	66	1
	一次性使用端端吻合器	RCS28C	瑞奇外科器械（中国）有限公司	59	60	1
	弯管和直型管型腔内吻合器	CDH25A	美国强生	59	60	1
	一次性双手柄自动线形吻合器	SZH-90-4	常州智业	57	57	1
	一次性使用管型吻合器	MCS-26	南京迈迪欣	55	85	2
胃癌根治术	一次性套管穿刺器（套管穿刺针）	II型10 mm	杭州康基	51	51	1

续表

手术名称	耗材名称	规格	厂家	手术台次	使用量	平均每台使用量
下腔静脉造影术	导丝	RF×GA35153M	泰尔茂	98	101	1
	血管鞘组	RS×A50K10SQ	泰尔茂株式会社（テルモ株式会社）	91	97	1
	造影导管	451-514H0	美国强生	64	66	1
	导管鞘及穿刺套件	402-610X	美国强生	57	59	1
下肢动脉造影+股动脉球囊扩张或置管术	导丝	RF×GA35153M	泰尔茂	86	89	1
	血管鞘组	RS×A50K10SQ	泰尔茂株式会社（テルモ株式会社）	81	86	1
	球囊扩张压力泵	KDL-IN30	上海康德莱	72	76	1
	导丝	RF×PA35263M	テルモ株式会社	62	67	1
	带有亲水涂层的可控导丝	M001468540	波士顿科学公司	54	63	1
胸腔镜肺癌根治术	一次性使用腔镜下切割吻合器	CEAA30	中法派尔特	1362	1363	1
	一次性使用腔镜下切割吻合器组件	CADB-60D	北京派尔特医疗科技股份有限公司	1258	3081	2
	一次性使用腔镜下切割吻合器组件	CADB-60N	北京派尔特医疗科技股份有限公司	1114	2259	2
	一次性使用腔镜下切割吻合器组件	CADB-45T	北京派尔特医疗科技股份有限公司	1063	2941	3
	超声切割止血刀系统	CS3605H	天津瑞奇外科医疗股份有限公司	716	717	1
	医用胶	2.0 mL/支 腔镜型 1962	北京康派特医疗器械有限公司	474	529	1
	可吸收止血纱		美国强生	280	280	1
	穿刺器	XQ-D2型10 mm×72 mm	安徽奥弗医疗设备科技股份有限公司	275	275	1
	超声高频外科集成系统超声刀头	HARH36	美国强生	242	242	1
	腔镜关节头直线型切割吻合器和钉仓	EC45A	美国强生	218	219	1
	非吸收高分子结扎夹	0301-03 ML	United Kingdom	206	221	1

续表

手术名称	耗材名称	规格	厂家	手术台次	使用量	平均每台使用量
胸腔镜肺癌根治术	腔镜直线型切割吻合器和钉仓	ECR45B	美国强生	201	895	4
	腔镜直线型切割吻合器和钉仓	ECR45W	美国强生	188	528	3
	腔镜直线型切割吻合器和钉仓	ECR45G	美国强生	164	247	2
	一次性使用腔镜下切割吻合器组件	CADB-45D	北京派尔特医疗科技股份有限公司	162	163	1
	结扎血管夹	WD-JZS（小号绿色）	浙江微度	106	128	1
	内镜用切割吻合器及一次性钉匣	030449	Covidien（柯惠医疗）	66	66	1
	内镜用切割吻合器及一次性钉匣	30451	柯惠	63	200	3
	内镜用切割吻合器及一次性钉匣	030456	Covidien（柯惠医疗）	61	89	1
胸腔镜肺叶部分切除	医用胶	2.0 mL/支 腔镜型	北京康特医疗器械有限公司	442	447	1
	腔镜关节头直线型切割吻合器和钉仓	EC45A	美国强生	337	337	1
	腔镜直线型切割吻合器和钉仓	ECR45B	美国强生	330	1675	5
	腔镜直线型切割吻合器和钉仓	ECR45W	美国强生	258	592	2
	腔镜直线型切割吻合器和钉仓	ECR45G	美国强生	209	413	2
	一次性使用腔镜下切割吻合器	CEAA30	中法派尔特	193	193	1
	结扎血管夹	WD-JZS（小号绿色）	浙江微度	172	205	1

续表

手术名称	耗材名称	规格	厂家	手术台次	使用量	平均每台使用量
胸腔镜肺叶/部分切除	一次性使用腔镜下切割吻合器组件	CADB-60N	北京派尔特医疗科技股份有限公司	159	299	2
	一次性使用腔镜下切割吻合器组件	CADB-60D	北京派尔特医疗科技股份有限公司	155	333	2
	穿刺器	XQ-D2型 10 mm × 72 mm	安徽奥弗医疗设备科技股份有限公司	127	127	1
	超声高频外科集成系统超声刀头	HARH36	美国强生	124	124	1
	一次性使用腔镜下切割吻合器组件	CADB-45T	北京派尔特医疗科技股份有限公司	106	308	3
	可吸收止血纱	1962	美国强生	72	72	1
	超声切割止血刀系统	CS3605H	天津瑞奇外科医疗股份有限公司	51	51	1
	非吸收高分子结扎夹	0301-03 L	United Kingdom	161	289	2
	一次性使用腔镜下切割吻合器头	CEAA30	中法派尔特	159	159	1
	一次性使用腔镜下切割吻合器组件	CADB-60N	北京派尔特医疗科技股份有限公司	155	884	6
胸腔镜食管癌根治术	一次性使用腔镜下切割吻合器组件	CADB-60D	北京派尔特医疗科技股份有限公司	144	194	1
	一次性套管穿刺器（套管穿刺针）	II型套装F	杭州康基	116	117	1
	超声高频外科集成系统超声刀头	HARH36	美国强生	105	105	1
	一次性使用端端吻合器	RCS25C	瑞奇外科器械（中国）有限公司	71	71	1
	超声切割止血刀系统	CS3605H	天津瑞奇派尔特医疗股份有限公司	61	61	1
胸腔镜纵隔肿物切除术	医用胶	2.0 mL/支 腔镜型	北京康派特医疗器械有限公司	84	85	1
	超声高频外科集成系统超声刀头	HARH36	美国强生	52	52	1

续表

手术名称	耗材名称	规格	厂家	手术台次	使用量	平均每台使用量
胸椎后路减压植骨融合内固定术	消融电极	JBW/X-B（B10）双极电凝镊子	武汉金柏威光电技术有限公司	72	72	1
	消融电极	JBW/X-B（B10）双极电凝镊子	武汉金柏威光电技术有限公司	827	827	1
	同种异体骨制品-冻干松质骨条	T001	上海安久生物科技有限公司	460	600	1
	人工骨浆、骨粒	BIO-05G5cc	美国伯利克利先进生物材料公司	141	141	1
	同种异体骨制品-冻干松质骨条	T001X3.5cm3	上海安久生物科技有限公司	97	138	1
	医用胶	2.0 mL/支 喷涂型	北京康派特医疗器械有限公司	94	94	1
	生物膜	SJ30×50	天义福	60	60	1
胰十二指肠切除术	一次性使用无菌中心静脉导管套件	SCW-CVCP-1（16G）	深圳益心达	104	106	1
	可吸收止血纱	1962	美国强生	100	119	1
	外科术中止血装置	SM0005	美国巴德	97	123	1
	医用胶	2.0 mL/支 腔镜型	北京康派特医疗器械有限公司	92	186	2
	腔镜关节头直线型切割吻合器和钉仓	EC45A	美国强生	64	64	1
	腔镜直线型切割吻合器和钉仓	ECR45W	美国强生	60	127	2
	非吸收高分子结扎夹	0301-03 L	United Kingdom	59	130	2
	穿刺器	FQ-D3型12 mm×110 mm	安徽奥弗医疗设备科技股份有限公司	58	66	1
	超声高频外科系统集成超声刀头	HARH36	美国强生	57	57	1
	一次性腔镜切割缝合（器）及套件	HD1010502	湖南瀚德	55	55	1
	非吸收高分子结扎夹	0301-03 ML	United Kingdom	55	190	3

续表

手术名称	耗材名称	规格	厂家	手术台次	使用量	平均每台使用量
胰十二指肠切除术	一次性套管穿刺器（套管穿刺针）	II型套装F	杭州康基	52	52	1
	一次性腔镜切割缝合（器）及套件	HD1010303	湖南瀚德	51	51	1
	腔镜直线型切割吻合器和钉仓	ECR45B	美国强生	51	95	2
	一次性使用无菌中心静脉导管套件	SCW-CVCP-1（16G）	深圳益心达	159	160	1
	超声高频外科集成系统超声刀头	HARH36	美国强生	127	128	1
直肠癌根治术	穿刺器	FQ-D3型12 mm × 110 mm	安徽奥弗医疗设备科技股份有限公司	126	146	1
	一次性内窥镜穿刺器	ATRKFS 5 mm × 100 mm	联合微创医疗器械（深圳）有限公司	117	348	3
	结扎血管夹	WD-JZM（中号紫色）	浙江微度	105	211	2
	穿刺器	FQ-D2型 10.5 mm × 110 mm	安徽奥弗医疗设备科技股份有限公司	91	91	1
	一次性使用腔镜下切割吻合器	CEAA30	中法派尔特	87	87	1
	连发施夹器和钉夹	LT300	美国强生	87	118	1
	一次性使用腔镜下切割吻合器组件	CADB-60N	北京派尔特医疗科技股份有限公司	73	122	2
	非吸收性高分子结扎夹	0301-03 L	United Kingdom	52	82	2
主动脉瓣置换术	一次性使用无菌中心静脉导管套件	SCW-CVCP-2（7F）	深圳益心达	94	97	1
	集成CVR膜式氧合器	541	美国美敦力	85	86	1
	HTK溶液	1000 mL袋装	德国克勒	65	65	1
	动静脉插管	91228	美国美敦力	60	61	1

续表

手术名称	耗材名称	规格	厂家	手术台次	使用量	平均每台使用量
	超声切割止血刀系统	CS2305H	天津瑞奇外科医疗股份有限公司	86	86	1
	医用胶	2.0 mL/支 腔镜型	北京康派特医疗器械有限公司	72	87	1
	一次性使用端端吻合器	RCS25C	瑞奇外科器械（中国）有限公司	63	64	1
贲门癌切除术伴胃食管吻合术	一次性使用腔镜下切割吻合器	CEAA30	中法派尔特	59	59	1
	一次性使用直线型切割吻合器及组件-枪	MLC-80	南京迈迪欣	56	57	1
	一次性使用腔镜下切割吻合器组件	CADB-60D	北京派尔特医疗科技股份有限公司	55	88	2
	一次性使用直线型切割吻合器及组件-钉仓	MLCC-80	南京迈迪欣	54	122	2
	一次性使用腔镜下切割吻合器组件	CADB-60N	北京派尔特医疗科技股份有限公司	52	164	3
	一次性使用管型吻合器	MCS-26	南京迈迪欣	51	51	1
	穿刺器	FQ-D1型5.5 mm×100 mm	安徽奥弗医疗设备科技股份有限公司	184	184	1
疝囊高位结扎术	医用胶	0.5 mL/支 涂抹型	北京康派特医疗器械股份有限公司	179	179	1
	一次性套管穿刺器（套管穿刺针）	II型5 mm	杭州康基	118	118	1
	消融电极	JBW/X-B（B1）可伸缩电刀	武汉金和威光电技术有限公司	66	66	1

三、运营分析系统能提供决策支持

项目实施过程中，可根据医院的实际需求提供定制化报表服务，包含财务报表、管理类报表、数据采集报表等，部分报表方案展示如下。

（一）SPD运营中心电子展示看板（图9-8）

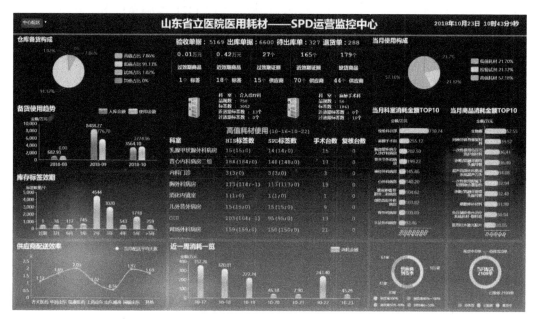

图9-8　SPD运营中心电子展示看板

（二）财务分类统计报表（图9-9）

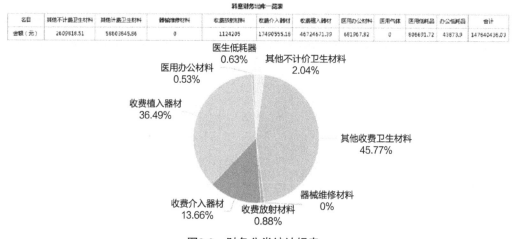

图9-9　财务分类统计报表

（三）耗材使用趋势分析（图9-10）

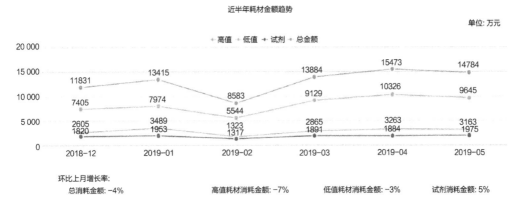

图9-10　耗材使用趋势分析

（四）科室成本分析排行（图9-11）

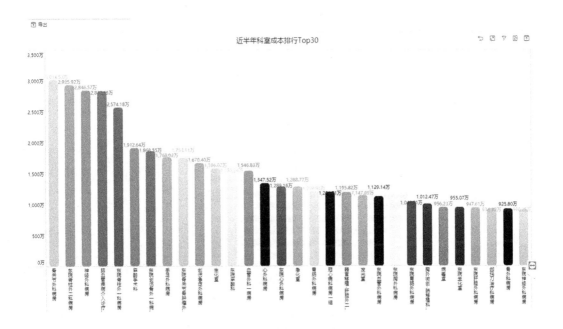

图9-11　科室成本分析排名

（五）单品种消耗分析排行（图9-12）

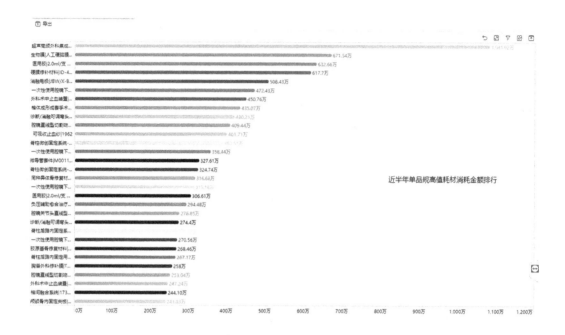

图9-12　单品种消耗分析排名

（六）术式成本分析（图9-13）

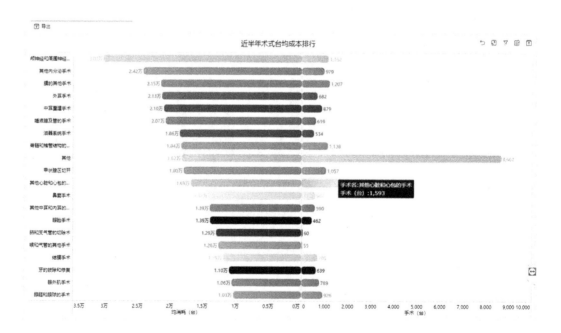

图9-13　术式成本分析

（七）耗材使用习惯分析（图9-14）

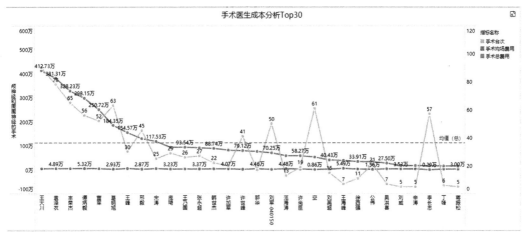

图9-14　耗材使用习惯分析

（八）手术室成本分摊

系统说明：成本分摊管理的核心是SPD系统在拉取到HIS系统中的收费耗材信息时，需要同时获取到该手术的手术科室、开单科室、麻醉科室、执行科室等；获取到全部的信息后，再根据医院设定的规则，生成月度科室成本分摊报表及月度核算报表（如表9-2）。

表9-2 山东省省立医院月度科室成本分摊报表

查询日期：2018-08-01至2019-11-29

商品编码	商品名称	标签码	规格	批号	生产日期	有效期	生产厂家	供应商	入库日期	消耗日期	入院号	床位号	主治医生	病人姓名	数量	开单科室	执行科室
408100147	拐形骨针	011271869	76.10.80	10P452	2018-08-20	2019-02-16	德国Medicon	瑞康医药股份有限公司	2018-08-31	2018-09-06	6378904	53床	文朝喜	张钦凯	1	神经内科病区	麻醉手术科
408100147	拐形骨针	011271873	76.10.80	10P452	2018-08-20	2019-02-16	德国Medicon	瑞康医药股份有限公司	2018-08-31	2018-09-06	6399941	23床	许兰伟	张洪军	1	神经内科病区	麻醉手术科
408100148	拐形骨针	011271883	76.10.82	12P430	2018-07-02	2018-12-29	德国Medicon	瑞康医药股份有限公司	2018-08-31	2018-09-06	6383482	41床	仇申强	马广清	1	神经内科病区	麻醉手术科
408101658	超声高频外科集成系统超声刀头	011268057	HARB36	R9360R	2018-04-27	2023-03-31	美国强生	中国医疗器械山东有限公司	2018-08-31	2018-09-06	6398496	35床	李东平	高俊生	1	普外科病区	麻醉手术科
408101706	外科术中止血装置	011271834	SM0002	5947401	2018-02-28	2023-02-28	美国巴德	中国医疗器械山东有限公司	2018-08-31	2018-09-06	6399000	04床	毕东溪	杨军	1	普外科病区	麻醉手术科
408101706	外科术中止血装置	011271835	SM0002	5947401	2018-02-28	2023-02-28	美国巴德	中国医疗器械山东有限公司	2018-08-31	2018-09-06	6135045	11床	吕翠珊	陈欣	1	普外科病区	麻醉手术科
408105650	端端吻合器	011267013	111985	S70C007Z	2017-07-19	2022-07-19	COVIDIEN(柯惠医疗)	济南赛诺科技有限公司	2018-08-30	2018-09-06	6397448	15床	张黎	崔子生	1	肿瘤内科病区	麻醉手术科
408105259	一次性使用管型吻合器	011268437	XWH-26(W)	W018060101	2018-06-01	2021-06-14	南京嘉威华夏先特	济南通博商贸发展有限公司	2018-08-31	2018-09-06	6399064	19床	石玉龙	李坡	1	肿瘤内科病区	麻醉手术科
408105761	内镜用切割吻合器及一次性打圈	011267035	030449	P8B043Ω	2018-02-02	2023-02-02	COVIDIEN(柯惠医疗)	济南赛诺科技有限公司	2018-08-30	2018-09-06	6399703	36床	傅艺沈	金鑫鞠	0	肿瘤内科病区	麻醉手术科
408105761	内镜用切割吻合器及一次性打圈	011266191	030449	P8A1251Ω	2018-02-01	2023-01-31	COVIDIEN(柯惠医疗)	济南赛诺科技有限公司	2018-08-30	2018-09-06	6397832	15床	刘洪俊	陈冬云	1	肿瘤内科病区	麻醉手术科
408122936	外科术中止血装置	011267935	SM0005	5945301	2018-02-28	2023-02-28	美国巴德	中国医疗器械山东有限公司	2018-08-31	2018-09-06	6400347	01床		张德浩	1	普外科病区	麻醉手术科
408107452	输尿管支架	011272129	4.8F*26cm	21819566	2018-03-05	2021-03-04	BOSTONSCIENTIFICCORPORATION	济南莱博生物技术有限公司	2018-08-31	2018-09-06	6398369	05床	高德轩	刘义民	1	泌尿外科	麻醉手术科

（九）医院手术耗材使用整体情况分析（图9-15）

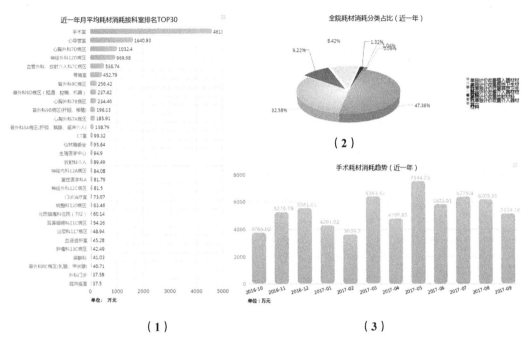

（1）　　　　　　　　　　　　（3）

图9-15　医院手术耗材使用整体情况分析

（十）按病种进行耗材分析（图9-16）

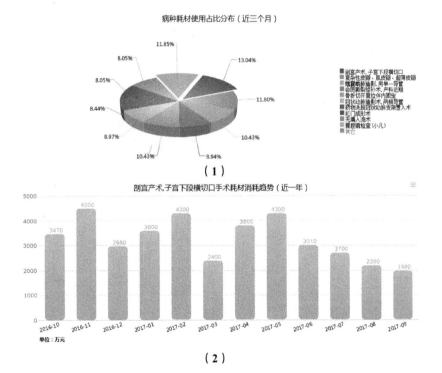

（1）

（2）

图9-16　按病种进行耗材分析

（十一）按专科进行耗材分析（图9-17）

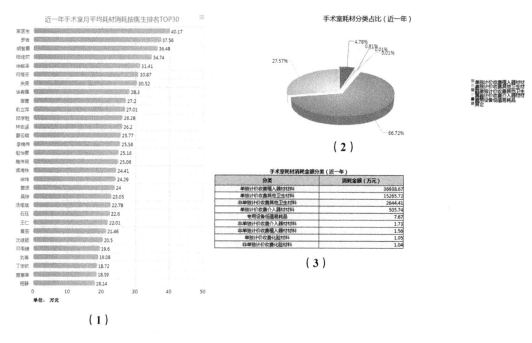

图9-17　按专科进行耗材分析

（十二）按核算单元进行耗材分析（图9-18）

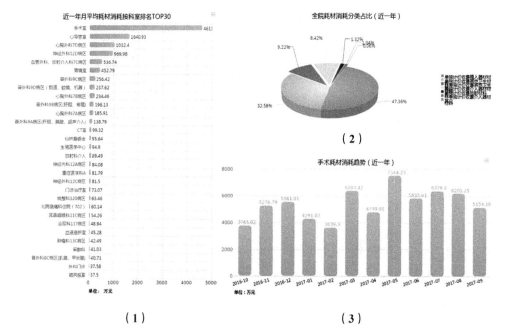

图9-18　按核算单元进行耗材分析

（十三）按医疗组进行耗材分析（图9-19）

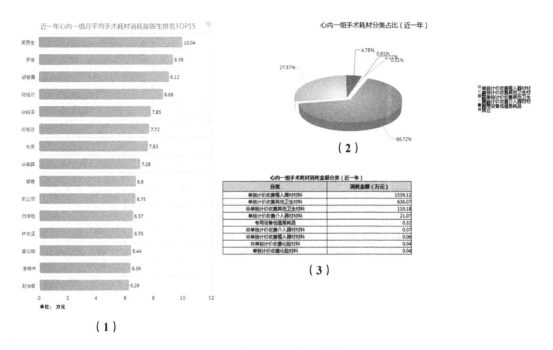

（1）

（2）

（3）

图9-19　按医疗组进行耗材分析

（十四）按主刀医生进行耗材分析（图9-20）

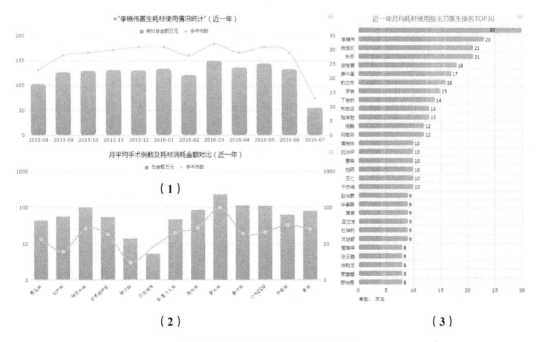

（1）

（2）

（3）

图9-20　按主刀医生进行耗材分析

（十五）临床耗材使用趋势分析（图9-21）

手术室耗材消耗部门占比

手术部门	耗材金额（万元）	占比
单独计价收费植入器材材料	36938.67	1036.73%
单独计价收费其他卫生材料	15265.72	428.45%
非单独计价收费其他卫生材料	2644.41	74.22%
单独计价收费介入器材材料	505.74	14.19%
专用设备低值耗品	7.67	0.22%
非单独计价收费植入器材材料	1.73	0.05%
非单独计价收费介入器材材料	1.56	0.04%
单独计价收费化验材料	1.05	0.03%
非单独计价收费化验材料	1.04	0.03%
文具用品	0.12	0.00%

（1）

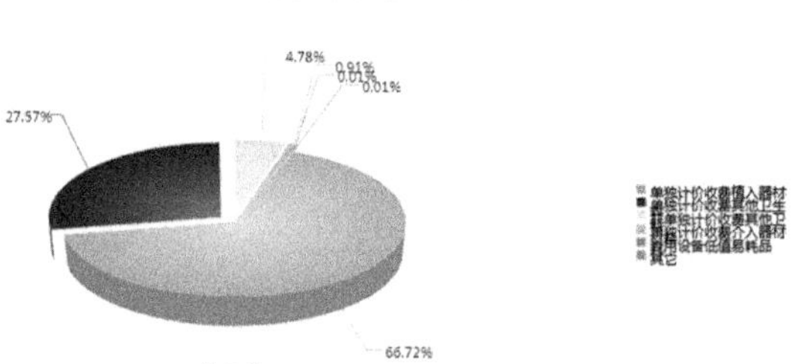

（2）

手术室耗材消耗趋势（近一年）

年月	耗材金额（万元）
2016-09	4358.65
2016-10	3369.09
2016-11	4605.18
2016-12	4611.82
2017-01	3653.72
2017-02	2969.64
2017-03	5268.25
2017-04	3932.17
2017-05	6687.97
2017-06	4952
2017-07	5465.35
2017-08	5449.79
2017-09	4402.75

（3）

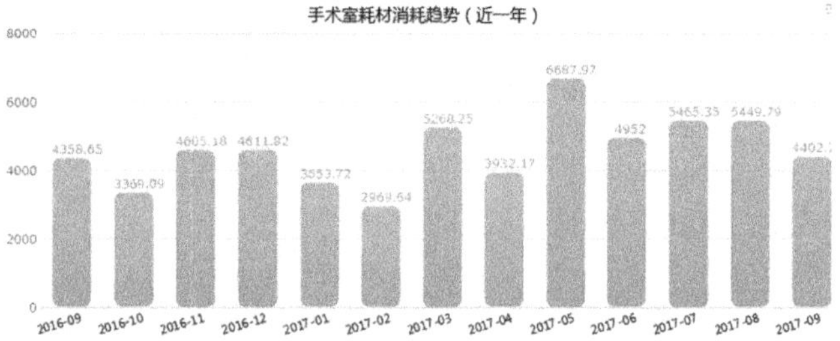

（4）

图9-21　临床耗材使用趋势分析

针对以上数据，得出趋势图，得出相应的数据分析，定期向医院提供相关运营决策支持。

第三节　医疗机构运营数据实例分析

结合国内某三甲医院运营数据进行分析，SPD上线前后的运营管理效益主要体现在以下几个方面。

一、医用耗材改革的精益管理成效

1. 减少供应商：通过对供应商的集中管理及筛选，针对骨科、心内科、普外科等专科科室主要高值耗材仅保留进口、国产品牌各一家。

2. 降低耗材成本：SPD项目于2015年上线，上线后一年同比对比分析，医用耗材采购成本节约6000万元。

3. 减少患者开支：通过SPD精益化科学管理，医护人员更加合理地根据适应证选择耗材，减少不必要的手术和患者开支。

4. 业务并未减少：从医院业务数据统计来看，骨科的植入、心脏的介入等手术业务量持续合理增长。

二、SPD模式变革前后同期数据分析（表9-3）

表9-3　SPD模式变革前后同期数据分析

项目内容	2014年1—6月数据	2015年1—6月数据	增减变化
就诊人次	9,581人次	12,844人次	34.1% ↑
不可收费类材料	754万元	559万元	25.9% ↓
可收费类材料 （不含骨科、心内耗材）	1146万元	1367万元	19.3% ↑
人均不可收费类耗材成本	786元	435元	44.7% ↓
人均可收费类耗材成本	1196元	1064元	11.0% ↓
人均普通耗材成本	1983元	1500元	24.4% ↓

三、财务库存负担减轻

耗材中心一级库存及临床科室二级库存的商品所有权均归属供应商，从而规避医院在库存持有方面的风险（表9-4）。

表9-4　医院财务库存负担减轻

仓库	科室	库存品规数	库存金额
一级库		455个	约90万元
二级库	28个科室	1090个	约45万元
合计			约135万元

四、医护人员劳动强度下降

SPD管理平台通过定数标签管理方式，采用PDA扫码消耗及二级库自动补货机制，通过以上方式可大大缓解临床科室以往在库存确认和申领业务等方面的业务量，实现工作工时减少（表9-5）。

表9-5　医护人员劳动强度下降

传统模式下业务步骤	传统花费时间	SPD模式下业务步骤	SPD花费时间
确认当前库存量	5 min	系统实时监控库存量	0
填写申领单	3 min	系统自动推送补货计划	0
护士长审批	3 min	无须护士长审批	0
提交给中心仓库	5 min	无须医护人员操作	0
中心仓库配货等待	10 min	无须医护人员在库等待	0
取货返回科室	5 min	运营团队主动配送	0
与主管护士进行数量核对	3 min	运营团队与主管护士核对	3 min

续表

传统模式下业务步骤	传统花费时间	SPD模式下业务步骤	SPD花费时间
科室库耗材上架	10 min	运营团队进行耗材上架	0
二级库库存盘点	15 min	运营团队代为盘点	0
近效期耗材查询	5 min	运营团队代为查询提醒	0
合计	64 min		3 min

引入SPD模式后，单科室发生每次申领及盘点业务可减少61 min，按照平均每周申领及盘点两次进行核算，单科室医护人员耗材管理工作时间每周可减少122 min，全院28个科室耗材管理工作时间每周共计可减少57 h。

同时，因业务全流程为信息系统自动记录、推送，可避免手工申领中出现的错误，控制了管理风险。

五、规范二级库标准货架管理（表9-6）

SPD模式下针对各科室二级库的实际情况进行定制化的库房改造，可对需要摆放的商品品规及数量做合理的设定及仓位的布局，从而使得：

①二级库库存数量减少；

②库房空间科学设置；

③大大降低临时申领的频次及数量；

④提升科室库存标准统一管理形象。

表9-6　规范二级库标准货架管理

管理项	SPD引入前	SPD引入后	变化情况
科室病床数	51张	68张	增加33.3%
常备品规数	30种	71种	增加136.6%
临时申领数	20件/周	5件/周	减少75%
科室货架管理			合理配置

六、SPD模式前后医护人员满意度分析（表9-7）

引入SPD模式后，针对护士工作强度、科室二级库管理情况等进行满意度调查分析。结果显示，SPD模式实施后减轻了护士的工作强度，减少了缺货的发生率，降低医院库存数量。

表9-7　SPD模式前后医护人员满意度分析

评价维度	SPD实施前	SPD实施后	变化情况
护士工作强度	3.10	2.23	下降28.1%
缺货发生率	2.23	1.83	下降17.9%
库存量	2.87	2.20	下降23.3%

第十章　基于DRGs的术式成本核算分析

随着时代的快速发展，医疗费用的不间断提升给政府财政支出增加了一定的压力，各个医疗管理机构开始加大对有关医疗费用支出系统构建力度。在新医疗改革中已经明确指出，应该秉持"全覆盖、保基本、不间断"的准则。当前，将诊断相关疾病组运用到医疗改革中，是可以实现基本医疗保险机制制定，提升医疗服务公益性以及廉价性的主要措施。下面将进一步对DRGs在医院实施的必要性及应注意的问题进行阐述和分析。

一、给构建完善的监管体系提供便利条件

当前在实施把诊疗项目费用当作主要成本的医疗机制中，卫生机构颁布了相应的医院管理机制，并且各个医疗规范明确指出，DRGs作为一项鉴于疾病诊断以及病患疾病情况的疾病分配方式，是一个可以保持病例组合临床同质以及资源同质的主要措施。

二、可以当作病例分配体系

DRGs作为一项可以将病患疾病青睐以及医疗资源消耗进行和谐统一的病例分配体系，能够实现对全部病患支付的医疗费用以及诊治效果进行探究，给政府部门制定医疗决策提供参考。当前结合我国基本发展情况以及医疗机构的运营特性，诸多专业人士以及医疗工作人员提出了DRGs应该站在信息系统完备性、医疗资源消耗程度、病患严重程度、支付标准构建以及临床诊疗规范制定等角度入手开展分析和探究工作，给国家部门将投放大量的资金以及基本医疗保险资金的高效应用提供调控的可能。

三、实现医疗费用的合理把控

DRGs可以实现对医疗成本以及疾病诊治成本进行合理把控，其是目前国际认为最高效的字符方式，并且可以将病情诊断结果、医疗服务投放等内容进行体现。把DRGs价格标准当作医疗保险部门支付医疗预期费用的前提条件，医院在给予医疗服务之前就应该告知医疗诊治环节中需要消耗成本的最高值，因此，医院应该把费用消耗标准把控在DRGs支付标准范畴中。

四、保证病患档案信息的精准性

针对病案首页来说，出院诊断主要运用ICD-10编码，首页信息应该具备较强的精准性，这样可以建立满足我国基本情况的DRGs组。在病案第一页中，应该将医疗水平、医疗资源应用效果、效益、成本等内容的项目进行体现，实现对病案第一页书写项目标准以及含义进行确定。因为病案第一页可以当作卫生信息的主要依据，是各个医疗行政机构对制定医疗宏观决策、核拨卫生成本、开展医疗诊断评估工作的主要条件。病案第一页书写质量将会给DRGs分配质量以及应用效果带来直接影响。

五、构建规范的医疗评估机制

DRGs制定绩效标准是对医疗机构实现评估以及评估指标包含"效率"以及"质量"。换句话说，也就是医疗服务标准、医疗服务技术等级标准、工作量、诊治水平等。在开展医疗绩效评估工作时，可以应用三个维度，包含产能、效率以及质量。其中，产能主要指病患治疗出院数量、DRGs数量以及病例组合指标等。在指标收集过程中，值得注意的就是，传统意义上，出院数量包含了死亡、好转、康复以及其他。其中，死亡主要是客观存在，好转以及康复可以作为医疗人员主观评价，而这些主观评价应用到计量以及对比各个医疗机构治疗水平，是存在不确定性的。所以，在开展指标信息收集工作时，应该保证数据的真实性以及精准性。

六、加强DRGs和临床路径的衔接性

临床路径主要运用在医疗机构中，组织专业人士对普遍病种以及多发病种进行临床路径的编写，根据专业配置情况落实单病种临床路径，将临床路径在医疗机构临床科室中全面运用，把医学凭证以及指南当作主体，提升医疗机构疾病管理水平，进而实现对医疗行为的制约，降低变异发生概率，减少成本投放，给医疗机构落实DRGs工作打下良好的条件。

七、实现病患信息的共享

为了实现对病患信息的优化管理，可以开展病患一卡通服务，DRGs预期支付费用主要是根据医疗病患的费用进行管理。在落实过程中，应该增添一些门诊服务，这样可以有效缓解门诊服务费用上升的现象，运用病患诊疗信息共享一卡通方式，可以有效将这一现象进行规避。这样不仅可以防止病患在各级医院就诊过程中存在的重复检查以及重复支付费用的现象，同时还能给医疗卫生机构对医院实施检查的依据。

总而言之，针对当前我国医疗机构运营情况来说，普遍存在两种问题，一个是医疗

费用的不间断上升，另一个就是对医疗费用的上升进行合理把控。针对我国内部诊断相关疾病组（DRGs）的有关探究和应用，可以实现医疗机构加大预防保健、减小病患发病概率；更全面地对基本诊治成本进行合理把控，这样不仅可以减少病患诊治费用的支出，同时还能实现我国医疗资源的节省，提升医疗整体服务水平。此外，我们通过制定完善的医疗保险机制，可以有效防止医疗保险费用不合理现象的出现，医疗保险机制的应用和推广，可以将我国现有的医疗管理体系进行改革，同时提升医疗工作人员工作行为的自律性，进而给我国医疗机构的今后发展奠定了良好的基础。

附　　件

附件1：医保医用耗材分类及代码

一、总体要求

按照"统一分类、统一编码、统一维护、统一发布、统一管理"的总体要求，将医疗保障编码标准统一为新时期医保信息交换的通用语言。搭建统一的动态维护平台，实行"纵向全贯通、横向全覆盖"，形成自上而下、统一规范的医保信息业务编码体系，提升医保业务运行质量和决策管理水平，发挥信息标准化在医保管理中的支撑和引领作用。

二、政策层面

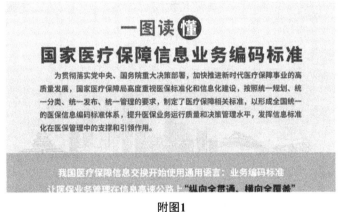

附图1

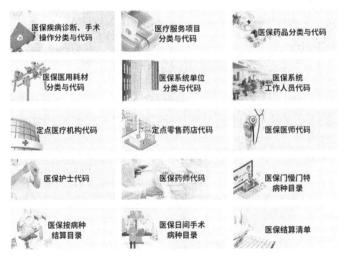

附图2

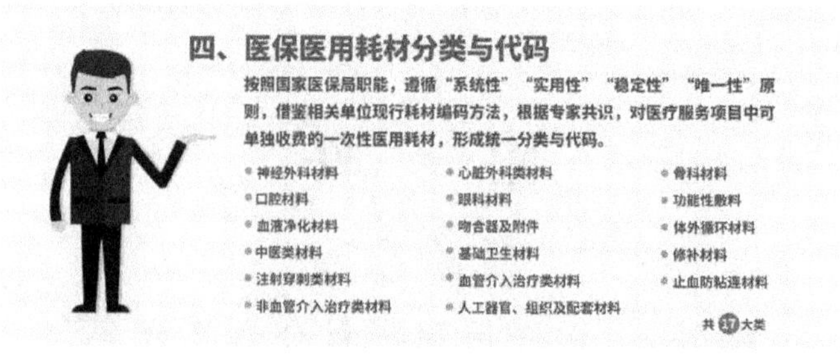

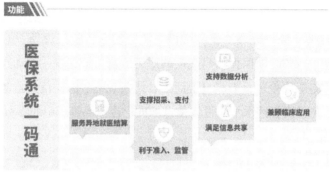

附图3

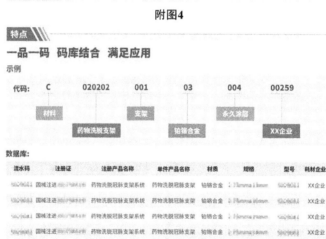

附图4

附图5

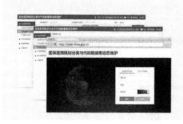

附图6

医保医生耗材编码分5个部分共20位，通过大写英文字母和阿拉伯数字按特定顺序排列表示。其中第1部分是耗材标识码，第2部分是分类码，第3部分是通用名码，第4部分是产品特征码，第5部分是生产企业码。医保医用耗材编参码结构见附图7。

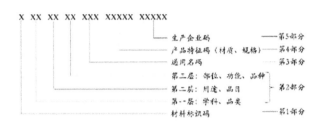

附图7　医保医用耗材编码结构

第1部分：耗材标识码，用1位大写英文字母"C"表示。

第2部分：分类码，根据医用耗材学科、用途、部位、功能划分，用6位阿拉伯数字表示。

第3部分：通用名码，创建全国统一的医保医用耗材通用名码，用3位阿拉伯数字表示。

第4部分：产品特征码，根据耗材材质、规格等特征赋予的代码，用5位阿拉伯数字表示。

第5部分：生产企业码，依据医疗器械注册证或答案凭证为耗材生产企业赋予的唯一代码，用5位阿拉伯数字表示。

三、医用耗材分类编码

（一）一级分类

序号	分类名称	备注
1	心脏外科类材料	
2	眼科材料	
3	人工器官、组织及配套材料	
4	血管介入治疗类材料	
5	骨科材料	
6	基础卫生材料	
7	止血防粘连材料	
8	注射穿刺类材料	
9	非血管介入治疗类材料	
10	神经外科材料	
11	功能性敷料	

续表

序号	分类名称	备注
12	修补材料	
13	中医类材料	
14	血液净化材料	
15	口腔材料	
16	吻合器及附件	
17	体外循环材料	

2. 二级分类

序号	一级	二级
1	非血管介入治疗类材料	非血管介入通用材料
2		呼吸介入材料
3		泌尿介入材料
4		其他非血管介入材料
5		乳腺介入材料
6		消化介入材料
7		肿瘤介入材料
8	功能性敷料	疤痕敷料
9		包扎敷料
10		创口敷料
11		其他敷料
12	骨科材料	半月板修复移植系统
13		半髋关节
14		初次膝关节
15		初次髋关节
16		动力系统
17		翻修膝关节
18		翻修髋关节
19		骨科导航相关材料
20		骨科机器人手术相关材料
21		骨科通用材料
22		骨肿瘤人工关节

序号	一级	二级
23		固定板
24		关节镜配套系统
25		脊柱侧弯矫形系统
26		脊柱固定融合系统
27		脊柱内镜配套系统
28		接骨板
29		界面固定钉
30		颈胸固定系统
31		颈椎后路固定系统
32		颈椎前路固定系统
33		捆绑系统
34		拉力钉
35		螺钉
36		锚钉
37		其他固定材料
38		其他微创材料
39	骨科材料	人工半肩关节
40		人工反肩关节
41		人工关节配件
42		人工全肩关节
43		人工韧带系统
44		人工小关节
45		人工肘关节
46		人工椎间盘
47		人工踝关节
48		软骨修复系统
49		软组织固定钉
50		髓内钉
51		外固定架系统
52		小儿矫形系统
53		胸腰椎后路固定系统
54		胸腰椎后路微创系统

续表

序号	一级	二级
55	骨科材料	胸腰椎前路固定系统
56		腰椎非融合系统
57		枕颈固定系统
58		椎体成形系统
59		寰枢椎后路固定系统
60		寰枢椎前路固定系统
61		骶髂固定系统
62	基础卫生材料	避孕材料
63		测压导管
64		常规医疗用品
65		超声刀头
66		导管、引流装置
67		等离子刀头
68		电磁导航材料
69		电极及辅助材料
70		缝合及凝固材料
71		辅助生殖导管
72		辅助生殖胚胎冷冻解冻液
73		辅助生殖胚胎培养液
74		辅助生殖用针
75		高频电刀
76		护创材料
77		扩张导管
78		麻醉包及套件
79		气管插管及附件
80		射频刀头
81		输液、输血器具及管路
82		消化道插管/引流管
83		药液转移器
84		引流袋
85		造口护理材料
86		造影检查导管
87		专用吸引材料

序号	一级	二级
88	口腔材料	根管材料
89		口腔种植修复材料
90		其他类口腔材料
91		水门汀和粘接用材料
92		修复体制作材料
93		牙体材料
94		义齿制作辅助材料
95		印模及咬合记录材料
96		预成修复体制品
97		预防材料
98		正畸材料及制品
99		颌面整复材料
100	人工器官、组织及配套材料	感觉器官、组织及配套材料
101		呼吸系统人工器官、组织及配套材料
102		泌尿系统人工器官、组织及配套材料
103		其他人工器官、组织及配套材料
104		人体器官填充材料
105		生殖系统人工器官、组织及配套材料
106		血液循环和净化系统人工器官、组织及配套材料
107	神经外科材料	补片
108		动脉瘤夹
109		颅骨非金属类固定/修补材料
110		颅骨金属类固定/修补材料
111		颅内压监测材料
112		脑电监测材料
113		脑脊液分流材料
114		神经刺激材料
115	体外循环材料	插管
116		动脉微栓过滤器
117		腹腔热灌注化疗装置配套材料
118		离心泵头
119		其他体外循环材料
120		体外循环管路

续表

序号	一级	二级
121	体外循环材料	心肌保护液灌注装置
122		心脏辅助装置
123		血液滤过器
124		氧合器
125	吻合器及附件	开放及微创手术通用吻合器及钉仓
126		开放手术用吻合器及钉仓
127		其他吻合器及附件
128	心脏外科类材料	冠脉外科
129		结构心脏病用外科材料
130		其他心脏外科材料
131		心律失常外科
132		心室辅助装置
133	修补材料	骨盆底修补材料
134		皮肤修补材料
135		其他修补材料
136		软组织修补材料
137		心血管修补材料
138		胸（腹）壁缺损修补材料
139		疝修补材料
140	血管介入治疗类材料	电生理类材料
141		冠脉介入治疗材料
142		结构心脏病用材料
143		起搏器类产品
144		神经介入治疗材料
145		通用介入治疗材料
146		外周血管介入
147	血液净化材料	分子吸附再循环系统
148		腹膜透析材料
149		连续性血液滤过材料
150		其他血液净化材料
151		血浆置换材料
152		血液净化用材料

续表

序号	一级	二级
153	血液净化材料	血液透析材料
154		血液透析滤过材料
155		血液透析血管通路
156		血液吸附材料
157	眼科材料	眶内填充物
158		其他眼科用材料
159		青光眼引流植入物
160		人工晶状体
161		术中材料
162		眼表修复材料
163		眼部创伤修复材料
164		眼内填充物
165	止血防粘连材料	防粘连材料
166		粘堵剂
167		止血材料
168	中医类材料	耳贴
169		棉纸
170		其他中医材料
171		针具
172	注射穿刺类材料	动静脉、管腔室穿刺器
173		内镜用穿刺器
174		血管内留置针
175		注射器类
176		注射针

（三）三级分类

序号	一级	二级	三级	三级代码
1	非血管介入治疗类材料	非血管介入通用材料	非血管介入通用穿刺针	C010601
2			非血管介入通用活检针	C010602
3			非血管介入引流管	C010603
4	非血管介入治疗类材料	非血管介入通用材料	压力泵	C010604
5			经皮气管切开导入器套装	C010605
6			取出器	C010606

续表

序号	一级	二级	三级	三级代码
7		非血管介入通用材料	穿刺套管	C010607
8			高频电刀用电极	C010608
9			内镜用套管	C010609
10			内镜清洗刷	C010610
11			其他非血管介入通用材料	C010611
12		呼吸介入材料	气管支气管支架	C010101
13			气道球囊	C010102
14			气道导丝	C010103
15			气道射频导管	C010104
16			呼吸介入等离子刀头	C010105
17			呼吸类细胞刷	C010106
18			呼吸活检钳	C010107
19			呼吸内镜用热活检钳	C010108
20			呼吸内镜介入活检针	C010109
21			支气管镜用异物钳	C010110
22			支气管镜用灌洗管	C010111
23	非血管介入治疗类材料		支气管镜用造影管	C010112
24			支气管镜用电圈套器	C010113
25			支气管镜用刮匙	C010114
26			呼吸内镜用探头	C010115
27			呼吸内镜用刀头	C010116
28			呼吸内镜用超声引导鞘	C010117
29			呼吸内镜用激光光纤	C010118
30			呼吸内镜其他材料	C010119
31			支气管活瓣	C010120
32			气道超声水囊	C010121
33			气道异物网篮	C010122
34			吸引导管	C010123
35			一次性胸壁穿刺套管	C010124
36			其他呼吸介入材料	C010125
37		泌尿介入材料	输尿管支架	C010301
38			尿道支架	C010302
39			泌尿介入球囊	C010303

续表

序号	一级	二级	三级	三级代码
40			泌尿扩张器	C010304
41			泌尿介入导丝	C010305
42			泌尿介入导管	C010306
43			泌尿介入射频消融导管	C010307
44			泌尿取石网篮	C010308
45			泌尿拦截网篮	C010309
46			泌尿异物钳	C010310
47			泌尿介入鞘	C010311
48			泌尿介入封堵器	C010312
49			泌尿介入激光光纤	C010313
50			内窥镜冲洗器	C010314
51			膀胱冲洗器	C010315
52		泌尿介入材料	电切环	C010316
53			软镜导管	C010317
54			输尿管成像导管	C010318
55	非血管介入治疗类材料		肾造瘘套件	C010319
56			肾造瘘引流导管	C010320
57			膀胱造瘘导入器	C010321
58			膀胱造瘘套件	C010322
59			泌尿介入穿刺针	C010323
60			泌尿介入活检针	C010324
61			泌尿介入活检钳	C010325
62			泌尿介入注射针	C010326
63			吊带	C010327
64			其他泌尿介入材料	C010328
65			药物支架系统	C010701
66			鼻球囊导管	C010702
67			羊水穿刺针	C010703
68		其他非血管介入材料	输卵管疏通装置	C010704
69			绒毛活检针	C010705
70			异物网兜套圈	C010706
71			其他非血管介入材料	C010707

续表

序号	一级	二级	三级	三级代码
72		乳腺介入材料	乳腺活检装置	C010401
73			乳腺定位针	C010402
74			乳腺标记定位针（物）	C010403
75			其他乳腺介入材料	C010404
76		消化介入材料	贲门球囊	C010201
77			食道球囊	C010202
78			肠道扩张球囊	C010203
79			胆胰扩张球囊	C010204
80			胆胰取石球囊	C010205
81			食道支架	C010206
82			肠道支架	C010207
83			胰管支架	C010208
84			胆道支架	C010209
85			胆道细胞刷	C010210
86			胆胰管成像导管	C010211
87	非血管介入治疗类材料		消化介入/止血导管	C010212
88			消化扩张导管	C010213
89			消化介入射频消融导管	C010214
90			消化介入造影导管	C010215
91			消化道导丝	C010216
92			消化介入网篮	C010217
93			消化介入电极	C010218
94			消化介入止血夹	C010219
95			静脉曲张/组织套扎器	C010220
96			痔套扎器	C010221
97			圈套器（息肉勒除器）	C010222
98			消化道造瘘管	C010223
99			瘘管刷	C010224
100			消化道超声穿刺针	C010225
101			活检钳	C010226
102			热活检钳	C010227
103			消化介入异物钳	C010228

序号	一级	二级	三级	三级代码
104			消化介入凝血钳	C010229
105			消化内镜活检帽	C010230
106			消化超声内镜用水囊	C010231
107			消化介入内镜吻合夹系统	C010232
108			内镜用灌洗管	C010233
109			内镜用剪刀钳	C010234
110			先端帽	C010235
111		消化介入材料	小肠镜球囊	C010236
112			胶囊内镜	C010237
113			消化介入注射针	C010238
114			组织切开刀	C010239
115			乳头切开刀	C010240
116			鼻空肠营养管	C010241
117			消化介入引流管	C010242
118			肛瘘塞	C010243
119	非血管介入治疗类材料		其他消化介入材料	C010244
120			经皮胆道支架	C010501
121			肿瘤经皮导入器	C010502
122			组织穿刺活检针	C010503
123			胆道引流套管针	C010504
124			肿瘤介入引流管	C010505
125			射频消融电极（针）	C010506
126			微波消融电极（针、刀）	C010507
127		肿瘤介入材料	冷冻消融电极（针）	C010508
128			微型高频针状电极	C010509
129			可植入放射性粒子植入装置	C010510
130			可植入支架	C010511
131			体腔热灌注管路	C010512
132			组织染色剂	C010513
133			其他肿瘤介入材料	C010514
134	功能性敷料	疤痕敷料	凝胶疤痕修复材料	C170201
135			液体疤痕修复材料	C170202

续表

序号	一级	二级	三级	三级代码
136	功能性敷料	疤痕敷料	软膏疤痕修复材料	C170203
137			其他材质疤痕敷料	C170204
138		包扎敷料	绷带	C170301
139		创口敷料	凝胶敷料	C170101
140			液体敷料	C170102
141			粉末敷料	C170103
142			水胶体敷料	C170104
143			纤维敷料	C170105
144			泡沫敷料	C170106
145			隔离敷料	C170107
146			生物敷料	C170108
147			活性炭敷料	C170109
148			含银敷料	C170110
149		其他敷料	其他敷料	C170401
150	骨科材料	半月板修复移植系统	全内半月板修复系统	C030701
151			非全内半月板修复系统	C030702
152			半月板施钉器	C030703
153			半月板移植系统	C030704
154		半髋关节	双极头	C034601
155		初次膝关节	股骨假体	C034201
156			胫骨假体	C034202
157			垫片	C034203
158			髌骨假体	C034204
159			髌股关节假体	C034205
160			单髁股骨假体	C034206
161			单髁胫骨假体	C034207
162			单髁垫片	C034208
163			初次置换人工膝关节其他部件	C034209
164		初次髋关节	组配式股骨柄	C034401
165			一体式股骨柄	C034402
166			金属髋臼杯	C034403
167			非金属髋臼杯	C034404

序号	一级	二级	三级	三级代码
168			股骨头	C034405
169			髋臼内衬	C034406
170		初次髋关节	股骨颈	C034407
171			髋臼螺钉	C034408
172			初次置换人工髋关节其他部件	C034409
173			钻头	C034801
174			铣刀	C034802
175			磨头	C034803
176		动力系统	锯片	C034804
177			刨刀	C034805
178			超声骨刀	C034806
179			超声吸引骨刀	C034807
180			胫骨平台	C034301
181			垫片	C034302
182			填充块	C034303
183	骨科材料		延长杆	C034304
184			股骨髁	C034305
185		翻修膝关节	翻修袖套	C034306
186			连接件	C034307
187			连接螺栓	C034308
188			股骨袖套接口	C034309
189			翻修置换人工膝关节其他部件	C034310
190			组配式股骨柄	C034501
191			一体式股骨柄	C034502
192			股骨头	C034503
193			髋臼网架	C034504
194		翻修髋关节	金属髋臼杯	C034505
195			非金属髋臼杯	C034506
196			髋臼垫块	C034507
197			髋臼螺钉	C034508
198			垫块螺钉	C034509

续表

序号	一级	二级	三级	三级代码
199			髋臼内衬	C034510
200			股骨颈	C034511
201		翻修髋关节	链接螺栓	C034512
202			翻修置换人工髋关节其他部件	C034513
203		骨科导航相关材料	定位导向器	C035001
204			骨科导航相关材料	C035002
205		骨科机器人手术相关材料	骨科机器人手术相关材料	C034901
206			异种骨	C034701
207			同种异体骨	C034702
208		骨科通用材料	人工合成骨	C034703
209			骨形成蛋白	C034704
210			骨水泥	C034705
211			骨水泥注射器	C034706
212			近端股骨肿瘤假体	C034101
213			远端股骨肿瘤假体	C034102
214	骨科材料		近端胫骨肿瘤假体	C034103
215			股骨柄	C034104
216			股骨髁	C034105
217			胫骨平台	C034106
218		骨肿瘤人工关节	胫骨垫片	C034107
219			延长杆	C034108
220			肿瘤膝关节	C034109
221			髋膝关节假体	C034110
222			股骨髁轴套管	C034111
223			股骨髁轴	C034112
224			其他骨肿瘤人工关节	C034113
225		固定板	可调式固定板	C030601
226			不可调式固定板	C030602
227			修复用缝线	C030801
228		关节镜配套系统	关节镜下切除器	C030802
229			等离子系统	C030803

序号	一级	二级	三级	三级代码
230		关节镜配套系统	射频系统	C030804
231			工作套管	C030805
232		脊柱侧弯矫形系统	钛肋	C032201
233			生长阀	C032202
234			滑动钉	C032203
235			脊柱侧弯矫形系统其他部件	C032204
236		脊柱固定融合系统	胸腰椎融合器	C032901
237			颈椎融合器	C032902
238			3D打印椎间融合器	C032903
239			关节突融合器	C032904
240			胸腰椎人工椎体	C032905
241			颈椎人工椎体	C032906
242			定制人工椎体	C032907
243			胸腰椎钛网	C032908
244			颈椎钛网	C032909
245	骨科材料		其他脊柱固定融合系统材料	C032910
246		脊柱内镜配套系统	内镜射频刀头	C033301
247			内镜镜下钻头	C033302
248			内镜下超声骨刀	C033303
249			脊柱内镜配套系统其他部件	C033304
250		接骨板	胸骨接骨板	C031101
251			肋骨接骨板	C031102
252			锁骨接骨板	C031103
253			肱骨接骨板	C031104
254			尺骨接骨板	C031105
255			桡骨接骨板	C031106
256			手部接骨板	C031107
257			骨盆接骨板	C031108
258			股骨接骨板	C031109
259			髌骨接骨板	C031110

续表

序号	一级	二级	三级	三级代码
260			胫骨接骨板	C031111
261			腓骨接骨板	C031112
262			跟骨接骨板	C031113
263			足部接骨板	C031114
264		接骨板	通用接骨板	C031115
265			小儿接骨板	C031116
266			矫形板	C031117
267			异形接骨板	C031118
268			其他接骨板	C031119
269			关节融合板	C031120
270			界面螺钉	C030301
271		界面固定钉	横穿固定钉	C030302
272			软骨固定钉	C030303
273			双直径棒	C032301
274		颈胸固定系统	颈胸连接器	C032302
275	骨科材料		单直径棒	C032303
276			颈胸固定系统其他部件	C032304
277			颈椎后路椎板成形板	C032101
278			颈椎后路固定板	C032102
279			颈椎后路固定棒	C032103
280			颈椎后路椎板钩	C032104
281			颈椎后路连接器	C032105
282			颈椎后路椎弓根/侧块螺钉	C032106
283		颈椎后路固定系统	颈椎后路横连	C032107
284			颈椎后路椎板成形钉	C032108
285			颈椎后路锁定螺帽	C032109
286			颈椎后路铰链板	C032110
287			颈椎后路侧孔板	C032111
288			颈椎后路钉头横连	C032112
289			颈椎后路固定系统其他部件	C032113

序号	一级	二级	三级	三级代码
290			颈椎前路锁定板	C032001
291			颈椎前路滑动板	C032002
292		颈椎前路固定系统	颈椎前路椎间融合固定装置	C032003
293			颈椎前路钉	C032004
294			颈椎前路固定系统其他部件	C032005
295			线缆	C031501
296			针缆	C031502
297		捆绑系统	钉缆	C031503
298			胸骨结扎带	C031504
299			捆绑带	C031505
300			捆绑系统配件	C031506
301		拉力钉	空心拉力螺钉	C030501
302			非空心拉力螺钉	C030502
303			万向锁定螺钉	C031201
304			普通锁定螺钉	C031202
305			皮质骨螺钉	C031203
306	骨科材料	螺钉	松质骨螺钉	C031204
307			空心钉	C031205
308			胸骨螺钉	C031206
309			其他螺钉	C031207
310		锚钉	带线锚钉	C030101
311			非带线锚钉	C030102
312			克氏针	C031601
313			垫片	C031602
314			接骨棒	C031603
315			导板	C031604
316		其他固定材料	螺栓	C031605
317			堵孔塞	C031606
318			胸肋骨环抱器	C031607
319			肋骨髓内板	C031608
320			其他固定材料	C031609

续表

序号	一级	二级	三级	三级代码
321		其他微创材料	其他微创材料	C031001
322			肱骨柄	C033501
323		人工半肩关节	肱骨头	C033502
324			其他人工肩关节配件	C033503
325			肱骨柄	C033601
326			肱骨垫块	C033602
327			肱骨柄间隔器	C033603
328		人工反肩关节	反转肩盂头	C033604
329			肩盂基底座	C033605
330			固定螺钉	C033606
331			其他人工反肩配件	C033607
332			捆绑带	C034001
333			脉冲冲洗器	C034002
334			骨水泥搅拌器	C034003
335			远端塞	C034004
336	骨科材料		髋臼螺钉	C034005
337			膝关节螺钉	C034006
338			封堵帽	C034007
339		人工关节配件	中置器	C034008
340			粗隆爪	C034009
341			股骨头坏死重建棒	C034010
342			髓腔塞	C034011
343			髓腔刷	C034012
344			全膝关节置换术定位系统	C034013
345			其他关节配件材料	C034014
346			肱骨柄	C033401
347			肱骨头	C033402
348		人工全肩关节	肩盂	C033403
349			肱骨头柄连接器	C033404
350			锥度适配器	C033405
351		人工韧带系统	膝关节用人工韧带	C030201
352			小关节用人工韧带	C030202

续表

序号	一级	二级	三级	三级代码
353	骨科材料	人工韧带系统	肩关节用人工韧带	C030203
354			其他关节用人工韧带	C030204
355			人工韧带固定钉	C030205
356		人工小关节	腕关节	C033901
357			指关节	C033902
358			趾关节	C033903
359		人工肘关节	尺骨干	C033701
360			肱骨干	C033702
361			铰链钉	C033703
362			衬套	C033704
363			桡骨假体	C033705
364			其他人工肘关节配件	C033706
365		人工椎间盘	颈椎人工椎间盘	C033201
366			腰椎人工椎间盘	C033202
367			其他人工椎间盘	C033203
368		人工踝关节	滑动核	C033801
369			胫骨假体	C033802
370			距骨假体	C033803
371		软骨修复系统	软骨固定胶	C030901
372			软骨膜	C030902
373			软骨支架	C030903
374		软组织固定钉	带齿固定钉	C030401
375			无齿固定钉	C030402
376		髓内钉	锁骨髓内钉	C031301
377			肱骨髓内钉	C031302
378			尺骨髓内钉	C031303
379			桡骨髓内钉	C031304
380			股骨髓内钉	C031305
381			胫骨髓内钉	C031306
382			腓骨髓内钉	C031307
383			足踝髓内钉	C031308
384			弹性髓内钉	C031309

续表

序号	一级	二级	三级	三级代码
385		髓内钉	其他髓内钉	C031310
386			髓内钉配件	C031311
387		外固定架系统	外固定架固定针	C031401
388			外固定架固定夹	C031402
389			外固定架连接棒（环）	C031403
390			外固定架配件	C031404
391		小儿矫形系统	胸腰椎后路固定板	C032701
392			胸腰椎后路固定棒	C032702
393			胸腰椎后路固定钩	C032703
394			胸腰椎后路椎弓根螺钉	C032704
395			胸腰椎后路椎弓根螺帽	C032705
396			胸腰椎后路螺钉	C032706
397			胸腰椎后路螺帽	C032707
398	骨科材料		腰椎后路横连	C032708
399			胸腰椎后路关节突融合器	C032709
400			胸腰椎后路小儿矫形系统其他部件	C032710
401		胸腰椎后路固定系统	胸腰椎后路固定板	C032501
402			胸腰椎后路固定棒	C032502
403			胸腰椎后路固定钩	C032503
404			胸腰椎后路固定夹	C032504
405			胸腰椎后路椎弓根长尾螺钉	C032505
406			胸腰椎后路椎弓根短尾螺钉	C032506
407			胸腰椎后路椎弓根螺帽	C032507
408			胸腰椎后路横连	C032508
409			胸腰椎后路钉棒连接器	C032509
410			胸腰椎后路关节突螺钉	C032510
411			胸腰椎后路骨水泥加强螺钉	C032511
412			胸腰椎后路膨胀螺钉	C032512
413			胸腰椎后路皮质骨螺钉	C032513

续表

序号	一级	二级	三级	三级代码
414			多米诺连接	C032514
415		胸腰椎后路固定系统	胸腰椎后路关节突固定融合器	C032515
416			胸腰椎后路固定系统其他部件	C032516
417			经皮胸腰椎后路固定棒	C032601
418			经皮胸腰椎后路椎弓根螺钉	C032602
419			胸腰椎后路椎弓根螺帽	C032603
420		胸腰椎后路微创系统	胸腰椎后路关节突融合器	C032604
421			胸腰椎后路横联	C032605
422			经皮胸腰椎后路预弯棒	C032606
423			胸腰椎后路微创系统其他部件	C032607
424			胸腰椎前路固定板	C032401
425			胸腰椎前路固定棒	C032402
426	骨科材料		胸腰椎前路椎体螺钉	C032403
427			胸腰椎前路椎间融合固定装置	C032404
428		胸腰椎前路固定系统	胸腰椎前路椎体单栓钉	C032405
429			胸腰椎前路垫片	C032406
430			胸腰椎前路横向连接器	C032407
431			胸腰椎前路固定系统其他部件	C032408
432			腰椎非融合植入物	C033001
433			腰椎非融合锁扣（环）	C033002
434			腰椎非融合捆绑带	C033003
435			腰椎后路非融合螺钉	C033004
436		腰椎非融合系统	腰椎后路非融合套管	C033005
437			腰椎后路非融合绳索	C033006
438			腰椎后路非融合连接器	C033007
439			腰椎后路连接棒	C033008
440			腰椎非融合系统其他部件	C033009

续表

序号	一级	二级	三级	三级代码
441			枕骨板	C031701
442			枕骨棒	C031702
443		枕颈固定系统	枕骨夹	C031703
444			枕骨钉	C031704
445			枕骨螺帽	C031705
446			枕颈固定系统其他部件	C031706
447			工作套筒	C033101
448			穿刺针	C033102
449			磨钻	C033103
450			球囊	C033104
451			球囊注射器	C033105
452			支架	C033106
453			活检器	C033107
454		椎体成形系统	刮勺	C033108
455			引导丝	C033109
456	骨科材料		定向椎体成形工具	C033110
457			骨水泥搅拌注入系统	C033111
458			金属网状支撑物	C033112
459			穿刺通道一体锥	C033113
460			支架入路系统	C033114
461			支架充盈系统	C033115
462			椎体成形系统其他部件	C033116
463			寰枢椎后路固定板	C031901
464			寰枢椎后路固定棒	C031902
465		寰枢椎后路固定系统	寰枢椎后路固定钉	C031903
466			寰枢椎后路固定系统其他部件	C031904
467			寰枢椎前路固定板	C031801
468		寰枢椎前路固定系统	寰枢椎前路固定钉	C031802
469			寰枢椎前路固定系统其他部件	C031803
470		骶髂固定系统	骶髂固定板	C032801
471			骶髂侧方连接器	C032802

续表

序号	一级	二级	三级	三级代码
472	骨科材料	骶髂固定系统	骶髂骨螺钉	C032803
473			连接器	C032804
474			骶髂固定系统其他部件	C032805
475	基础卫生材料	避孕材料	避孕套	C140101
476			避孕帽	C140102
477			子宫托	C140103
478			节育环	C140104
479			其他避孕材料	C140105
480		测压导管	动静脉测压管	C141601
481			肺动脉测压导管	C141602
482			微型漂浮导管	C141603
483			食管测压管	C141604
484			肛门测压管	C141605
485			膀胱内静压监测包	C141606
486			尿动力学导管	C141607
487			膀胱测压导管	C141608
488			直肠测压导管	C141609
489			测压连接管	C141610
490			压力监测套件	C141611
491			其他测压管	C141612
492		常规医疗用品	药品吸入器	C140201
493			其他常规医疗用品	C140202
494		超声刀头	软组织切割刀头	C140301
495			大血管（>5mm）封闭超声刀头	C140302
496			高频切割闭合刀头	C140303
497		导管、引流装置	胸腔引流管	C141701
498			胸腔引流瓶	C141702
499			腹腔引流管	C141703
500			导尿管/套装	C141704
501			儿童导尿管	C141705
502			成人导尿管	C141706

续表

序号	一级	二级	三级	三级代码
503			气囊导管	C141707
504			球囊导管	C141708
505			咽鼓管导管	C141709
506			蛋白胶腔镜配合管	C141710
507		导管、引流装置	冲洗、吸引管	C141711
508			经皮心包积液引流管	C141712
509			升温套件	C141713
510			其他导管、引流管	C141714
511			负压引流器/附件	C141715
512		等离子刀头	等离子刀头	C140401
513		电磁导航材料	电磁导航材料	C142601
514			电极贴片	C140701
515		电极及辅助材料	电极贴片辅助材料	C140702
516			传感器及辅助材料	C140703
517			其他电极及其辅助材料	C140704
518	基础卫生材料		不可吸收性特殊理化缝线	C140801
519			不可吸收性非特殊理化缝线	C140802
520			可吸收性特殊理化缝线	C140803
521		缝合及凝固材料	可吸收性非特殊理化缝线	C140804
522			医用胶	C140805
523			皮肤缝合器	C140806
524			其他缝合及凝固材料	C140807
525		辅助生殖导管	移植导管	C141801
526			其他人工生殖辅助导管	C141802
527		辅助生殖胚胎冷冻解冻液	辅助生殖胚胎冷冻解冻液	C142101
528		辅助生殖胚胎培养液	体外受精胚胎培养液	C142201
529			取卵针	C142001
530		辅助生殖用针	单精子卵胞浆注射针	C142002
531			持卵针	C142003
532		高频电刀	高频电刀	C140601
533		护创材料	外固定材料	C140901

序号	一级	二级	三级	三级代码
534		护创材料	其他护创材料	C140902
535		扩张导管	子宫颈扩张导管	C141501
536			子宫颈扩张球囊	C141502
537			输卵管扩张导管	C141503
538			其他扩张类导管	C141504
539		麻醉包及套件	麻醉包	C141001
540			局麻针	C141002
541			局麻导管	C141003
542			其他麻醉套件	C141004
543		气管插管及附件	气管插管	C142501
544			喉切除术气管插管	C142502
545			口腔气管插管	C142503
546			支气管插管	C142504
547			气管切开套管	C142505
548			湿热交换器/过滤器	C142506
549	基础卫生材料		导管插管	C142507
550			麻醉用气管插管及面罩	C142508
551			其他气管插管及附件	C142509
552		射频刀头	射频切割凝闭刀头	C140501
553		输液、输血器具及管路	输液器	C142301
554			真空采血管	C142302
555			特殊采血管或保存制备管	C142303
556			末梢血采集容器	C142304
557			过滤分离器具	C142305
558			输血器	C142306
559			静脉营养输液袋	C142307
560			微量泵前管	C142308
561			输液辅助导管	C142309
562			加温导管	C142310
563			输液接头	C142311
564			肝素帽	C142312
565			预充式导管冲洗器	C142313

续表

序号	一级	二级	三级	三级代码
566		消化道插管/引流管	消化道插管	C142401
567			消化道引流管	C142402
568			其他消化道插管/引流管	C142403
569		药液转移器	药液转移器	C141101
570		引流袋	集尿袋	C141201
571			引流袋	C141202
572			胃肠减压袋	C141203
573		造口护理材料	造口袋	C141301
574			造口护理辅助材料	C141302
575			其他造口护理附件	C141303
576	基础卫生材料	造影检查导管	脑动脉造影导管	C141401
577			主动脉造影导管	C141402
578			颈腋动脉造影导管	C141403
579			股/肾动脉造影导管	C141404
580			肺动脉造影导管	C141405
581			胆管造影导管	C141406
582			膀胱输尿管造影导管	C141407
583			子宫输卵管造影导管	C141408
584			其他造影检查导管	C141409
585			造影导管留置针	C141410
586		专用吸引材料	宫腔组织吸引管	C141901
587			胎头吸引盘	C141902
588	口腔材料	根管材料	机用锉	C070301
589			根管预备辅助材料	C070302
590			根管冲洗消毒材料	C070303
591			根管充填材料	C070304
592		口腔种植修复材料	种植体	C070201
593			修复基台及配件	C070202
594			愈合基台	C070203
595			非基台类种植修复配件	C070204
596			骨替代品	C070205
597			屏障膜	C070206

序号	一级	二级	三级	三级代码
598		口腔种植修复材料	软组织替代品	C070207
599			口腔种植导板	C070208
600			车针	C071201
601			排龈材料	C071202
602			固位纤维	C071203
603			溃疡辅助治疗材料	C071204
604		其他类口腔材料	隔离封闭成形材料	C071205
605			牙科膜片	C071206
606			研磨抛光材料	C071207
607			菌斑指示剂	C071208
608			义齿稳固剂	C071209
609			水门汀	C070401
610		水门汀和粘接用材料	粘接剂	C070402
611			酸蚀剂	C070403
612			预处理剂	C070404
613	口腔材料	修复体制作材料	修复体制作材料	C070601
614			牙体充填材料	C070501
615		牙体材料	盖髓剂	C070502
616			牙齿漂白剂	C070503
617			脱敏剂	C070504
618			试戴材料	C070701
619			铸造包埋材	C070702
620		义齿制作辅助材料	义齿清洁材料	C070703
621			牙科分离剂	C070704
622			模型材料	C070705
623			蜡型材料	C070706
624			印模材料	C070801
625		印模及咬合记录材料	咬合记录材料	C070802
626			咬合检查材料	C070803
627			附着体	C070901
628		预成修复体制品	预成冠	C070902
629			根管桩	C070903

续表

序号	一级	二级	三级	三级代码
630	口腔材料	预防材料	窝沟封闭剂	C071001
631			防龋材料	C071002
632		正畸材料及制品	活动矫治器	C071101
633			固定矫治器	C071102
634			隐形矫治器	C071103
635			托槽	C071104
636			牙科正畸丝	C071105
637			种植支抗钉	C071106
638			颊面管及带环	C071107
639			正畸弹性材料	C071108
640			牵引及扩弓装置	C071109
641			正畸其他辅助配件	C071110
642		颌面整复材料	颌面接骨板	C070101
643			颌面部螺钉	C070102
644			颌间固定系统	C070103
645			钛网	C070104
646			面部重建植入物	C070105
647			人工颞下颌关节	C070106
648			牵引器	C070107
649	人工器官、组织及配套材料	感觉器官、组织及配套材料	人工耳蜗	C060101
650			人工听小骨	C060102
651			骨导助听器	C060103
652			振动声桥	C060104
653			其他人工感觉器官、组织及配套材料	C060105
654		呼吸系统人工器官、组织及配套材料	人工鼻	C060301
655			人工喉	C060302
656			人工气管	C060303
657			其他呼吸系统人工器官、组织及配套材料	C060304
658		泌尿系统人工器官、组织及配套材料	人工括约肌	C060401
659			其他泌尿系统人工器官、组织	C060402

序号	一级	二级	三级	三级代码
660	人工器官、组织及配套材料	其他人工器官、组织及配套材料	其他人工器官、组织及配套材料	C060601
661		人体器官填充材料	乳房填充物	C060701
662			外耳郭填充物	C060702
663			人工眼球	C060703
664			其他器官填充材料	C060704
665		生殖系统人工器官、组织及配套材料	人工阴茎假体	C060501
666			其他生殖系统人工器官、组织及配套材料	C060502
667		血液循环、净化系统人工器官、组织及配套材料	人工肝配套材料	C060201
668			人工血管	C060202
669			其他血液循环人工器官、组织及配套材料	C060203
670	神经外科材料	补片	不可吸收硬脑（脊）膜补片	C040301
671			可吸收硬脑（脊）膜补片	C040302
672		动脉瘤夹	常规瘤夹	C040401
673			异形瘤夹	C040402
674		颅骨非金属类固定/修补材料	非金属类颅骨固定钉	C040201
675			非金属类颅骨钛板	C040202
676			非金属类颅骨锁	C040203
677			非金属颅骨钛网	C040204
678			其他颅骨非金属类固定/修补材料	C040205
679		颅骨金属类固定/修补材料	颅骨钛钉	C040101
680			颅骨锁	C040102
681			颅骨修补钛网	C040103
682			金属颅骨钛板	C040104
683			其他颅骨金属类固定/修补材料	C040105
684		颅内压监测材料	颅内压监测探头	C040601
685		脑电监测材料	蝶骨电极	C040501
686			硬膜下电极	C040502
687			皮层电极	C040503

续表

序号	一级	二级	三级	三级代码
688		脑电监测材料	深部电极	C040504
689			电极导线	C040505
690			其他脑电监测材料	C040506
691		脑脊液分流材料	脑室端导管	C040701
692			腰骶端导管	C040702
693			腹腔端导管	C040703
694			固定压脑室-腹腔分流装置	C040704
695			可调压脑室-腹腔分流装置	C040705
696			固定压腰骶-腹腔分流装置	C040706
697			可调压腰骶-腹腔分流装置	C040707
698			固定压脑室-腹腔分流阀	C040708
699			可调压脑室-腹腔分流阀	C040709
700			固定压腰骶-腹腔分流阀	C040710
701			可调压腰骶-腹腔分流阀	C040711
702			脑室储液囊	C040712
703	神经外科材料		颅内压监测装置	C040713
704			体外引流装置	C040714
705			其他脑脊液分流材料	C040715
706		神经刺激材料	脑深部电刺激器	C040801
707			脑神经刺激电极	C040802
708			脑神经刺激电极导线	C040803
709			脑深部电刺激程控器	C040804
710			脑深部电刺激控制器	C040805
711			脑深部电磁患者充电器	C040806
712			脑深部电刺激皮下隧道工具	C040807
713			电极支架	C040808
714			脊髓神经电刺激-电极	C040809
715			脊髓神经电刺激-电极导线	C040810
716			脊髓神经电刺激-测试电缆	C040811
717			脊髓神经电刺激-程控器	C040812
718			脊髓神经电刺激-充电器套装	C040813

续表

序号	一级	二级	三级	三级代码
719	神经外科材料	神经刺激材料	脊髓神经电刺激-刺激器	C040814
720			体外刺激器	C040815
721			鞘内药物灌注系统-鞘内泵	C040816
722			鞘内药物灌注系统-鞘内导管	C040817
723			鞘内药物灌注系统-程控器	C040818
724			鞘内药物灌注系统-隧道器	C040819
725			鞘内药物灌注系统-药物再灌注包	C040820
726			鞘内药物灌注系统-急救包	C040821
727			骶神经调节神经刺激器	C040822
728			骶神经调节电极	C040823
729			骶神经调节电极附件	C040824
730			骶神经调节程控仪	C040825
731			迷走神经刺激器	C040826
732			其他神经刺激材料	C040827
733	体外循环材料	插管	动脉灌注管	C090101
734			静脉引流管	C090102
735			股静脉插管	C090103
736			股动脉插管	C090104
737			颈内静脉插管	C090105
738			心肌停跳液插管	C090106
739			吸引管	C090107
740		动脉微栓过滤器	动脉微栓过滤器	C090201
741		腹腔热灌注化疗装置配套材料	腹腔热灌注化疗装置配套材料	C090901
742		离心泵头	离心泵头	C090801
743		其他体外循环材料	其他体外循环材料	C091001
744		体外循环管路	体外循环管路	C090301
745		体外循环套包	体外循环套包	C090302
746		心肌保护液灌注装置	心肌保护液灌注装置	C090401
747		心脏辅助装置	体外膜肺支持	C090701
748		血液滤过器	血液滤过器	C090501

续表

序号	一级	二级	三级	三级代码
749	体外循环材料	氧合器	氧合器	C090601
750	吻合器及附件	开放及微创手术通用吻合器及钉仓	管型/端端吻合器	C110101
751			腔镜切割吻/缝合器	C110102
752			腔镜切割吻/缝合器钉仓（钉匣）	C110103
753			电动切割吻/缝合器	C110104
754			电动切割吻/缝合器钉仓（钉匣）	C110105
755			密封帽组件	C110106
756			腔镜施夹器（钳）	C110107
757			单发结扎夹	C110108
758			腔镜连发钛夹	C110109
759			圈套器	C110110
760			吻合环	C110111
761		开放手术用吻合器及钉仓	直线型切割吻/缝合器	C110201
762			直线型切割吻/缝合器钉仓（钉匣）	C110202
763			弧线型切割吻合器	C110203
764			弧线型切割吻合器钉仓（钉匣）	C110204
765			吻/缝/闭合器	C110205
766			吻/缝/闭合器钉仓（钉匣）	C110206
767			痔吻合器	C110207
768			荷包钳/器及线	C110208
769			开放施夹器（钳）	C110209
770			开放连发钛夹	C110210
771		其他吻合器及附件	其他吻合器及附件	C110301
772	心脏外科类材料	冠脉外科	心脏固定器	C050201
773			冠状动脉内分流管	C050202
774			吹雾管	C050203
775			打孔器	C050204
776			内窥镜取血管装置	C050205
777			冠脉近端吻合辅助器械	C050206

序号	一级	二级	三级	三级代码
778	心脏外科类材料	结构心脏病用外科材料	机械瓣膜	C050301
779			生物瓣膜	C050302
780			瓣膜成型环	C050303
781			带瓣管道	C050304
782		其他心脏外科材料	其他心脏外科材料	C050501
783		心律失常外科	外科消融套包	C050101
784			双极消融钳	C050102
785			消融笔	C050103
786			心耳闭合装置	C050104
787		心室辅助装置	心室辅助装置	C050401
788	修补材料	骨盆底修补材料	骨盆底修复网片	C120101
789			骶骨悬吊补片	C120102
790		皮肤修补材料	皮肤修复膜	C120201
791		其他修补材料	其他修补材料	C120701
792		软组织修补材料	软组织修补片	C120401
793		心血管修补材料	心脏补片	C120601
794			血管补片	C120602
795		胸（腹）壁缺损修补材料	胸（腹）壁缺损修补片	C120301
796		疝修补材料	腹股沟疝补片	C120501
797			腹壁疝补片	C120502
798			食道裂孔疝专用补片	C120503
799			其他疝修补材料	C120504
800			修补固定器（装置）	C120505
801	血管介入治疗类材料	电生理类材料	房间隔穿刺鞘组	C020101
802			电生理导管鞘	C020102
803			房间隔穿刺针	C020103
804			体表定位参考电极	C020104
805			灌注管路	C020105
806			导管连线	C020106
807			临时起搏电极	C020107
808			电定位诊断导管	C020108
809			磁定位诊断导管	C020109

续表

序号	一级	二级	三级	三级代码
810			心内超声导管	C020110
811			电生理其他诊断导管	C020111
812		电生理类材料	电定位治疗导管	C020112
813			磁定位治疗导管	C020113
814			冷冻治疗导管	C020114
815			球囊治疗导管	C020115
816			电生理其他治疗导管	C020116
817			冠脉裸金属支架	C020201
818			药物洗脱支架	C020202
819			生物可降解药物洗脱支架	C020203
820			冠脉其他支架	C020204
821			冠脉扩张球囊	C020205
822			冠脉药物涂层球囊	C020206
823			切割球囊	C020207
824			冠脉棘/乳突球囊	C020208
825	血管介入治疗类材料		冠脉介入其他球囊	C020209
826			冠脉导引导管	C020210
827			冠脉微导管	C020211
828			冠脉血栓抽吸导管	C020212
829		冠脉介入治疗材料	冠脉旋磨导管	C020213
830			冠脉准分子激光导管	C020214
831			冠脉血管内超声诊断导管	C020215
832			冠脉血管内光学成像导管	C020216
833			主动脉球囊反搏导管	C020217
834			冠脉造影导管	C020218
835			冠脉辅助支撑导管	C020219
836			冠脉其他导管	C020220
837			冠脉导引导丝	C020221
838			冠脉造影导丝	C020222
839			冠脉旋磨导丝	C020223
840			冠脉压力导丝	C020224
841			冠脉其他导丝	C020225

序号	一级	二级	三级	三级代码
842			冠脉旋磨推进器	C020226
843		冠脉介入治疗材料	冠脉血管内超声导管滑板	C020227
844			心肌活检钳	C020228
845			其他冠脉介入材料	C020229
846			封堵器材	C020301
847			封堵器输送系统	C020302
848			结构心脏病专用导丝	C020303
849			交换导丝	C020304
850			网篮导丝	C020305
851			微导丝	C020306
852			其他导丝	C020307
853			主动脉介入心脏瓣膜	C020308
854			肺动脉介入心脏瓣膜	C020309
855		结构心脏病用材料	二尖瓣介入心脏瓣膜	C020310
856	血管介入治疗类材料		三尖瓣介入心脏瓣膜	C020311
857			二尖瓣夹合装置	C020312
858			测量球囊	C020313
859			二尖瓣球囊扩张导管	C020314
860			肺动脉球囊扩张导管	C020315
861			经皮瓣膜扩张导管	C020316
862			主动脉瓣球囊扩张导管	C020317
863			经导管介入瓣膜输送系统	C020318
864			其他结构心脏病类产品	C020319
865			单腔起搏器	C020401
866			双腔起搏器	C020402
867			三腔起搏器	C020403
868			无导线起搏器组	C020404
869		起搏器类产品	单腔除颤器（ICD）	C020405
870			双腔除颤器（ICD）	C020406
871			三腔除颤器组（CRT-D）	C020407
872			皮下植入式心律转复除颤器	C020408

续表

序号	一级	二级	三级	三级代码
873			植入式心衰监测器	C020409
874			植入式心电监测器	C020410
875			起搏电极导线	C020411
876		起搏器类产品	除颤电极导线	C020412
877			起搏器附件	C020413
878			起搏器电极拔除装置	C020414
879			其他起搏器产品	C020415
880			颅内支架	C020501
881			栓塞球囊	C020502
882			球囊封堵导管	C020503
883			球囊扩张导管	C020504
884			导引导管	C020505
885			神经介入支撑辅助导管	C020506
886			微导管	C020507
887			抽吸导管	C020508
888	血管介入治疗类材料	神经介入治疗材料	其他导管	C020509
889			压力导丝	C020510
890			导引导丝	C020511
891			微导丝	C020512
892			介入附件	C020513
893			经皮导入器	C020514
894			取栓装置	C020515
895			弹簧圈	C020516
896			液态栓塞系统	C020517
897			其他神经介入治疗材料	C020518
898			造影导管	C020701
899			外周介入支撑辅助导管	C020702
900			中心静脉导管	C020703
901		通用介入治疗材料	输液港	C020704
902			中线导管	C020705
903			造影导丝	C020706
904			弹簧圈推送导丝	C020707

序号	一级	二级	三级	三级代码
905			通用介入其他导丝	C020708
906			外周血管介入鞘组	C020709
907			血管鞘	C020710
908			穿刺针	C020711
909		通用介入治疗材料	血管止血装置	C020712
910			可释放栓子	C020713
911			抓捕器	C020714
912			自动造影剂注射套装	C020715
913			通用介入附件	C020716
914			颈动脉支架	C020601
915			锁骨下动脉支架	C020602
916			椎动脉支架	C020603
917			肾动脉支架	C020604
918			胸主动脉支架	C020605
919			主动脉定制支架	C020606
920	血管介入治疗类材料		腹主动脉支架	C020607
921			腹主动脉延长支架	C020608
922			髂股动脉支架	C020609
923			股腘动脉支架	C020610
924			膝下动脉支架	C020611
925		外周血管介入	多外周动脉支架	C020612
926			外周血管药物支架	C020613
927			外周血管覆膜支架	C020614
928			腔静脉支架	C020615
929			髂股静脉支架	C020616
930			经颈静脉肝内门体分流（TIPS）静脉支架	C020617
931			药物球囊	C020618
932			扩张球囊	C020619
933			封堵球囊	C020620
934			切割球囊	C020621
935			外周血管其他球囊	C020622

续表

序号	一级	二级	三级	三级代码
936			标测导管	C020623
937			溶栓导管	C020624
938			取栓导管	C020625
939			导引导管	C020626
940			导引鞘	C020627
941			微导管	C020628
942			机械血栓抽吸导管	C020629
943			斑块切除导管	C020630
944			外周动脉准分子激光导管	C020631
945			静脉闭合导管	C020632
946			支撑导管	C020633
947			外周血管其他导管	C020634
948			腔静脉滤器	C020635
949	血管介入治疗类材料	外周血管介入	腔静脉滤器回收套件	C020636
950			导引导丝	C020637
951			微导丝	C020638
952			外周血管其他导丝	C020639
953			外周动脉弹簧圈	C020640
954			栓塞材料	C020641
955			栓塞微球	C020642
956			血管塞	C020643
957			经颈静脉肝内穿刺器	C020644
958			静脉剥脱器	C020645
959			血栓保护装置	C020646
960			腔内治疗装置	C020647
961			CTO开通辅助器械	C020648
962			其他介入附件	C020649
963		分子吸附再循环系统	分子吸附循环系统治疗套件	C100101
964	血液净化材料		腹膜透析管	C100201
965		腹膜透析材料	腹膜透析管用钛接头	C100202
966			腹膜透析外接短管	C100203

序号	一级	二级	三级	三级代码
967		腹膜透析材料	碘液微型盖	C100204
968			腹膜透析机管路	C100205
969			透析管路夹子	C100206
970		连续性血液滤过材料	连续性血液滤过器	C100501
971			连续性血液滤过管路	C100502
972			连续性血液滤过置换液	C100503
973		其他血液净化材料	其他血液净化材料及附件	C101001
974		血浆置换材料	血浆置换（分离）器	C100301
975			血浆置换（分离）管路	C100302
976			血浆成分分离器	C100303
977			血浆成分分离管路	C100304
978		血液净化用材料	血液净化管路套装	C100601
979			血液净化用管路附件	C100602
980		血液透析材料	血液透析器	C100801
981			血液透析用血路管	C100802
982	血管介入治疗类材料		血液透析套装	C100803
983			血容量监测血路管	C100804
984			血温监测血路管	C100805
985			透析用临时中心静脉导管	C100806
986			透析用长期中心静脉导管	C100807
987			透析液细菌/内毒素过滤器	C100808
988			动静脉穿刺针	C100809
989			血液透析滤过补液管	C100810
990		血液透析滤过材料	血液透析滤过器	C100401
991			血液透析滤过管路	C100402
992			血液透析滤过套装	C100403
993		血液透析血管通路	血管通路介入治疗导丝	C100901
994			血管通路介入治疗支架	C100902
995			血管通路介入治疗球囊	C100903
996		血液吸附材料	血液灌流（吸附）器	C100701
997			血浆灌流（吸附）器	C100702

续表

序号	一级	二级	三级	三级代码
998		眶内填充物	义眼台	C080601
999			人工泪管	C080801
1000			光纤	C080802
1001		其他眼科用材料	泪道栓塞物	C080803
1002			超声雾化眼罩	C080804
1003			其他眼科用材料	C080805
1004		青光眼引流植入物	青光眼引流装置	C080201
1005			眼科手术用透明质酸钠凝胶	C080202
1006			单焦点白内障人工晶状体	C080101
1007			多焦点白内障人工晶状体	C080102
1008			连续视程人工晶状体	C080103
1009			单焦点散光型白内障人工晶体	C080104
1010		人工晶状体	多焦点散光型白内障人工晶体	C080105
1011	眼科材料		前房型眼屈光性人工晶状体	C080106
1012			后房型眼屈光性人工晶状体	C080107
1013			囊袋张力环	C080108
1014			眼用重水	C080701
1015			粘弹剂	C080702
1016			眼科手术刀	C080703
1017		术中材料	玻璃体切割头	C080704
1018			超声乳化针头	C080705
1019			角膜环钻	C080706
1020			扩张器	C080707
1021			超声乳化附件包	C080708
1022			脱细胞基质	C080301
1023		眼表修复材料	异体角膜	C080302
1024			异体巩膜	C080303
1025			其他眼表用材料	C080304

序号	一级	二级	三级	三级代码
1026		眼部创伤修复材料	眼用种植体	C080401
1027			面部填充材料	C080402
1028	眼科材料		眼用硅油	C080501
1029		眼内填充物	重硅油	C080502
1030			眼用填充气体	C080503
1031			硅胶眼科植入物	C080504
1032			编织膜	C150201
1033			非编织膜	C150202
1034		防粘连材料	防粘连液	C150203
1035			胶	C150204
1036			半固态胶	C150205
1037			其他防粘连材料	C150206
1038		粘堵剂	水凝胶	C150301
1039			其他粘堵剂	C150302
1040			纱布	C150101
1041	止血防粘连材料		非织布	C150102
1042			纤丝	C150103
1043			粉	C150104
1044			海绵	C150105
1045		止血材料	膜	C150106
1046			流体明胶	C150107
1047			生物胶	C150108
1048			化学胶	C150109
1049			蜡	C150110
1050			其他止血材料	C150111
1051		耳贴	耳贴	C130101
1052	中医类材料	棉纸	棉纸	C130301
1053		其他中医材料	其他中医材料	C130401
1054		针具	针具	C130201
1055			一次性使用注射针	C160301
1056	注射穿刺类材料	动静脉、管腔室穿刺器	动静脉瘘穿刺针	C160302
1057			动脉采血器/血气针	C160303

续表

序号	一级	二级	三级	三级代码
1058	注射穿刺类材料	动静脉、管腔室穿刺器	机用采血器	C160304
1059			足跟采血器	C160305
1060			静脉采血器	C160306
1061			动脉穿刺针	C160307
1062			末梢采血器	C160308
1063			穿刺针	C160309
1064			其他动静脉/管腔室穿刺器	C160310
1065			穿刺包/套件	C160311
1066		内镜用穿刺器	穿刺器	C160401
1067			穿刺套管	C160402
1068		血管内留置针	静脉留置针	C160501
1069			动脉留置针	C160502
1070			动静脉留置针	C160503
1071			其他血管内留置针	C160504
1072		注射器类	一次性使用注射器	C160101
1073		注射针	一次性使用注射笔用针头	C160201

（四）通用名

序号	通用名代码	通用名
1	000	—
2	000	—
3	001	支架
4	002	球囊
5	003	导丝
6	004	导管
7	005	手术刀头
8	006	细胞刷
9	007	活检材料
10	008	异物钳
11	009	灌洗管
12	010	管路
13	011	圈套器
14	012	刮匙

续表

序号	通用名代码	通用名
15	013	探头
16	014	刀头
17	015	鞘管
18	016	光纤
19	017	活瓣
20	018	水囊
21	019	网篮
22	020	套管
23	021	电极
24	022	止血夹
25	023	套扎器
26	024	造瘘管
27	025	瘘管刷
28	026	穿刺器
29	027	凝血钳
30	028	吻合夹
31	029	剪刀钳
32	030	先端帽
33	031	内镜胶囊
34	032	注射针
35	033	切开刀
36	034	插管
37	035	引流装置
38	036	肛瘘塞
39	037	扩张器
40	038	封堵器
41	039	冲洗器
42	040	电切环
43	041	造瘘套件
44	042	吊带
45	043	定位针
46	044	导入器

续表

序号	通用名代码	通用名
47	045	植入装置
48	046	染色剂
49	047	压力泵
50	048	取出器
51	049	清洗刷
52	050	疏通装置
53	051	网兜套圈
54	052	鞘组
55	053	连接线
56	054	介入附件
57	055	输送系统
58	056	瓣膜
59	057	夹合装置
60	058	起搏器
61	059	除颤器
62	060	监测器
63	061	导线
64	062	起搏器附件
65	063	拔除装置
66	064	取栓装置
67	065	栓塞材料
68	066	滤器
69	067	回收装置
70	068	剥脱器
71	069	血栓保护装置
72	070	治疗装置
73	071	开通辅助器械
74	072	输液港
75	073	止血装置
76	074	抓捕器
77	075	注射套装
78	076	锚钉

续表

序号	通用名代码	通用名
79	077	人工韧带
80	078	固定钉
81	079	螺钉
82	080	固定板
83	081	修复材料
84	082	切除器
85	083	等离子系统
86	084	射频系统
87	085	工作套管
88	086	髓内钉
89	087	外固定系统
90	088	捆绑材料
91	089	内固定材料
92	090	垫片
93	091	接骨棒
94	092	导板
95	093	螺栓
96	094	堵孔塞
97	095	环抱器
98	096	髓内板
99	097	融合器
100	098	人工椎体
101	099	钛网
102	100	腰椎植入物
103	101	椎体成形工具
104	102	注射器
105	103	人工椎间盘
106	104	射频刀头
107	105	钻头
108	106	手术刀
109	107	人工关节
110	108	人工关节配件

续表

序号	通用名代码	通用名
111	109	医用骨
112	110	骨形成蛋白
113	111	骨水泥
114	112	铣刀
115	113	磨头
116	114	锯片
117	115	刨刀
118	116	机器人材料
119	117	导航材料
120	118	修补材料
121	119	动脉瘤夹
122	120	分流管
123	121	分流装置
124	122	监测装置
125	123	神经刺激材料
126	124	电极附件
127	125	消融工具
128	126	心耳夹
129	127	固定器
130	128	打孔器
131	129	取血管装置
132	130	吻合辅助器械
133	131	成型环
134	132	心室辅助装置
135	133	人工器官
136	134	人工肝配套材料
137	135	填充材料
138	136	牵引器
139	137	种植体
140	138	基台
141	139	种植修复配件
142	140	根管材料

续表

序号	通用名代码	通用名
143	141	水门汀
144	142	粘接材料
145	143	牙体材料
146	144	义齿材料
147	145	义齿制作辅助材料
148	146	印模及咬合记录材料
149	147	预防材料
150	148	正畸材料及制品
151	149	车针
152	150	口腔辅助材料
153	151	人工晶状体
154	152	张力环
155	153	义眼台
156	154	粘弹剂
157	155	环钻
158	156	超声乳化附件
159	157	栓塞物
160	158	眼罩
161	159	过滤器
162	160	体外循环材料
163	161	灌注装置
164	162	氧合器
165	163	离心泵头
166	164	化疗材料
167	165	净化材料
168	166	碘附帽
169	167	滤过器
170	168	置换液
171	169	灌流（吸附）器
172	170	血液透析器
173	171	血路管
174	172	吻合器

续表

序号	通用名代码	通用名
175	173	吻合器适配钉仓
176	174	密封帽
177	175	施夹器
178	176	结扎夹
179	177	吻合器附件
180	178	耳贴
181	179	针具
182	180	棉纸
183	181	避孕材料
184	182	吸入器
185	183	贴片
186	184	不可吸收性缝线
187	185	可吸收缝线
188	186	凝固材料
189	187	缝合器
190	188	外固定材料
191	189	麻醉套包
192	190	移液器
193	191	集尿袋
194	192	造口袋
195	193	造口护理辅助材料
196	194	留置针
197	195	导尿包
198	196	导尿管
199	197	吸引材料
200	198	取卵针
201	199	持卵针
202	200	冷冻解冻液
203	201	培养液
204	202	输液器
205	203	采血管
206	204	分离器

序号	通用名代码	通用名
207	205	输血器
208	206	输液袋
209	207	输液接头
210	208	肝素帽
211	209	气管插管
212	210	气管插管附件
213	211	面罩
214	212	止血材料
215	213	防粘连材料
216	214	粘堵剂
217	215	采血器
218	216	敷料

（五）材质分类

序号	耗材材质
1	硅酮
2	聚氨酯
3	镍钛钴合金
4	铱铂合金
5	钛合金
6	镍铬铁合金
7	人工合成无机物
8	天然材料
9	枸橼酸
10	生物活性陶瓷
11	烤瓷粉
12	玻璃陶瓷
13	氧化铝
14	纤维
15	单晶
16	聚乳酸
17	合成橡胶
18	海藻多糖凝胶

续表

序号	耗材材质
19	硅凝胶液体
20	高分子树脂
21	硅酮胶
22	生物流体
23	聚丙烯纤维
24	活性玻璃
25	生长因子
26	水胶体银离子
27	聚对苯二甲酸乙二醇脂（PET）
28	乙烯醋酸乙烯酯共聚物
29	聚亚安酯
30	生物可吸收
31	碳纤维
32	超高分子量聚乙烯
33	羟基磷灰石
34	玻璃离子
35	氧化锌
36	藻酸盐琼脂
37	磁性材料
38	淀粉类
39	异种脱细胞真皮基质
40	溶葡萄球菌酶
41	聚酯凝胶（SST）
42	嵌段聚醚酰胺树脂（Pebax）
43	不锈钢
44	聚丙烯
45	聚乙烯
46	特氟龙涂层
47	金属
48	硫酸钡
49	尼龙
50	钴合金

序号	耗材材质
51	铂钨合金
52	西罗莫司类药物
53	载药微球
54	PVC
55	聚醚醚酮（PEEK）
56	复合材料
57	钛合金+聚醚醚酮（PEEK）
58	钽金属
59	钛涂层
60	钴铬钼
61	中交联聚乙烯
62	羟基磷灰石
63	膨体聚四氟乙烯
64	聚丙烯酸酯亲水
65	聚丙烯酸酯疏水
66	高分子材料
67	磷酸
68	复合树脂
69	烤瓷粉调和液
70	蜡
71	铜镍钛丝
72	角膜
73	再生氧化纤维素
74	乳胶
75	聚氨丙基双胍
76	海藻糖喷剂
77	活性炭
78	自黏性含银
79	纯棉
80	医用PP（聚丙烯）
81	非金属
82	聚氯乙烯（PVC）

续表

序号	耗材材质
83	其他材质
84	铂铬合金
85	铝合金
86	带涂层
87	氧化铝陶瓷
88	四代陶瓷
89	透明质酸钠
90	磷酸锌
91	氢氟酸
92	金属合金
93	树脂
94	硅酸盐
95	磷酸盐
96	钴铬合金丝
97	钛合金丝
98	骨
99	淀粉（多聚糖）
100	明胶
101	透明质酸钠＋羧甲基纤维素
102	几丁糖
103	聚乙二醇液体
104	次氯酸
105	沸石粉状
106	羧甲基纤维素
107	果胶
108	磺胺嘧啶银脂质水胶
109	纱布
110	天然石膏
111	丙烯酸
112	丁基橡胶
113	无
114	橡胶

续表

序号	耗材材质
115	醚基聚氨酯多体
116	聚乙烯醇
117	聚酰胺
118	其他药物
119	铂金
120	吸收性明胶海绵
121	空白微球
122	塑料
123	碳纤维增强复合材料（CFRP）
124	高交联聚乙烯
125	聚甲基丙烯酸甲酯（PMMA）
126	三代陶瓷
127	陶瓷
128	天然骨
129	非特异性活性炭
130	胶原
131	氧化纤维素
132	纸塑盖贴
133	海藻酸钠凝胶
134	多孔石墨
135	藻酸盐
136	羧甲基纤维素钠
137	藻酸钙
138	硅凝胶高分子
139	硅胶
140	聚乙醇酸（PGA）
141	纯钛
142	金属多孔涂层
143	聚乙烯+钛合金
144	陶瓷三代陶瓷
145	共聚物
146	硅凝胶

续表

序号	耗材材质
147	陶瓷材料
148	氧化锆
149	树脂加强型玻璃离子
150	银汞合金
151	三氧化矿物骨料
152	金属
153	羊膜
154	特异性吸附材料
155	壳聚糖
156	羟乙基纤维素类
157	胶原蛋白
158	海藻酸钠
159	亲水性纤维
160	银离子藻酸盐
161	亲水性纤维含银
162	聚酯纤维
163	玻璃
164	镍钛合金
165	镀金的铜碲合金
166	黄铜
167	紫杉醇药物
168	栓塞胶
169	其他合金
170	钴铬钼合金
171	锆铌合金
172	抗氧化聚乙烯
173	硅橡胶
174	生物材料
175	氢氧化钙
176	氧化锌丁香油
177	聚醚醚酮
178	石膏

序号	耗材材质
179	镍钛丝
180	基膜
181	水凝胶
182	凡士林
183	高分子聚合物液体
184	非药物油膏
185	无纺布
186	同种异体皮
187	金属银
188	油纱银
189	硅水油聚氨酯
190	聚氨酯银离子
191	天然纤维
192	丁基橡胶
193	钴铬合金
194	芯丝不锈钢
195	芯丝镍钛合金
196	碳素
197	聚合物
198	普通聚乙烯
199	合金
200	金合金
201	镍钛合金
202	树脂
203	聚羧酸锌
204	过氧化氢
205	过氧化脲
206	不锈钢丝
207	合成材料
208	离子树脂
209	羧甲基多聚糖
210	聚醚酯

续表

序号	耗材材质
211	铝塑盖贴
212	羧甲基纤维素钠聚酰胺
213	水凝胶聚氨酯泡沫
214	硅酮黏胶
215	聚酯无纺布
216	塑料
217	溴丁基橡胶

附件2：医药产品医院院内物流服务规范

前　言

本标准按照GB/T 1.1—2009给出的规则起草。本标准由中国物流与采购联合会提出。

本标准由中国物流与采购联合会团体标准化技术委员会归口。

本标准起草单位：中国物流与采购联合会医药物流分会、上药控股有限公司、上海医药物流中心有限公司、上海市第一人民医院、中物企联（北京）供应链管理有限公司、中国人民解放军总医院、中国医学科学院阜外医院、山东省立医院、南京大学医学院附属鼓楼医院、广州医药有限公司、九州通医药集团物流有限公司、华润广东医药有限公司、北京科园信海医药经营有限公司、国药控股山东有限公司、国科恒泰（北京）医疗科技股份有限公司、顺丰速运有限公司、上海健麾信息技术股份有限公司、北京东软望海科技有限公司、上海万序健康科技有限公司、上海三瑞信息技术有限公司。

本标准主要起草人：秦玉鸣、任刚、华佳、许翔、陈萍、姚刚、郭威、吴涛、王剑、韩春雷、郭滨、秦利荣、梁智宇、吴冕、霍佩琼、杨彬、张国臣、曾莉、段琢、罗建峰、梁云朝、沈国平、沈强、王晓晓、刘洋。

声明：本标准的知识产权归属于中国物流与采购联合会，未经中国物流与采购联合会同意，不得印刷、销售。任何组织、个人使用本标准开展认证、检测等活动应经中国物流与采购联合会批准授权。

引　言

近年来，随着国家医疗改革的不断深化，医院使用的药品实现生产企业到流通企业开一次发票，流通企业到医疗机构开一次发票的"两票制"模式，医院使用的药品和耗材以进货价直接提供给使用者的"零加成"模式逐步推行，很大程度上改变了医院传统的经营模式。为了降本增效，与医院经营相配套的医院院内物流的整合及服务能力提升，成为医院新的核心竞争力，医药产品医院院内物流服务模式应运而生。

医药产品医院院内物流作为一种新型的服务模式，在我国医疗行业并没有成熟运用的经验，缺少法律、法规以及相关政策的制约和指导，在实际服务过程中没有相对统一的参照标准。

本标准的制定可引导企业以质量控制为核心，以流程优化为重点，通过信息化技术手段和智能化设施设备使药品、医用耗材、诊断试剂等医疗相关产品的供应保障、库存整理、定点配送等各个环节，在物流服务商、医院、科室、患者之间实现一体化、定数化和智能化管理，有效降低医药产品医院院内物流服务成本，对于医疗保障服务的优化具有现实意义。

医药产品医院院内物流服务规范

1 范围

本标准规定了从事医药产品医院院内物流服务的基本要求和服务要求。

本标准适用于物流服务商对医院院内除特殊药品、大型医疗设备之外的医药产品的物流服务。

2 规范性引用文件

下列文件对于本文件的应用是必不可少的。凡是注日期的引用文件，仅注日期的版本适用于本文件。凡是不注日期的引用文件，其最新版本（包括所有的修改单）适用于本文件。

GB/T 28842 《药品冷链物流运作规范》

GB/T 34399 《医药产品冷链物流温控设施设备验证 性能确认技术规范》

3 术语和定义

下列术语和定义适用于本文件。

3.1

医药产品 medical products

医院内流通并使用，用于预防、治疗和诊断疾病，有目的调节和修复人体机能的产品，包括药品、医用耗材、体外诊断试剂以及其他医疗相关产品。

3.2

SPD 系统 supply processing distribution system

物流服务商提供的与医院信息管理系统和物流供应商管理系统数据交互，且与院内各类智能化设备互联的医药产品运营管理信息平台。

3.3

医药产品医院院内物流服务 integrated logistics service for medical products of hospital

物流服务商对医药产品在医院院内的供应保障、收货验收、库存整理、养护管理、定点配送、调配、对账服务、设施设备管理等通过SPD系统提供的服务。

3.4

定数包　rated package

根据疾病特点以及临床使用要求，在不影响原包装灭菌效果前提下重新组合包装并附标签以便精准管理的医药产品包装形式，分为单品包和混合包。

3.5

定数包标签　rated package label

与定数包相匹配的医院内部流转唯一标识，包括一维码、二维码及无线射频识别码等。

3.6

医药产品中心库　central warehouse for medical products

集中存储医药产品的仓库，分为药品库、耗材库、试剂库等。

3.7

消耗点　consuming department

使用医药产品的部门或科室。

示例：门诊药房、急诊药房、住院药房、静配中心、手术室、护士站等。

4　基本要求

4.1　物流服务商应具备与其运营范围和规模相适应的条件，包括组织机构、岗位职责、人员资质、设施设备、质量管理体系、培训体系、计算机信息系统等，并符合《药品经营质量管理规范》《医疗器械经营质量管理规范》及《医疗机构药事管理规定》等有关法律法规的要求。

4.2　物流服务商应具有SPD系统，且应具备以下几点要求。

4.2.1　应有安全稳定的网络环境和硬件设施，具备固定接入相关网络的方式和可靠的信息安全公共平台，重点防止医院处方数据、使用信息、患者信息外泄；具备各部门、岗位之间信息传输和数据共享的局域网；具备业务票据生成、打印和管理功能。

4.2.2　应提供专业的数据分析模块。

4.2.3　应满足医药产品医院院内供应保障、库存整理、定点配送的基本要求，实现协同交互、可溯源和闭环式仓储物流管理。

4.3　物流服务过程应采取有效的质量控制措施，确保医药产品质量，并建立相应的物联网体系配合SPD系统实现医药产品全程可追溯管理。

4.4　医药产品中心库和消耗点储存场所，应配备自动监测和记录功能的温湿度监测系统。

4.5 有温湿度控制要求的医药产品运载工具应符合《医疗器械冷链（运输、贮存）管理指南》和GB/T 28842中相关要求，并具备采集、保存运输温度数据的功能。

4.6 智能化设备

4.6.1 智能化设备应具备至少两种以上身份识别功能。

4.6.2 门诊药房、急诊药房使用的智能发药机宜具备配发和自动存储、近效期自动筛选退出、实时盘点等功能，与医院信息管理系统和SPD系统无缝对接，具备双向追溯功能。

4.6.3 住院药房使用的智能包药机应具备加药安全控制、全自动切半片药盒、加药过程不停止摆药等功能。

4.6.4 消耗点使用的智能耗材柜、耗材库应具备货品批量读取、自动货品储存管理以及库存自动预警等功能。

5 物流服务要求

5.1 供应保障

5.1.1 应按照医院确定的，涵盖医院临床各科室相关的预防、诊断和治疗所需的医药产品采购目录确定备货品种。

5.1.2 应根据医药产品中心库及各消耗点补货计划及时向相关供应商发送补货指令，并向医院反馈信息。

5.1.3 应根据医院的书面通知，并按照医院信息管理系统中相关医药产品基础信息完成相关医药产品的新增、修改、停用。

5.1.4 应对供应保障中的各种风险设立应急方案。风险包括但不限于：供应中断、紧急供应、供应失误和供应事故。

5.2 收货验收

5.2.1 应与医院专业人员共同对到货的医药产品进行收货验收、入库核查，经验收后的产品存放于符合相关要求的场所。

5.2.2 采用用后结算方式的应按照补货指令核对随货同行单收货验收；采用到货结算方式的还应同时收取相应发票。

5.2.3 有温湿度控制要求的医药产品，收货验收时应符合《医疗器械冷链（运输、贮存）管理指南》和GB/T 28842的相关要求。

5.2.4 有追溯码的植介入性医疗器械应进行信息核对并采集追溯码，供医院使用时扫码计费，实现耗费联动和全程可追溯。

5.2.5 无追溯码的植介入性医疗器械应进行信息核对，并及时进行赋码操作，供医院使用时扫码计费，实现耗费联动和全程可追溯。

5.3 库存整理

5.3.1 应依据医药产品中心库和消耗点库存的上下限及时提出补货申请，定期向医院反馈信息，并通知供应商进行配送补货。

5.3.2　应及时合理调整库位，确保到货医药产品按相关要求入库。

5.3.3　应对库存进行动销盘点与周期性盘点，并根据实际情况进行损益记录。

5.3.4　应确保 SPD 系统与医院信息管理系统的医药产品信息的一致性、完整性和准确性。

5.3.5　应接收消耗点经医院审核的申领订单，及时、限时为消耗点进行配送补货。

5.4　养护管理

5.4.1　应负责库存医药产品的质量养护，并定期巡回检查库存医药产品质量，包括应急储备医药产品。

5.4.2　应对在库的医药产品进行有效期跟踪，及时提出近效期警示。

5.4.3　应定期巡回检查医药产品中心库总体运行情况，发现异常及时报告并处理。

5.4.4　应定期核查温湿度监测记录数据，对异常情况进行评估，及时报告并处理。

5.5　定点配送

5.5.1　医药产品配送人员配送前应核对相关信息，确保与消耗点的相关指令一致。

5.5.2　应根据医药产品包装、质量特性和配送路径选择适宜的运载工具，采取措施防止出现破损、污染、遗失等问题。

5.5.3　医药产品配送工具信息宜与相关指令、消耗点关联，实时跟踪配送全过程。

5.5.4　医药产品配送人员应按照外包装标识要求搬运、装卸医药产品。

5.5.5　有特殊配送要求的医药产品宜采取相应的控制措施，对配送过程进行全程管理，控制措施包括但不限于上锁、保温等方式。

5.5.6　各消耗点交接确认宜通过 SPD 系统进行。

5.6　调配

5.6.1　调配应遵循"先产先出，近期先用"或按照指定批号原则，应确保调配医药产品质量合格，相应定数包外观、标签完好。定数包标签宜包括产品名称、产品规格、生产企业、定数系数、生产日期、失效日期、条码标签、批号等产品信息。

5.6.2　调配过程宜使用智能化设备进行操作，如发药机、包药机、耗材智能柜等设备。

5.6.3　定数包的调配应在符合洁净度要求的环境内进行，有无菌要求的医药产品应严格遵守相关规定，不应破坏无菌包装的外层包装。

5.7　对账服务

5.7.1　采取到货结算时应货票同行，并按实际收取的货物和对应的发票结算。

5.7.2　采取用后结算时，应符合以下要求。

5.7.2.1　物流服务商应通过SPD系统提供的医药产品出库数据，与医院信息管理系统提供医药产品使用确认信息，共同提交至计算机对账模块。

5.7.2.2 物流服务商应根据医院确认的消耗数据，打印结算单据由供货商开具发票。

5.8 设施设备管理

5.8.1 医药产品中心库、冷藏（保温）箱、温湿度监测系统的性能确认要求应符合GB/T 34399。

5.8.2 应保证智能耗材柜内物品识别准确率，且应确保对账的正确率为100%。

5.8.3 应与专业的设备公司签订设备定期维护保养合同。

5.8.4 应制订保养计划，督促专业公司及时执行计划。

5.8.5 应做好定期维护、保养记录，并定期对记录数据进行安全备份。

5.8.6 应定期抽检、更新物联网体系的核心设备，如无线射频识别设备、扫码器等，减少SPD系统出现疏漏。

5.9 数据管理

5.9.1 SPD系统各类数据的录入、修改、保存等操作应符合授权范围、操作规程和管理制度的要求，保证数据原始、真实、准确和可追溯。

5.9.2 SPD系统中数据应采用安全、可靠的方式储存并按日异地备份，备份数据应在安全场所永久存放。

参考文献

［1］中华人民共和国药品管理法（中华人民共和国主席令2019年第30号）

［2］中华人民共和国药品管理法实施条例（2016年国务院第666号令）

［3］医疗器械监督管理条例（中华人民共和国国务院令2017年第680号）

［4］药品经营质量管理规范（国家食品药品监管总局令2016年第28号）

［5］医疗器械经营质量管理规范（国家食品药品监管总局令2014年第58号）

［6］医疗器械使用质量监督管理办法（国家食品药品监管总局令2015年第18号）

［7］药品流通监督管理办法（国家食品药品监督管理局令2007年第26号）

［8］医疗器械经营监督管理办法（国家食品药品监督管理总局令2017年第37号）

［9］医疗器械冷链（运输、贮存）管理指南（国家食品药品监督管理总局令2016年第154号）

［10］药品经营质量管理规范现场检查指导原则（食药监药化监〔2016〕160号）

［11］医疗器械经营质量管理规范现场检查指导原则（食药监械监〔2015〕239号）

［12］医疗机构药事管理规定（卫医政发〔2011〕11号）

［13］三级综合医院评审标准实施细则（卫办医管发〔2011〕148号）

［14］医疗机构医用耗材管理办法（试行）（国卫医发〔2019〕43号）

附件3：国家卫生健康委办公厅关于启动2020年度二级和三级公立医院绩效考核有关工作的通知（国卫办医函〔2020〕500号）

各省、自治区、直辖市及新疆生产建设兵团卫生健康委：

为落实《国务院办公厅关于加强三级公立医院绩效考核工作意见》（国办发〔2019〕4号）、《关于加强二级公立医院绩效考核工作的通知》（国卫办医发〔2019〕23号）等文件要求，持续推动国家公立医院绩效考核工作，现将2020年度二级和三级公立医院（不含中医医院，下同）绩效考核有关工作通知如下。

一、确定参加2020年度绩效考核的医院名录

各省级卫生健康委应当于2020年9月8日—15日期间登录公立医院绩效考核管理平台（https://www.nmpas.org.cn），确认辖区内参加2020年度绩效考核的二级和三级公立医院名录，添加新增医院名录和人员信息，并将新增和剔除的医院名录于2020年9月30日前以盖章的纸质文件形式报送我委医政医管局，文件中注明原因。

二、采集住院病案首页数据

各有关医院应当按照《卫生部关于修订病案首页的通知》（卫医政发〔2011〕84号）、《国家卫生计生委办公厅关于印发住院病案首页数据填写质量规范（暂行）和住院病案首页数据质量管理与控制指标（2016版）的通知》（国卫办医发〔2016〕24号）要求，使用《疾病分类代码国家临床版2.0》和《手术操作分类代码国家临床版3.0》，填写住院病案首页，并按照《绩效考核与医疗质量管理住院病案首页数据采集质量与接口标准（2020年版）》将2020年住院病案首页数据上传至国家医院质量监测系统（http://www.hqms.org.cn）。

已参加2019年度绩效考核的医院应当按照上述要求，于8月16日至9月15日将2020年1月—8月的住院病案首页数据上传至国家医院质量监测系统。2020年10月起，每月15日前完成上一个月住院病案首页数据上传工作；新纳入考核的医院应当于8月16日至9月15日将2018年、2019年、2020年1月—8月的住院病案首页数据上传至国家医院质量监测系统。2020年10月起，每月15日前完成上一个月住院病案首页数据上传工作。

三、在线填报公立医院绩效考核管理平台数据

各有关医院应当按照《国家三级公立医院绩效考核操作手册（2020版）》的具体要求和《公立医院绩效考核管理平台用户使用手册》的操作流程，登录公立医院绩效考核管理平台，在线填写相关数据及佐证资料，并由医院法人审核确认后上报。其中，三级公立医院应当于2021年1月4日—18日完成数据正式填报工作，各省级卫生健康委应当于2021年1月31日前完成三级公立医院填报数据的在线审核工作；二级公立医院应当于2021年3月1日—19日完成数据填报工作，各省级卫生健康委应当于2021年3月31日前完成二级公立医院填报数据的在线审核工作。除特殊说明外，定量指标年度数据统计时间应当为

该年度1月1日至12月31日。

四、按时完成其他相关工作任务

（一）电子病历系统应用水平分级评价。各有关医院应当按照《关于报送2020年电子病历系统应用水平分级评价数据的函》（国卫医医疗便函〔2020〕132号）有关要求，参加电子病历系统应用水平分级评价工作。

（二）医院满意度调查。各有关医院应当按照我委组织的医院满意度调查相关工作要求，于2020年9月30日至12月31日完成2020年度满意度调查工作。

（三）临床检验室间质量评价。各有关医院应当按照相关工作要求，于2020年11月30日前参加临床检验室间质量评价工作。其中，三级公立医院应当参加国家临床检验中心组织的临床检验室间质量评价工作，各二级公立医院应当参加所在地的省级临床检验中心组织的临床检验室间质量评价工作。

（四）维护相关人员信息。各有关医院应当于2020年12月31日前，在国家卫生健康委医疗机构、医师、护士电子化注册系统中维护本医院的相关人员信息。其中，麻醉、病理及感染医师均应当维护到具体科室。

五、动态调整绩效考核使用的相关手术目录

我委根据公立医院绩效考核工作要求，组织制定了用于绩效考核的四级手术目录和微创手术目录，并根据临床实际和医疗技术发展，建立手术目录动态调整机制。具体调整程序如下。

（一）医院提交建议申请。各相关三级公立医院应当分别对照已发布的《三级公立医院绩效考核四级手术目录（2019版）》及《三级公立医院绩效考核微创手术目录（2019版）》，结合医院临床实际情况，按统一格式向各省级病案管理质量控制中心提交"绩效考核四级手术条目新增建议申请表（医院）"和"绩效考核微创手术条目新增建议申请表（医院）"。

（二）各省份提交建议申请。各省级病案管理质量控制中心在省级卫生健康委的领导下，组织临床及编码专家结合临床实际和医疗技术发展进行筛选，形成省级建议申请，并分别填写"绩效考核四级手术目录修订建议申请表（省级）"和"绩效考核微创手术目录新增建议申请表（省级）"，于2020年9月30日前报送至国家病案管理质量控制中心。其中，建议修订的四级手术目录不超过2500个手术术式，包括从我委发布的《三级公立医院绩效考核四级手术目录（2019版）》中遴选至少1500个手术术式，从各医院提交的拟新增手术术式中遴选不超过1000个手术术式；建议新增的微创手术目录应当在我委发布的《三级公立医院绩效考核微创手术目录（2019版）》基础上新增不超过200个手术术式。

公立中医医院绩效考核有关工作要求由国家中医药局另行通知。

国家卫生健康委办公厅
2020年6月24日

附件4：国家三级公立医院绩效考核操作手册（2020参考版）

三级公立医院绩效考核指标体系中，包含一级指标4个、二级指标14个、三级指标55个（定量50个，定性5个）。

三级公立医院绩效评价指标框架

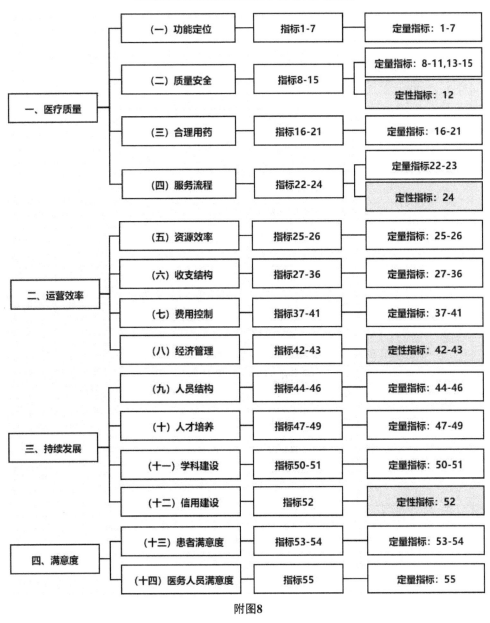

附图8

三级公立医院绩效考核指标一览表

序号	相关指标	指标属性	指标导向
1	门诊人次数与出院人次数比	定量	监测比较
2	下转患者人次数（门急诊、住院）	定量	逐步提高↑
3	日间手术占择期手术比例	定量	监测比较
4	出院患者手术占比▲	定量	逐步提高↑
5	出院患者微创手术占比▲	定量	逐步提高↑
6	出院患者四级手术比例▲	定量	逐步提高↑
7	特需医疗服务占比	定量	监测比较
8	手术患者并发症发生率▲	定量	逐步降低↓
9	Ⅰ类切口手术部位感染率▲	定量	逐步降低↓
10	单病种质量控制▲	定量	监测比较 逐步降低↓
11	大型医用设备检查阳性率	定量	监测比较
12	大型医用设备维修保养及质量控制管理	定性	监测比较
13	通过国家室间质量评价的临床检验项目数▲	定量	逐步提高↑
14	低风险组病例死亡率▲	定量	逐步降低↓
15	优质护理服务病房覆盖率	定量	逐步提高↑
16	点评处方占处方总数的比例	定量	逐步提高↑
17	抗菌药物使用强度（DDDs）▲	定量	逐步降低↓
18	门诊患者基本药物处方占比	定量	逐步提高↑
19	住院患者基本药物使用率	定量	逐步提高↑
20	基本药物采购品种数占比	定量	逐步提高↑
21	国家组织药品集中采购中标药品使用比例	定量	逐步提高↑
22	门诊患者平均预约诊疗率	定量	逐步提高↑
23	门诊患者预约后平均等待时间	定量	逐步降低↓
24	电子病历应用功能水平分级▲	定性	逐步提高↑
25	每名执业医师日均住院工作负担	定量	监测比较
26	每百张病床药师人数	定量	监测比较
27	门诊收入占医疗收入比例	定量	监测比较
28	门诊收入中来自医保基金的比例	定量	监测比较
29	住院收入占医疗收入比例	定量	监测比较
30	住院收入中来自医保基金的比例	定量	监测比较

序号	相关指标	指标属性	指标导向
31	医疗服务收入（不含药品、耗材、检查检验收入）占医疗收入比例▲	定量	逐步提高↑
32	辅助用药收入占比	定量	监测比较
33	人员支出占业务支出比重▲	定量	逐步提高↑
34	万元收入能耗支出▲	定量	逐步降低↓
35	收支结余▲	定量	监测比较
36	资产负债率▲	定量	监测比较
37	医疗收入增幅	定量	监测比较
38	门诊次均费用增幅▲	定量	逐步降低↓
39	门诊次均药品费用增幅▲	定量	逐步降低↓
40	住院次均费用增幅▲	定量	逐步降低↓
41	住院次均药品费用增幅▲	定量	逐步降低↓
42	全面预算管理	定性	逐步完善
43	规范设立总会计师	定性	逐步完善
44	卫生技术人员职称结构	定量	监测比较
45	麻醉、儿科、重症、病理、中医医师占比▲	定量	逐步提高↑
46	医护比▲	定量	监测比较
47	医院接受其他医院（尤其是对口支援医院、医联体内医院）进修并返回原医院独立工作人数占比	定量	逐步提高↑
48	医院住院医师首次参加医师资格考试通过率▲	定量	逐步提高↑
49	医院承担培养医学人才的工作成效	定量	逐步提高↑
50	每百名卫生技术人员科研项目经费▲	定量	逐步提高↑
51	每百名卫生技术人员科研成果转化金额	定量	逐步提高↑
52	公共信用综合评价等级	定性	监测比较
53	门诊患者满意度▲	定量	逐步提高↑
54	住院患者满意度▲	定量	逐步提高↑
55	医务人员满意度▲	定量	逐步提高↑
增1	重点监控高值医用耗材收入占比	定量	监测比较

注：（1）指标中加"▲"的为国家监测指标。

　　（2）指标导向是指该指标应当发生变化的趋势，供各地结合实际确定指标分值时使用，各地应当根据本地实际确定基准值或合理基准区间。

　　（3）增1为落实《国务院办公厅关于印发治理高值医用耗材改革方案的通知》（国办发〔2019〕37号）而增设的指标。